RAPPORT.

RAPPORT

SUR LE

CHOLÉRA-MORBUS
ASIATIQUE,

QUI A RÉGNÉ DANS LE MIDI DE LA FRANCE
EN 1835,

*Présenté à Messieurs les Ministres du Commerce
et de l'Instruction publique,*

par les professeurs

DUBRUEIL ET RECH,

Commissaires de la Faculté de Médecine de Montpellier.

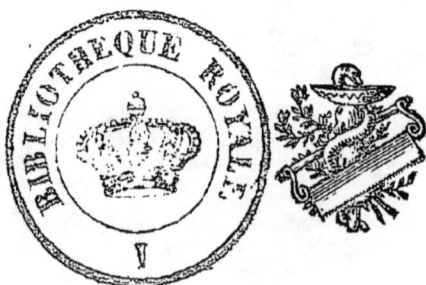

MONTPELLIER,

J. MARTÉL AÎNÉ, IMPRIMEUR DE LA FACULTÉ DE MÉDECINE,
Rue de la Préfecture, Nº 10.

—

1836.

INTRODUCTION.

La Faculté de médecine de Montpellier éprouvait un sentiment de peine profonde de se voir condamnée à l'oubli, alors que des commissions, presque exclusivement composées des médecins de la capitale, étaient envoyées pour étudier, combattre les épidémies dans les départements de la France, et même dans les contrées de l'Europe qu'elles désolaient. La crainte d'un refus, qui pouvait n'être pas fondée, son éloignement du centre du gouvernement, peut-être aussi sa fierté blessée, l'empêchaient de faire entendre de justes et tardives réclamations ; confiante dans le souvenir des services qu'elle avait rendus à des époques désastreuses, elle attendait que des circonstances graves fissent sentir le besoin de les réclamer encore. Cependant le choléra-morbus, que l'on avait cru attaché au sol brûlant de l'Inde, s'était introduit en Europe. Après avoir exercé ses ravages sur la Russie, la Pologne, la Prusse, l'Autriche, l'Angleterre, il avait fait de nombreuses victimes dans la capitale et dans les départements du nord de la France, sans que le concours de la Faculté de médecine de Montpellier eût été invoqué. Déjà même le fléau avait éclaté dans le midi de notre patrie : Marseille, Cette, Agde, Toulon, d'autres localités situées sur le littoral de la Méditerranée, souffraient de ses atteintes ; enfin, Montpellier même était envahi : le 26ᵐᵉ de ligne, qui s'y trouvait en garnison, avait à regretter une trentaine de soldats ; des vieillards, des infirmes avaient succombé dans l'Hôpital-Général ; la Maison des aliénés était décimée ; on citait quelques cas non douteux dans des maisons particulières, et la Faculté de médecine restait encore forcément inactive.

Il est vrai que les maires des communes du département de l'Hérault et les préfets des départements voisins avaient réclamé des élèves pour servir d'auxiliaires à leurs médecins, dont les forces ne secondaient plus le zèle, et qu'une foule de jeunes gens s'étaient dévoués pour répondre à cet appel. On doit dire encore que les professeurs Caizergues et

Rech, sur l'invitation de M. le préfet de l'Hérault, s'étaient rendus dans les communes de ce département les plus maltraitées : le premier, comme médecin des épidémies de l'arrondissement de Montpellier, le second comme membre du conseil de santé du département; mais la Faculté était demeurée étrangère à ces deux missions. Elle perdait en conséquence tout espoir de s'occuper officiellement de l'étude et du traitement d'une maladie qui faisait tant de ravages autour d'elle, quand M. le préfet vint lui communiquer la lettre suivante :

Paris, le 4 Août 1835.

MONSIEUR LE PRÉFET,

J'ai reçu la lettre que vous m'avez fait l'honneur de m'écrire, en date du 27 juillet, pour me rendre compte de l'état sanitaire de votre département.

Je vois avec peine que l'épidémie afflige un assez grand nombre de communes, quoiqu'elle ne paraisse avoir nulle part un très-haut degré d'intensité.

Je ne puis qu'applaudir au zèle dont les médecins et les élèves de la Faculté de Montpellier ont fait preuve, en se portant avec empressement sur tous les points du département de l'Hérault et des départements voisins où leurs secours étaient réclamés. L'École de Montpellier s'est acquis, dans cette circonstance, de nouveaux titres à la reconnaissance des populations du midi. Je pense, comme vous, qu'elle peut être appelée à rendre de nouveaux services, en recueillant des observations sur la marche de l'épidémie dans les départements qu'elle a envahis et sur les diverses méthodes de traitement qui ont été employées pour la combattre ; en indiquant ensuite, d'après les résultats de ces observations, les moyens qui lui paraissent les plus convenables, eu égard aux circonstances et aux habitudes locales, pour arrêter les progrès de l'épidémie et en prévenir le retour dans le midi de la France.

Je vous prie, en conséquence, d'inviter, en mon nom, l'Ecole à désigner pour cette mission deux professeurs qui recevront d'elle les instructions nécessaires.

Agréez, M. le Préfet, *l'assurance de ma considération la plus distinguée.*

Le ministre du commerce, *signé* DUCHATEL.

Cette communication survenant au moment où la Faculté désespérait, il est facile de juger combien fut grande la satisfaction qu'elle éprouva. Désirant se conformer au plus vite à l'invitation qui lui était faite par M. le ministre, elle s'occupa, séance tenante, de nommer deux commissaires, et nous eûmes l'honneur d'obtenir les suffrages de nos collègues. Nous le dûmes sans doute : l'un, professeur d'anatomie et doyen de la Faculté, à ce qu'il avait eu occasion d'observer plusieurs épidémies de fièvre jaune dans les Antilles où il était allé comme officier de santé de la marine militaire ; l'autre, professeur de pathologie médicale, à ce qu'il avait étudié la maladie régnante dans plusieurs communes du département de l'Hérault, et particulièrement dans la Maison des aliénés de Montpellier, dont le service médical lui a toujours été confié.

Flattés de ce témoignage de haute confiance, et jaloux de remplir avec honneur une mission que nous avions ambitionnée, nous fîmes aussitôt l'abandon de tout autre devoir, et n'eûmes plus qu'une seule préoccupation, celle de déterminer les moyens qui pourraient nous conduire le plus sûrement vers notre but. Nous nous arrêtâmes aux suivants :

Désigner un secrétaire de la commission ;

Nous assurer le concours des autorités dans tous les lieux où notre mission nous appellerait ;

Tracer une marche régulière pour notre voyage ;

Enfin, arrêter le meilleur plan à suivre dans nos recherches.

Il nous fallait pour secrétaire un médecin

instruit, capable de recueillir des notes exactes et étendues pendant tout le cours de notre tournée, lorsque nous serions en conférence avec les médecins ou avec les autorités ; notre choix se porta sur M. Jaumes, conservateur de la Faculté, dont le zèle et les talents nous étaient connus, et qui a pleinement justifié l'opinion que nous avions conçue de lui.

M. le préfet de l'Hérault (1), toujours bienveillant à notre égard, nous donna une nouvelle garantie de l'accueil que nous devions espérer des autorités avec lesquelles nous allions nous trouver en rapport ; il nous remit l'ampliation de la dépêche de M. le ministre du commerce, et l'accompagna de lettres de recommandation pour ses collègues des départements que nous devions parcourir.

M. le ministre n'avait pu nous faire connaître d'avance quels lieux nous aurions à visiter et quelle serait la durée de notre mission, la marche de l'épidémie devant seule nous diriger dans nos courses, et son intensité nous retenir dans les communes où nous nous transporterions. Nous résolûmes, pour éviter

_____

(1) M. Achille Bégé, aujourd'hui préfet de la Haute-Garonne.

autant que possible de revenir inutilement sur nos pas et d'aller là où la maladie n'existait plus, de nous rendre d'abord aux chefs-lieux de préfecture et de sous-préfecture, de prier MM. les préfets et sous-préfets de nous désigner les communes les plus cruellement atteintes dans le moment, et de nous y rendre aussitôt. Cette précaution fut d'autant plus utile, que nous recueillîmes les bruits les plus contradictoires sur l'état de la santé publique des départements que nous traversâmes. Elle nous réussit parfaitement, et nous fûmes toujours très-bien informés.

Pour obtenir des documents amples et tels que nous devions les désirer, nous décidâmes qu'en arrivant dans les villes ou villages, nous nous présenterions chez les autorités pour les prier de réunir les médecins du lieu, afin que, dans des conférences amicales, ils pussent nous instruire des diverses circonstances propres à l'épidémie qu'ils avaient observée, du nombre des malades existant, des phénomènes météorologiques qui avaient eu lieu durant l'année, etc. Nous mîmes ce plan à exécution, et partout nous eûmes à nous en louer. Nous ne saurions oublier la réception

flatteuse que nous firent MM. les administrateurs des communes, qui mirent les registres de l'état civil à notre disposition, pour
qu'il nous fût possible d'établir d'une manière
exacte le nombre des décès pendant l'épidémie, et nous trouvâmes dans nos confrères
une obligeance inépuisable. Les uns et les
autres nous accompagnèrent chez leurs concitoyens que la maladie régnante avait frappés ;
ils nous firent visiter les hôpitaux, et nous
expliquèrent, autant qu'il était en eux,
comment s'était développée l'épidémie, et
comment elle s'était appesantie sur certains
quartiers, sur certains individus, tandis que
d'autres avaient été épargnés. Nous nous
faisons un devoir de leur témoigner ici nos
remercîments, ainsi qu'à MM. les préfets et
sous-préfets, dont nous avons reçu le plus
aimable accueil. Nous nous plaisons à publier
qu'administrateurs et médecins, à des exceptions près, tellement rares qu'elles passent
inaperçues, ont fait preuve d'un dévouement
d'autant plus louable qu'il était plus modeste.
Nous n'en désignerons aucun de préférence,
dans la crainte d'être injustes envers les
autres.

Nos premières mesures arrêtées, nous hâtâmes les préparatifs d'un voyage qui pouvait être de longue durée. Nommés commissaires le 9 août, le 11, à huit heures du matin, nous étions en route.

Notre prompt départ nous valut de rester réunis dans la tournée que nous commencions, mais mit obstacle à l'exécution des nouveaux ordres qui furent donnés par MM. les ministres de l'instruction publique et du commerce. Les deux lettres suivantes feront connaître leurs intentions ; celle de M. le préfet de l'Hérault expliquera les motifs qui engagèrent ce magistrat, ainsi que M. le recteur, à en différer l'exécution.

Université de France.

ACADÉMIE
DE MONTPELLIER.

Paris, le 9 Août 1835.

MONSIEUR LE RECTEUR ,

J'ai reçu votre lettre du 2 de ce mois, et je m'empresse d'y répondre.

J'approuve la formation de deux commissions qui seront prises dans le sein de la Faculté de médecine, et qui parcourront les départements infectés par le choléra. Ces commissions seront composées chacune, ainsi que vous le proposez, d'un professeur de la Faculté , qui la pré-

sidera, et de deux agrégés. Comme il m'est impossible
d'apprécier d'ici tous les motifs et toutes les circonstances
qui peuvent déterminer le choix des membres de ces commissions, et comme, d'un autre côté, il faudrait attendre
trop long-temps pour recevoir des renseignements de votre
part, je vous invite à convoquer sur-le-champ la Faculté,
afin qu'elle prenne une délibération pour en nommer les
présidents et les membres. L'une de ces commissions, se
dirigeant vers l'ouest, se rendra dans les départements de
l'Aude et du Tarn; l'autre parcourra, vers l'est, les départements du Gard, de Vaucluse, des Bouches-du-Rhône
et du Var.

La mission de ces commissions aura pour objet de co-
opérer aux secours qui seront donnés aux cholériques,
d'observer la marche et le développement du fléau, d'indiquer les précautions sanitaires à prendre, et de surveiller
et rectifier au besoin les moyens thérapeutiques.

M. le ministre du commerce va écrire à M. le préfet de
l'Hérault, pour qu'il concoure avec vous à ces dispositions.
Deux lettres de mon collègue seront remises aux présidents
des commissions, afin de les accréditer auprès des autorités
dans les départements qu'ils devront parcourir.

Vous recommanderez à ces commissions d'adresser à la
Faculté de fréquents rapports sur les observations qu'elles
auront faites, et vous m'informerez promptement des mesures ultérieures qu'il pourrait y avoir à prescrire.

Recevez, M. le Recteur, *l'assurance, etc.*

Le ministre de l'instruction publique,
signé GUIZOT.

Pour copie conforme :

Le recteur de l'académie, signé J.-D. GERGONNE.

MINISTÈRE
DU COMMERCE.

Paris, le 9 août 1835.

MONSIEUR,

D'après la proposition de M. le préfet de l'Hérault, et sur la désignation de l'École de médecine de Montpellier, je vous nomme président de l'une des deux commissions qui sont chargées d'explorer les départements du midi où le choléra exerce ses ravages.

Vous connaissez, Monsieur, l'objet de cette mission : il est à la fois scientifique et pratique. Indépendamment des instructions que vous pourrez recevoir de l'École à laquelle vous appartenez, il me suffit de vous dire que la commission que vous êtes appelé à présider aura principalement à étudier la marche et le mode de propagation du choléra dans les départements méridionaux ; elle aura à examiner comparativement l'effet des différentes méthodes de traitement qu'on a proposées contre cette maladie, l'influence que le climat, les circonstances locales, les habitudes, les préjugés peuvent avoir sur son développement; elle devra rendre compte des différents moyens hygiéniques ou administratifs qu'on a employés pour en prévenir l'invasion dans ces divers départements, et présenter ses vues sur la meilleure organisation à donner au système de secours qu'il convient d'établir pour en arrêter ou en affaiblir les ravages.

La commission pourra également, sur la demande et à la désignation des autorités, déléguer un ou plusieurs de ses membres pour traiter les cholériques dans les lieux où il n'y aurait pas un nombre suffisant de médecins; elle pourra être chargée de la direction des ambulances ou des hôpitaux temporaires que l'administration jugerait à propos de

former ; enfin, sans porter atteinte à l'indépendance des
médecins, elle pourra éclairer de son expérience et de ses
avis ceux qui lui paraîtraient suivre une fausse route.

Vous voudrez bien vous présenter, muni de cette lettre,
devant les préfets des départements et les principales
autorités des villes où la commission croira devoir fixer
successivement le siége de ses recherches et de ses travaux :
j'invite, par cette lettre même, toutes les autorités à
faciliter à la commission que vous présidez l'accomplisse-
ment de la tâche qui lui est confiée, à lui ouvrir l'accès des
hôpitaux, des établissements publics, et à lui remettre la
direction ou l'inspection des services médicaux auxquels
elle peut être utilement employée. C'est assez vous dire
combien je compte sur le zèle et les lumières des professeurs
et des élèves de la Faculté de médecine de Montpellier,
pour combattre efficacement le fléau qui désole en ce moment nos provinces méridionales.

*Agréez, Monsieur, l'assurance de ma considération très-
distinguée.*

Le ministre du commerce, *signé* DUCHATEL.

M***, *Professeur de la Faculté de médecine
de Montpellier.*

PRÉFECTURE
de l'Hérault.   Montpellier, le 13 août 1835.

———

MESSIEURS,

J'ai le plaisir de vous adresser, de la part de MM. les
ministres de l'instruction publique et du commerce, des

nouvelles dont l'importance et l'étendue grandissent beaucoup votre mission.

M. le recteur et moi avons pensé qu'une seule commission suffisait, quant à présent, et que l'adjonction que vous vous êtes faite de M. le docteur Jaumes rendait superflue la désignation d'agrégés par la Faculté, pour vous accompagner dans vos explorations.

La présence d'élèves de l'École, dans tous les départements que vous parcourrez, nous a paru aussi rendre inutile la désignation par la Faculté de quelques élèves, ainsi que le désireraient MM. les ministres.

Si malheureusement le fléau envahit le sud-ouest de la France, la Faculté de médecine sera appelée à nommer les membres d'une autre commission, ou à vous continuer votre honorable mandat, si déjà vous êtes de retour des départements de l'est.

Veuillez agréer, Messieurs, *l'expression de mon entier dévouement.*

Le préfet de l'Hérault, *signé* Achille Bégé.

MM. Dubrueil et Rech, *Professeurs de la Faculté de Montpellier, en mission.*

Ces dépêches ne nous parvinrent qu'à Marseille le 20 août, neuf jours après notre départ, lorsque nous avions déjà visité le département du Gard, Arles et Aix dans celui des Bouches-du-Rhône. Les deux premières nous apprenaient que notre mission venait d'acquérir une plus haute importance officielle ; mais nous avions compris dès le début tout ce qu'elle devait être, et n'eûmes rien à changer au plan que nous nous étions tracé. La dernière, nous annonçant que nous pourrions être appelés à une nouvelle mission, nous fit mettre une plus grande activité dans nos travaux ; et ce fut ainsi que nous pûmes explorer, sous le rapport médical, vingt-cinq communes dans l'espace de trente jours.

A notre retour à Montpellier, le 9 septembre, nous eûmes le bonheur d'apprendre que le fléau dévastateur, qui avait commencé à envahir l'Aude, le Tarn et même la Haute-Garonne, diminuait rapidement de violence. Quelques jours plus tard, il fut éteint, et nous dûmes considérer notre mission comme entièrement terminée. Nous pensâmes aussitôt à rédiger le rapport que nous devions présenter à MM. les ministres qui nous avaient investis d'une si grande confiance ; mais nous fûmes obligés de le différer, par suite d'un accident qui mit l'un de nous hors d'état de se livrer à aucune occupation sérieuse pendant près de deux mois. Nous nous sommes mis à l'œuvre le plus tôt qu'il nous a été possible, et l'avons enfin terminée, quoique manquant de quelques matériaux que nous regardions comme précieux.

Nous diviserons notre travail en six chapitres. Dans le premier, nous raconterons les principales circonstances de notre voyage ; nous présenterons un aperçu topographique des communes que nous avons visitées ; nous ferons connaître l'invasion, la marche, les ravages de l'épidémie dans chaque localité ; enfin, nous rappellerons les opinions émises par les médecins sur les causes et le mode de propagation de la maladie dans les lieux où ils l'ont observée.

Le second chapitre comprendra l'étude des symptômes de la maladie, de sa marche et de sa durée, de son diagnostic, de son pronostic et de ses terminaisons.

L'appréciation des résultats nécropsiques, quelques idées sur sa nature et sur son siége composeront le troisième.

Le quatrième sera consacré au traitement, et le cinquième à la recherche des causes et du mode de propagation de la maladie considérée d'une manière générale.

Le dernier traitera des mesures proposées

pour prévenir la maladie, et de celles que l'on doit adopter dans la distribution des soins et des secours lorsque l'épidémie est établie.

Nous rapporterons à la suite quelques observations particulières, utiles pour compléter l'histoire de la maladie, et pour confirmer les principales propositions émises dans le corps de l'ouvrage. Enfin, un tableau fera connaître les noms des départements et des communes où le choléra asiatique s'est montré, les époques de son invasion, celles de sa disparition, et le nombre des décès qu'il y a occasionés : ce qui nous donnera les moyens de tracer la marche de l'épidémie dans le midi de la France, et d'évaluer les ravages qu'elle y a commis.

RAPPORT

SUR

LE CHOLÉRA-MORBUS

ASIATIQUE,

QUI A RÉGNÉ DANS LE MIDI DE LA FRANCE EN 1835.

———◆———

CHAPITRE PREMIER.

Principales circonstances de notre voyage. —— Aperçu topographique des communes que nous avons parcourues. —— Invasion, marche, ravages de l'épidémie dans chaque localité. —— Opinions des médecins sur les causes et le mode de propagation de l'épidémie.

Nous ignorions encore, au moment de notre départ, quels lieux nous aurions à visiter : le département du Gard se trouvant situé le premier sur la ligne que nous devions parcourir, Nîmes n'étant qu'à une petite distance de Montpellier, nous nous y rendîmes aussitôt. Nous fûmes assez heureux pour assister le jour même à une réunion du conseil de santé du département, à laquelle se trouvaient MM. de Gessin, préfet ; Daunant, conseiller de préfecture et président du conseil de santé ; Girard, maire de Nîmes ; plusieurs administrateurs et médecins. On nous donna communication des bulletins envoyés par les maires des communes envahies par l'épidémie, et il nous fut facile dès ce moment de tracer notre itinéraire dans le département du Gard. Après le conseil de santé, nous visitâmes l'Hôtel-Dieu où nous vîmes un militaire atteint de la maladie régnante, et l'Hôpital-Général où s'étaient déclarés le jour même une vingtaine de cas. La santé publique n'offrant rien d'alarmant dans la ville, notre présence y devenait inutile ; après avoir reçu de M. le préfet des lettres de recommandation pour les maires des localités dans lesquelles il avait été décidé que nous nous transporterions, nous fixâmes au lendemain matin notre départ pour Sauve.

SAUVE.

Le 12 août, nous arrivâmes dans cette ville à neuf heures du matin, et bientôt nous fûmes réunis dans la Maison-commune avec M. Conduzorgues-Layrolle, maire, MM. les docteurs Broquin et Dumény, seuls résidans à Sauve. Nous y rencontrâmes MM. Roussel, médecin au Vigan, et

Bonnaure, médecin à Sommières, qui étaient venus pour étudier un mal dont leur pays était encore à l'abri. Après la réunion, nous parcourûmes la ville, visitâmes plusieurs malades, et allâmes même voir un cadavre que nous touchâmes à diverses reprises, pour essayer de remonter le moral des parens et des amis, en leur prouvant que nous ne croyions pas la maladie contagieuse. Déjà M. le maire avait, dans la même intention, offert ses services pour transporter un mort au cimetière et aider à l'inhumer. C'est de lui et de MM. Broquin et Dumény que nous obtînmes les renseignements suivants :

Population. 3,000
Mortalité moyenne. 100
Mortalité du 4 août jusqu'au 12 du même mois. 31

Enfants jusqu'à 6 ans.	5	
de 6 à 16.	3	
Hommes de 16 à 60.	1	31
de 60 et au-dessus. .	6	
Femmes de 16 à 60.	7	
de 60 et au-dessus. .	9	

Décès par la maladie épidémique, constatés. 19
présumés. 5
par maladies diverses. 7

Sauve est située au pied de la montagne de Coûta, sur le versant septentrional, près des Cévennes et de la source du Vidourle, qui baigne

la ville dans sa partie inférieure. Cette rivière
coule lentement sur ce point et laisse habituellement des vases à découvert. N'est-ce point une
des causes auxquelles il faut attribuer la mortalité
assez grande (1 sur 30) que l'on observe dans cette
ville, qui est d'ailleurs favorablement située ? Une
cause plus puissante sans doute, c'est le genre
d'industrie des habitants occupés presque uniquement à la fabrication des bonnets et des bas de
coton ; obligés pour cela de séjourner dans des
espèces de caves, ils respirent constamment un
air froid et humide. Enfin, leur entassement
dans des maisons étroites, mal percées et souvent
très-sales, peut aussi contribuer à l'insalubrité.
Aucune de ces circonstances cependant ne fut
invoquée pour expliquer l'invasion de l'épidémie.
Serviraient-elles à rendre raison de son intensité
au sein d'une ville placée dans les montagnes,
environnée au loin de communes qui jouissaient
d'un état sanitaire parfait ?

La femme Mainvielle, âgée de 60 ans, avait
été la première victime de l'épidémie, le 4 août ;
elle n'était pas sortie de Sauve depuis long-temps,
et n'avait eu aucun rapport avec des étrangers
malades. De nouveaux cas s'étaient déclarés
bientôt ; ils s'étaient promptement multipliés,
et commençaient à devenir moins communs lors
de notre passage : il nous fut même impossible
d'en voir aucun nettement caractérisé. Chez les

malades que nous visitâmes, on observait bien
quelques symptômes de la maladie épidémique,
mais ceux de l'affection typhoïde prédominaient.
Il survint encore jusqu'au 27 août un assez grand
nombre de cas, qui diminuèrent alors et furent
bientôt très-rares.

Les médecins, repoussant l'idée de contagion
ou n'y croyant que faiblement, ne savaient comment expliquer le développement de l'épidémie.

Les personnes étrangères à la médecine par-
laient vaguement d'une importation effectuée
par des ballots de coton venus de Beaucaire. On
signalait parmi les causes prédisposantes l'abus
du lait, dont l'usage avait été proscrit.

Nos confrères se trouvant en nombre suffisant,
nous pûmes repartir dans la soirée même.

Le lendemain matin, à Nîmes, nous visitâmes de
nouveau les hôpitaux : à l'Hôtel-Dieu, il n'y avait
plus aucun cas de la maladie épidémique ; il ne
s'en était pas présenté d'autres à l'Hôpital-Général.
Notre visite coïncida avec celle de M. le baron
Larrey, envoyé par M. le ministre de la guerre
pour étudier l'épidémie et aider de son expérience les médecins des hôpitaux militaires. Nous
y rencontrâmes aussi M. Rufz, agrégé de la
faculté de médecine de Paris, dont la mission
était relative à la maladie régnante. L'Hôpital-
Général attira spécialement notre attention : nous

regrettâmes de voir l'intérieur de cet établissement qui laisse tant à désirer, si peu en harmonie
avec la façade.

Nous avions trouvé, l'avant-veille, les malades
atteints de l'épidémie dans des salles bassés et
fort étroites ; on les avait depuis transportés dans
des pièces mieux aérées et plus spacieuses.

SAINT-GILLES.

Dans la même journée, nous allâmes visiter
Saint-Gilles, où M. Durand, maire, réunit
à l'instant les médecins (1) dans une des salles
de la Maison-commune. Ces messieurs nous manifestèrent quelques craintes pour notre sûreté
personnelle : la classe indigente, dirent-ils, étant
bien persuadée que la maladie ne se déclare que
par empoisonnement. Par suite de ce sentiment,
ils témoignèrent de la répugnance pour nous
conduire chez leurs malades. L'un d'eux cependant consentit à nous accompagner chez une
femme qui présentait, dans le moment, les
symptômes caractéristiques de l'épidémie. Nous

---

(1) Tous nous fournirent des renseignements ; nous en
devons surtout à M. Meirieu fils, qui nous en a envoyé
depuis notre retour à Montpellier.

devons ajouter que nous y fûmes parfaitement accueillis.

Population. 5,560
Mortalité moyenne. 233
Mortalité du 1ᵉʳ juillet au 30 septembre inclusivement. 179

Enfants jusqu'à 6 ans. . . . . . . 78 ⎫
— de 6 à 16. . . . . . . 21 ⎪
Hommes de 16 à 60. . . . . . 28 ⎬ 179
— de 60 et au-dessus. . 5 ⎪
Femmes de 16 à 60. . . . . . 30 ⎪
— de 60 et au-dessus. . 17 ⎭

Décès par la maladie épidémique. 62
— par maladies diverses. 117

Saint-Gilles est situé sur le penchant sud d'une double colline, tout près de la Camargue et au milieu de marais infects, desquels il s'élève presque continuellement des vapeurs froides et humides. La température y est en général douce, mais sujette à de grandes variations ; les rues, assez propres, sont mal percées. Les fièvres intermittentes y règnent presque toute l'année ; on y a observé assez souvent des épidémies de fièvres pernicieuses, de dysenteries, d'exanthèmes fébriles. Les scrophules et la pustule maligne n'y sont point rares. M. Meirieu père y avait traité dix à douze cas de choléra sporadique, au mois d'avril en 1820. La réunion de tant de maladies explique suffisamment la grande mortalité qu'on observe à Saint-Gilles et la diminution de la population.

Un marin venant de Toulon, et atteint de la maladie qui y régnait, avait été obligé de s'arrêter à Saint-Gilles le 12 juillet; il était mort le 15 dans une salle de l'hôpital, au premier étage. Le lendemain 16, la même maladie se déclara au second étage, sur un homme qui n'avait pu communiquer avec le précédent. Il succomba promptement.

Il n'était survenu aucun nouveau cas jusqu'au 25. Ce jour-là, une femme présentant des symptômes semblables fut apportée de la Camargue dans un état d'agonie; elle n'avait eu aucune relation avec les premiers malades.

La mortalité fut extrême, parce qu'elle se soutint, quoique d'une manière irrégulière, depuis les derniers jours de juillet jusqu'aux premiers de septembre : elle dépassa de cent vingt environ, celle qui avait eu lieu pendant le même temps des années précédentes. M. le maire et MM. les médecins attribuèrent ce surcroît, non-seulement aux ravages de l'épidémie, mais aussi à la présence de la rougeole qui avait fait mourir beaucoup d'enfants. C'est là ce qui explique comment un si petit nombre de décès par la maladie épidémique a été porté sur le tableau précédent.

Nous avons déjà dit que, lors de notre passage, nous n'avions vu qu'une femme présentant d'une manière grave les symptômes de la maladie régnante. Si celle-ci avait continué à sévir, tout était disposé pour que les malheureux ne manquassent d'aucun soin. Les salles de l'hôpital assez grandes étaient parfaitement tenues, et l'on avait réservé, pour établir une ambulance, une pièce de la Mairie, vaste, bien aérée et heureusement disposée pour le service médical.

MONTFRIN.

Nous étions rendus dans ce village le 14, à huit heures du matin, et réunis un moment après dans la Maison-commune avec le maire, le curé et le seul médecin se trouvant actuellement dans le village. Ces messieurs nous assurèrent qu'il n'y avait plus une seule maladie grave, aucune surtout présentant les symptômes de l'épidémie.

Population.	2,400
Mortalité moyenne.	70
Mortalité du 9 août au 14 inclusivement. . . .	6

Enfants jusqu'à 6 ans.	1	
— de 6 à 16.	1	
Hommes de 16 à 60.	1	6
— de 60 et au-dessus. .	1	
Femmes de 16 à 60.	1	
— de 60 et au-dessus. .	1	

Décès par la maladie épidémique.	4
— par maladies diverses.	2

Montfrin est situé dans un pays plat et humide, sur la rive gauche du Gardon ; les fièvres intermittentes y sont fréquentes, elles l'avaient été encore plus cette année.

Les quatre sujets morts frappés de l'épidémie habitaient tous la commune ; de laquelle ils ne s'étaient pas éloignés depuis long-temps ; ils n'avaient pas de relations entre eux. On nous assura qu'aucun étranger malade n'avait paru dans le pays depuis plus d'un mois : on ne croyait donc nullement à l'importation.

L'épidémie avait commencé le 9 août ; nous avons appris que, depuis notre passage, elle s'était répandue et avait fait un assez grand nombre de victimes.

ARAMON.

Nous y arrivâmes à onze heures du matin ; nous eûmes à la Maison-commune une nombreuse réunion. Non-seulement M. Sauvan, maire, M. le docteur Chanel et M. François, médecin, s'y rendirent, mais encore la plupart des membres du conseil municipal et plusieurs autres habitants. Les premiers nous fournirent les renseignements qui nous étaient utiles ; les autres nous interrogèrent sur la nature de la maladie, sur les moyens de la guérir, et spécialement sur ceux de la prévenir. Nous cherchâmes à les satisfaire par nos réponses ; nous fîmes nos efforts surtout pour leur montrer combien était ridicule cette opinion que beaucoup d'entre eux n'avaient pas craint de manifester, savoir : que tous les cas de l'épidémie étaient la suite d'un empoisonnement. Nous crûmes devoir éloigner aussi toute idée de contagion, pour que les malades ne manquassent pas de secours. Le résultat de cette séance fut, qu'au lieu d'être insultés, ainsi que quelques personnes l'avaient craint, on nous appela pour voir toutes les maladies graves, et même les plus légères indispositions.

Population. 2,500
Mortalité moyenne.   70
Mortalité depuis le 31 juillet jusqu'au 31 août.   36

$$\left.\begin{array}{lr}\text{Enfants jusqu'à 6 ans.} & 10\\ \text{— \quad de 6 à 16.} & 1\\ \text{Hommes de 16 à 60.} & 12\\ \text{— \quad de 60 et au-dessus.} & 1\\ \text{Femmes de 16 à 60.} & 5\\ \text{— \quad de 60 et au-dessus.} & 7\end{array}\right\} 36$$

Décès par la maladie épidémique.   18
— \quad par maladies diverses.   18

Aramon est situé sur la rive droite du Rhône et bâti en partie sur le penchant d'une petite montagne qui l'abrite du côté du nord. C'est dans ce quartier même que l'épidémie a fait le plus de victimes : la première, le 31 juillet, fut un homme de 36 ans, doué d'une forte constitution, et qui depuis long-temps n'était pas sorti de chez lui ; elle se répandit assez rapidement, et atteignit son plus haut période le 9 du mois d'août ; elle se soutint pendant plusieurs jours, pour diminuer jusqu'au 19 et agir de nouveau avec violence le 20 et le 21.

Les médecins ne purent assigner aucune cause à son développement. Les habitants, presque tous agriculteurs, se nourrissent assez bien, et ne boivent, ainsi que ceux des autres communes situées sur le bord du Rhône, l'eau de ce fleuve qu'après l'avoir filtrée. On nous assura qu'en 1832 il y avait eu plusieurs cas évidents de choléra asiatique dans le village, lorsque cette maladie sévissait à Arles pour la première fois. On ne soupçonnait cependant pas qu'elle eût été importée de cette dernière ville, les relations avec elle étant ordinairement fort rares, et aucune n'ayant été signalée au moment de l'invasion.

VALLABRÈGUES.

A quatre heures après midi, nous fûmes rendus dans ce village. M. Sugier, maire, nous reçut chez lui, fit appeler M. le docteur Julian, qui, aidé de son frère, élève en médecine, avait fait le service médical jusqu'à ce jour ; ils nous fournirent tous les documents que nous pouvions désirer, et nous conduisirent chez le seul malade qui présentât encore les symptômes de

l'épidémie. Ils avaient déjà perdu de leur intensité, et l'on n'aurait pu, d'après eux, se faire
une idée exacte de la nature de la maladie.

Population. 1,652

Mortalité moyenne. 45

Mortalité du 22 juillet au 18 septembre. 47

Enfants jusqu'à 6 ans. . . . . . . 15 ⎫
— de 6 à 16. . . . . . , 1 ⎪
Hommes de 16 à 60. . . . . . 9 ⎬ 47
— de 60 et au-dessus. . 4 ⎪
Femmes de 16 à 60. . . . . . 7 ⎪
— de 60 et au-dessus. . 11 ⎭

Décès par la maladie épidémique. 36

— par maladies diverses. 11

Vallabrègues est situé dans une île du Rhône,
sur le côté gauche de son lit principal, dans un
terrain plat et facilement submersible, presque
en face de la commune de Comps, où le Gardon
vient se jeter dans le Rhône. Le petit lit de ce
fleuve, qui embrasse l'autre côté de la commune,
est obstrué par des sables et forme des mares
nombreuses; aussi les fièvres intermittentes n'y
sont-elles pas rares. Les rues sont assez propres,
mais on y rencontre en temps ordinaire beaucoup de fosses pleines d'eau, destinées à l'immersion des osiers dont se servent les habitants
pour la fabrication de paniers et de corbeilles
de toutes sortes.

Un homme qui ne s'était pas éloigné de chez lui depuis long-temps fut la première victime de l'épidémie, le 25 juillet ; ceux qu'elle frappa plus tard résidaient également dans Vallabrègues. On ne remarqua pas en général qu'il y eût entre les malades des relations telles, qu'ils eussent pu se transmettre successivement leur maladie.

La mortalité fut excessive, puisqu'elle dépassa en moins de deux mois le chiffre qu'elle atteint ordinairement dans toute l'année. Quelle circonstance pourrait expliquer cette intensité de la maladie ? Devait-on accuser l'industrie des habitants qui sont presque tous vanniers, ou l'habitude qu'ils ont de marcher pieds nus et dans l'eau ? Devait-on croire à l'opinion de quelques personnes qui se rejetaient sur la grande quantité de fruits qu'avaient dû manger les habitants de Vallabrègues, ne pouvant en trouver le débit par l'exportation ? Les médecins n'avaient point d'idée arrêtée à cet égard ; mais ils croyaient bien que la maladie s'était développée spontanément.

Dans la même soirée du 14, nous allâmes coucher à Beaucaire.

BEAUCAIRE.

Aussitôt après notre arrivée, un orage violent éclata sur la ville et se prolongea assez avant dans la nuit. Le lendemain matin le jour était serein. Nous nous rendîmes à l'hôpital, où nous assistâmes à la visite de M. Bassignot et de M. Linnée : il n'y avait plus que deux sujets atteints de la maladie. Nous nous rendîmes de là à Tarascon, où l'épidémie avait déjà fait quelques victimes. A deux heures après midi, notre réunion médicale accoutumée eut lieu dans la Commune : elle fut présidée par M. Dorgain, médecin et adjoint de M. Tavernel, maire, qui, après avoir perdu sa femme, victime de l'épidémie, s'était vu forcé, depuis quelques jours seulement, d'abandonner ses fonctions pour raison de santé. Nous obtînmes de nos confrères tous les renseignements que nous pouvions désirer. Ils nous assurèrent qu'il n'y avait plus que des cas extrêmement rares en ville, mais témoignèrent de la répugnance à nous les montrer, dans la crainte de fixer l'attention de la populace et de nous exposer à ses insultes. Pendant notre assemblée, un nouvel orage, plus violent peut-être que le premier, éclata sur la ville ; il tomba une quantité prodigieuse de pluie et de grêle. Dans la nuit, M. Dubrueil fut réveillé par une douleur violente dans l'épigastre ; il eut des envies de vomir, des crampes très-vives aux extrémités inférieures et une forte diarrhée : une légère infusion de thé, des linges chauds sur l'abdomen et quelques frictions suffirent pour arrêter tous les symptômes, excepté les deux derniers.

Le lendemain matin 16, pendant que M. Dubrueil reposait, M. Rech et M. Jaumes allèrent visiter de nouveau les hôpitaux de Beaucaire et de Tarascon : des malades qu'ils avaient observés la veille, deux étaient morts, un se trouvait beaucoup mieux, l'autre restait dans un état grave. Les confrères qu'ils rencontrèrent leur apprirent qu'il n'y avait eu qu'un nouveau cas en ville. Les parens du malade se refusèrent à le laisser voir.

Population. 10,000

Mortalité moyenne. 285

Mortalité du 13 juillet au 14 août. 200

Enfants jusqu'à 6 ans. 80
— de 6 à 16. . . . .
Hommes de 16 à 60. . . . 46
— de 60 et au-dessus. . 15 } 200
Femmes de 16 à 60. . . . 39
— de 60 et au-dessus. . 20

Décès par la maladie épidémique, constatés. 124
— douteux. 6
— par maladies diverses. 70

Beaucaire est une ville bâtie sur la rive droite du Rhône, qui seul la sépare de Tarascon ; le canal du midi la longe dans sa partie méridionale. La santé publique y est en général fort bonne ; les fièvres intermittentes même y sont assez rares.

L'origine de l'épidémie pourrait remonter au 10 juillet, quelques médecins ayant assuré qu'un homme âgé de 61 ans et deux enfants de 8 à 9 mois avaient offert alors plusieurs signes de la maladie qui régna plus tard ; toutefois, ces trois cas n'ayant pas été bien constatés, la commission crut, avec la plupart des médecins de Beaucaire, devoir fixer l'invasion au 13.

Une femme, âgée de 23 ans, domiciliée à Beaucaire et vivant fort retirée, présenta ce jour-là tous les symptômes de la maladie à plusieurs médecins. D'autres cas se succédèrent rapidement ; et si on n'en fit pas mention, ce fut dans la crainte d'épouvanter les étrangers qui arrivaient pour la foire, que l'on sait être une des plus importantes du royaume : elle s'ouvre le 22 juillet, et seule donne quelque prospérité à la ville. Ce silence réussit, les étrangers arrivèrent ; mais bientôt le mal étant connu, la terreur s'empara d'eux et ils prirent la fuite. Très-peu furent atteints, si on en juge par les registres de l'état civil ; mais on peut supposer que plusieurs avaient absorbé le germe de la maladie, qui ne se développa que plus tard, quand ils étaient déjà rentrés chez eux.

2

L'on en connaît plusieurs exemples bien avérés ; mais il serait difficile d'en évaluer le nombre, même d'une manière approximative.

Parmi les habitants de Beaucaire, aucune classe ne fut épargnée ; la plus cruellement frappée fut celle qui est intermédiaire entre l'aisée et l'indigente. Quelques familles pauvres, épouvantées par la grande mortalité, se réfugièrent, non loin de la ville, dans des cavernes situées sur un lieu élevé, et bivouaquèrent dans de mauvaises baraques, n'ayant avec le dehors que les communications obligées pour la nourriture. On assura à la commission que, sur deux cents personnes environ qui s'étaient ainsi réunies, une femme seulement avait été atteinte de la maladie épidémique et y avait succombé.

Les quartiers dans lesquels on déballait les soies et les cotons, furent plus maltraités que les autres. Un médecin dit avoir reconnu, par lui-même, que les rues dans lesquelles étaient placées des tentes pour préserver de l'ardeur du soleil avaient été presque toutes épargnées, et que lorsque l'épidémie s'y était déclarée, elle ne l'avait fait que dans les étages situés au-dessus des tentes.

Les salles de l'hôpital de Beaucaire sont assez vastes et bien tenues ; elles auraient pu recevoir un grand nombre de malades, mais les pauvres ne s'y laissaient transporter que lorsqu'ils y

étaient forcés par l'abandon de leurs parents et
de leurs amis. Ce préjugé fut peut-être heureux ;
car il y avait à craindre un encombrement d'autant plus dangereux, que la situation de l'établissement n'est pas favorable : il est dans la ville,
environné de maisons qui le dominent, et manque
de cours pour la promenade des convalescents ;
l'air, en conséquence, n'y circule pas librement.

Les médecins ne furent nullement d'accord
sur la cause de l'épidémie ; presque tous la
considérèrent comme s'étant développée spontanément. L'idée qu'elle avait été importée par
des marchandises venues pour la foire, fut
repoussée par eux. Un seul paraissait disposé à
accuser les soies et les cotons apportés de Marseille, d'après le fait rapporté plus haut, que le
quartier dans lequel on les avait déballés avait
été le plus maltraité. Tous les autres, en con-
venant que les étrangers avaient dû, par leur
agglomération, favoriser le développement de
la maladie, parurent bien persuadés que, plusieurs cas s'étant manifestés avant leur arrivée,
ils n'avaient pu en provoquer l'invasion.

Quant aux idées de la masse du peuple, elles
avaient puisé leur source dans l'ignorance la
plus profonde. Elle croyait à l'empoisonnement
ordonné par le gouvernement, par les riches,
et mis à exécution surtout par les médecins
étrangers ; elle avait forcé, par sa violence,

plusieurs élèves en médecine qui étaient venus pour soigner les malades, à prendre la fuite ; elle avait même maltraité quelques individus qu'elle avait crus médecins ; elle s'était enfin refusée à toutes les précautions hygiéniques conseillées par les gens sages, ou même ordonnées par l'administration municipale : c'est ainsi qu'elle n'avait voulu ni arroser ni permettre d'arroser les rues, prétendant que c'était favoriser l'action de petites graines de poison répandues dans la nuit par ordre de l'autorité.

Dans la soirée du même jour (16 août), M. Dubrueil se trouvant beaucoup mieux, nous nous décidâmes à aller coucher à Arles. Nous fûmes obligés de descendre hors de la ville dans une petite auberge, le postillon affirmant qu'à l'intérieur tous les hôtels étaient fermés. Vers le milieu de la nuit, M. Rech éprouva une indisposition caractérisée par les mêmes symptômes qui s'étaient présentés chez son collègue, mais moins intenses, et qui diminua par l'action des mêmes moyens thérapeutiques. Chez tous les deux cependant, les crampes et la diarrhée persistèrent à un faible degré jusque vers la fin de leur mission.

FOURQUES.

Le 17 au matin , M. Dubrueil et M. Jaumes se transportèrent à Fourques , qui n'est séparé d'Arles que par le Rhône.

Population...................... 1,059
Mortalité moyenne. 40
Mortalité du 18 juillet au 25 août. 27

Enfants jusqu'à 6 ans.	5
— de 6 à 16.	1
Hommes de 16 à 60. .....,	2
— de 60 et au-dessus. .	2
Femmes de 16 à 60.	10
— de 60 et au-dessus. .	7

} 27

Décès par la maladie épidémique..... 24
— par maladies diverses. 3

Ce village est situé sur la rive droite du petit Rhône , dans un pays plat , assez souvent inondé. Les fièvres intermittentes y sont fréquentes vers la fin de l'été ; quelquefois , à la même époque , il survient bon nombre de fièvres pernicieuses et quelques pustules malignes. On a reconnu que ces maladies se déclarent surtout et presque uniquement chez les personnes qui vont travailler dans les campagnes voisines des marais de la Camargue.

Une femme , âgée de 65 ans , venant de ce

dernier pays, fut la première atteinte de l'épidémie, le 18 juillet ; elle n'avait eu de relation
avec aucune personne suspecte. Un autre cas se
déclara huit jours après seulement, encore chez
une femme vieille qui n'avait pu recevoir la
maladie par communication. Le mal se propagea
peu à peu, atteignit son plus haut degré le 10
du mois d'août, et se soutint ainsi pendant plusieurs jours.

M. Imbert, médecin d'Arles, et un officier
de santé, habitant la commune, traitèrent les
malades.

ARLES.

Avant de partir pour Fourques, M. Dubrueil
et M. Jaumes avaient déjà visité l'hôpital
d'Arles, dans lequel ils n'avaient pas trouvé de
sujets atteints de la maladie épidémique. A deux
heures après midi, la commission entière se
rendit à la Maison-commune, où se trouvèrent
M. Prat, sous-préfet ; M. le premier adjoint,
en l'absence de M. le maire, malade ; M. de
Laberge, agrégé de la faculté de médecine de
Paris, envoyé en mission par M. le ministre du
commerce ; presque tous les médecins de cette
ville, et plusieurs élèves de la faculté de médecine
de Montpellier qui avaient donné leurs soins aux
malades au moment du plus fort danger. Tous
ces messieurs s'accordèrent à assurer qu'il n'exis-

tait plus en ville que quelques cas isolés, et voulurent bien nous accompagner chez les malades, au sortir de la réunion.

Population. 20,000
Mortalité annuelle. . , ... 800
Mortalité du 1er juillet au 31 août 1835. . . 498

Enfants jusqu'à 6 ans. . . . . 180 ⎫
— de 6 à 16. . . . 19 ⎪
Hommes de 16 à 60. . . . . 98 ⎬ 498
— de 60 et au-dessus. 39 ⎪
Femmes de 16 à 60. . . . . 101 ⎪
— de 60 et au-dessus. 61 ⎭

Arles est située sur le Rhône, dont la grande branche partage la cité en deux parties : celle de la rive gauche repose sur un rocher dont le versant principal fait face au nord, et l'autre au midi et à l'ouest ; la partie bâtie sur la rive droite du fleuve, et que l'on appelle *faubourg de Trinquetaille*, est placée sur un terrain d'alluvion, ainsi que la portion basse de la ville qui lui est parallèle sur l'autre bord.

Au levant et au midi de la ville sont des terres labourables, des prairies et une étendue considérable de pâturages marécageux, que l'on espère dessécher complétement, au moyen d'un canal qui se prolongera d'Arles à Bouc. Au nord et à l'ouest sont des terres labourables, et à une grande distance dans cette dernière direction,

des marais , des étangs salés qui occupent le
centre et le fond de l'île de Camargue , comprise
entre les deux bras du Rhône.

Les habitants d'Arles prétendent que leur ville
est très-saine. C'est une prétention qu'il faut leur
pardonner en faveur du sentiment bien naturel
qui la leur inspire ; mais on aura peine à la
croire fondée, en réfléchissant sur l'aperçu topographique que nous venons d'en donner , et lorsque l'on considérera que les vents du midi , si
favorables au développement des maladies infectieuses, soufflent souvent dans cette contrée.
On sera certain qu'elle est inexacte , lorsque
l'on saura que , depuis 1804 jusqu'à 1831 , le
nombre des décès a dépassé chaque année celui
des naissances de 51 (1). L'on dit, pour détruire
la force de ce fait , que bien des malades sont
apportés des campagnes voisines ; ce qui a
quelque probabilité , mais ce qui ne suffit point
cependant , même en admettant que l'on perd
beaucoup d'enfants étrangers déposés au tour,
pour expliquer une si grande mortalité (1 sur 25).

---

(1) Dans des notes qu'a bien voulu nous communiquer
M. Rousset , médecin à Marseille, que son zèle pour la
science fit transporter à Paris et deux fois à Arles , afin
d'étudier le choléra asiatique, nous trouvons le passage
suivant : « Il meurt à Arles, année commune, 64 personnes
de plus qu'il n'y a de naissances. » Nous sommes donc
assurés de n'avoir pas exagéré la mortalité.

Ce fut le 14 juillet qu'une femme habitant Arles, et ne s'en étant pas éloignée depuis long-temps, offrit la première les symptômes de l'épidémie. Le 15, un marin, séjournant aussi dans le pays depuis long-temps, fut atteint de la même maladie. Le 17, elle se déclara encore sur quelques personnes venues de Beaucaire, de Marseille, et qui y succombèrent. Elle en enleva plusieurs chaque jour jusqu'au 23, prit une plus grande intensité le 27, et atteignit son plus haut degré le 28. Elle fit encore de nombreuses victimes jusqu'au 8 août sans interruption, commença à diminuer alors, mais occasiona encore quelques décès journellement jusqu'à la fin du mois. Les beaux quartiers de la ville furent les plus maltraités. En 1832, le choléra-morbus asiatique avait sévi à Arles, mais avait frappé exclusivement les habitants de la cité. Pour nous servir des expressions de M. Boulouvard, maire, auquel nous devons plusieurs renseignements utiles, « le fléau s'était tenu rigoureusement renfermé « dans l'enceinte de la ville, et, à la lettre, n'en « avait pas dépassé les remparts. » L'épidémie de 1835 exerça aussi ses ravages dans l'intérieur des murs; mais on a la certitude que des cas s'étaient déclarés dans la campagne, en très-petit nombre il est vrai. Ces deux faits bien constatés sont peu propres à faire revenir sur l'assertion que nous avons émise relativement à la salubrité d'Arles.

Plusieurs personnes nous assurèrent que deux orages violents avaient éclaté pendant l'épidémie, et que l'un avait coïncidé avec son accroissement, tandis que l'autre avait coïncidé avec sa diminution : cette observation ne fut pas trouvée entièrement exacte par M. le sous-préfet. On nous dit aussi que le vent du nord avait calmé l'intensité de l'épidémie. En considérant les extraits des registres de l'état civil que nous avons entre les mains, nous voyons qu'il y a eu si peu de variation dans le nombre des décès pendant la violence de l'épidémie, et si peu après qu'elle a été diminuée, que nous ne pouvons pas non plus considérer cette proposition comme bien établie. Ce qui paraît incontestable et qui a été assuré par tous les médecins, c'est que, du 28 juillet jusqu'au 6 du mois suivant, tous les cas à peu près furent mortels ; qu'aucun remède, qu'aucune médication n'obtinrent du succès, tandis que l'on fut beaucoup plus heureux dans le traitement des cas suivants.

Le retour des fièvres intermittentes qui avait annoncé la disparition du choléra-morbus en 1832, eut lieu en 1835, sans que l'épidémie perdît de son intensité.

D'Arles, nous allâmes coucher à Saint-Remi, où M. Mercurin, médecin de l'établissement pour les aliénés et praticien répandu, nous ássura qu'il n'y avait eu que très-peu de décès par l'épidémie et qu'il n'y avait plus de cas dans le moment. Nous y séjournâmes cependant le lendemain 18, pour nous reposer et rédiger une lettre à M. le préfet du Gard : nous lui présentions les observations recueillies dans les communes de son département que nous avions visitées.

Nous partîmes de Saint-Remi à quatre heures de l'après-midi, et arrivâmes à Aix à minuit.

AIX.

Après nos visites d'usage, nous nous rendîmes dans une des salles de la sous-préfecture, où devait avoir lieu une réunion des médecins de la ville, en présence de M. Colle, sous-préfet, de M. Aude, maire, et de M. le procureur-général. Nous y trouvâmes aussi M. Vidal (de Cassis), agrégé de la faculté de médecine de Paris, envoyé par M. le ministre du commerce à l'occasion de l'épidémie. Il avait été nommé, par M. le maire, inspecteur du service de santé.

Lorsque la question que l'on avait à discuter fut résolue, nous priâmes nos confrères de nous faire connaître les circonstances les plus importantes de l'épidémie qu'ils venaient de traverser. Les discussions qui s'élevèrent nous fournirent les renseignements que nous pouvions désirer.

Après la réunion, M. Carbonel, médecin en
chef de l'hôpital, y accompagna M. Dubrueil,
et lui présenta beaucoup de convalescents qui
portaient sur la poitrine et l'abdomen des stig-
mates profonds de nombreuses scarifications.
Il n'y avait plus d'ailleurs de sujets atteints de
l'épidémie : on n'en trouvait pas en ville ; la
dysenterie était la seule maladie commune dans
le moment.

Population.	23,000
Mortalité moyenne.	840
Mortalité du 2 juillet au 1er septembre 1835.	540

Enfants jusqu'à 6 ans.	63	
— de 6 à 16.	34	
Hommes de 16 à 60.	202	
— de 60 et au-dessus.	63	540
Femmes de 16 à 60.	107	
— de 60 et au-dessus.	53	
Age inconnu.	18	

Décès par la maladie épidémique.	374
— par maladies diverses.	166

Aix est située à sept lieues nord de Marseille
et à onze lieues nord-ouest de Toulon. Elle est
construite sur le penchant d'une colline qui la
borde au nord, et dans la vallée de l'Arc, à un
quart de lieue de cette petite rivière. La vallée
est dans la direction du levant au couchant; le
nord-ouest y souffle le plus habituellement. La
ville est bien bâtie ; la plupart des rues en sont

larges et tirées au cordeau. On y compte 23 places qui facilitent la circulation de l'air, et qui, presque toutes complantées d'ormeaux, offrent de l'ombrage pendant l'été ; 19 fontaines sont placées dans les divers quartiers, et fournissent des eaux courantes dans lesquelles on jette les balayures et toute sorte d'immondices, ce qui est cause sans doute de l'odeur infecte qui frappe si péniblement les étrangers. Les lieux d'aisance manquent dans les maisons, ou sont disposés, pour la plupart, de manière à laisser les ordures à découvert.

Aix n'est pas peuplée en raison de son étendue ; elle pourrait contenir plusieurs milliers d'habitants de plus, sans encombrement.

On avait acquis la certitude qu'un mois avant l'épidémie, un homme, venant de Marseille où il était resté quarante-huit heures, avait succombé après plusieurs jours d'une maladie qui avait présenté les caractères non douteux de celle qui ravageait la Provence. La mort avait frappé encore le 25 et le 26 juin deux soldats, chez lesquels on avait remarqué des symptômes absolument semblables. Les médecins et l'autorité administrative s'accordaient cependant à fixer au 2 juillet l'invasion de l'épidémie.

Un soldat avait éprouvé à la caserne, pendant la nuit, une légère indisposition ; des symptômes suspects s'étant manifestés le matin, il fut aussitôt transporté à l'hôpital, où il succomba sept heures après. Trois jours plus tard, un autre militaire fut frappé de la même manière. Dix jours s'écoulèrent sans nouveaux cas ; mais le 15 juillet, trois personnes en ville, un cultivateur, un propriétaire et une femme, ainsi que trois militaires, furent transportés à l'hôpital, offrant tous les caractères de l'épidémie. Le 16 au matin survint une invasion violente, qui frappa presque exclusivement la partie de la garnison occupant la caserne placée sur la route d'Italie. Ce fait ayant eu un grand retentissement, nous voulûmes en constater la vérité, et nous allons le rapporter, avec tous les détails qui nous ont été donnés sur les lieux mêmes par les gens de l'art, et en particulier par M. Portafax, chirurgien-major du 12ᵉ de ligne, qui était présent et qui souffre encore de l'impression fâcheuse qu'il éprouva.

Les soldats, à sept heures du matin, venaient de faire l'exercice sous l'action d'un vent sud-est qui les avait fatigués. En rentrant dans leurs chambres, ils ouvrirent les portes, les fenêtres, et établirent ainsi un courant d'air très-vif. Ils se déshabillaient et allaient se reposer, quand un vent brûlant pénétra par toutes les issues et produisit sur les organes pulmonaires une impression tellement pénible, que la suffocation survint immédiatement. Plusieurs militaires tombèrent sur leurs lits, presque asphyxiés : le colonel, le lieutenant-colonel, le chirurgien-major, et d'autres officiers qui arrivèrent au même instant dans le corridor, éprouvèrent un sentiment subit de gêne dans la respiration. Dès ce moment l'épidémie se déclara ; elle atteignit surtout les hommes qui avaient été exposés à l'action de cet air brûlant : la plupart en moururent, entre autres le lieutenant-colonel. La compagnie des grenadiers qui avait fait l'exercice, dont les soldats avaient aussi posé la veste et ouvert les portes et les fenêtres de leurs chambres, n'eut des malades que plus tard. La compagnie *hors rangs,* composée de 128 hommes, en général peu sobres, ne souffrit pas non plus sur le moment, et ne perdit même qu'un homme par la suite.

Ces faits arrivèrent promptement à la connaissance du public, qui les dénatura en voulant les expliquer et y trouver du merveilleux. Le bruit se répandit qu'au moment où le vent faisait sentir sa funeste impression, une voix avait ordonné de fermer les fenêtres, que l'on avait obéi et qu'aussitôt tout le mal s'était arrêté. On prétendit qu'un cimetière dans lequel on n'inhumait plus depuis quatre ans, et les latrines de la caserne que l'on n'avait pas curées depuis longtemps, avaient exhalé les principes délétères qui, entraînés par le vent, étaient devenus la cause de

la suffocation éprouvée par tant de militaires,
et qu'ils avaient été les premiers germes de l'épidémie. On insistait spécialement, pour appuyer
cette opinion, sur ce que la compagnie de grenadiers, logée au rez-de-chaussée et garantie du
vent par le mur de la cour, n'avait été nullement
atteinte, et sur ce que la compagnie *hors rangs*,
dont les fenêtres étaient restées fermées, n'avait
pas souffert, quoique logée au premier étage sur
la même ligne que les compagnies maltraitées.
Voici la vérité à ce sujet, et les explications qui
se présentèrent à la commission lorsqu'elle se
transporta sur les lieux pour pouvoir juger des
faits par elle-même :

Le chirurgien-major, ou tout autre officier,
entendant les plaintes de plusieurs soldats et
éprouvant lui-même une sensation pénible, or-
donna de fermer les fenêtres. Cet ordre exécuté,
le courant d'air cessa, et avec lui, la suffocation
qu'il avait fait éprouver, ce qui n'offre rien que
de fort naturel. Quant aux cas de l'épidémie
attribués à ce courant d'air, il ne s'en déclara
que quatre ou cinq dans la première heure ; les
autres survinrent dans la journée ou le lendemain. Ainsi, en admettant que cet air suffocant
avait agi pour les faire naître, on ne pouvait
toutefois le regarder que comme cause éloignée.

Cette explication paraît d'autant mieux fondée
que plusieurs personnes avaient été frappées par

la maladie épidémique, dans la caserne ou en ville, quelques jours avant cet événement, et que d'autres militaires furent atteints après que le régiment eut été transporté dans une autre partie de la cité. Si la compagnie de grenadiers fut préservée dans les premiers jours, elle eut à souffrir plus tard. Quant à celle dite *hors rangs*, on conçoit que les hommes qui la composent, ayant des habitudes autres que celles des soldats, aient pu résister davantage à l'influence épidémique.

Nous ferons remarquer, en outre, que les latrines et le cimetière n'avaient pu infecter en même temps l'air qui occasiona un aussi grave accident, puisque le vent sud-est, après avoir passé sur les latrines, traverse la caserne pour arriver au cimetière ; il faut observer aussi que ce vent ne peut arriver aux latrines qu'après avoir dépassé le mur de la cour, que l'on regardait comme ayant abrité la compagnie de grenadiers de son action malfaisante.

Cette opinion, que les latrines et le cimetière avaient dégagé les germes de l'épidémie qui frappa la garnison d'Aix, est donc inadmissible. N'eût-elle pas eu quelque probabilité, si l'on s'était borné à dire que ces deux foyers d'infection avaient contribué à la violence de l'invasion dans la caserne et dans le quartier Saint-Joseph, situé au-delà dans la direction du sud-est et où la maladie exerça aussi sa violence ?

Les partisans de la contagion expliquaient les
faits d'une autre manière ; ils disaient que le
12ᵉ de ligne, qui avait offert les premiers cas de
l'épidémie, en avait éprouvé une semblable à Lille
et une autre à Valenciennes, et qu'il avait bien
pu en conserver les germes. Ils faisaient remarquer encore que la caserne dont nous venons de
parler, ainsi que le quartier Saint-Joseph, sont
placés en première ligne sur la route de Toulon,
qui était déjà en proie au fléau.

L'épidémie frappa tous les quartiers et toutes
les classes ; on nous assura que les maisons d'asile
et les prisons avaient été seules épargnées ; il n'en
fut pas de même de l'hospice des aliénés, établissement sale, mal tenu, où les malheureux qu'il
renferme sont pour la plupart enchaînés, couchent
nus sur la paille pourrie et ne reçoivent qu'une
mauvaise nourriture. Il en mourut 20 sur 140.

Le 20, nous arrivâmes à Marseille. Dès le
matin, nous nous rendîmes chez M. Thomas,
préfet, qui nous donna connaissance des bulletins
que lui avaient envoyés les maires des communes
atteintes de l'épidémie ; il nous confirma ce que
nous avait dit M. le sous-préfet d'Aix, que Saint-
Chamas souffrait beaucoup dans le moment et
que notre présence y serait utile.

SAINT-CHAMAS.

Le 21, nous partîmes de bon matin pour ce
village, où nous n'arrivâmes qu'à quatre heures
de l'après-midi. Pendant que l'on allait avertir
M. Chapus, maire, qui s'était rendu momen-
tanément à sa maison de campagne, nous visitâmes une vingtaine de malades avec M. Chapus,
médecin du lieu, et M. Colmar, médecin,
envoyé à Saint-Chamas par M. le préfet. Presque
tous nous présentèrent les symptômes de la
maladie régnante; ils étaient pour la plupart
dans un état grave. Chez plusieurs, des symptômes typhoïdes s'étaient joints à ceux de l'épidémie, où leur avaient succédé. A notre rentrée,
nous reçûmes M. le maire, qui s'était empressé
de venir aussitôt qu'il avait su notre arrivée. Le
soir, nous fûmes voir M. le docteur Sanguin, qui
avait été frappé de la même maladie pour laquelle
il avait donné des soins si dévoués à tant de ses
concitoyens; nous eûmes le plaisir de le trouver
convalescent.

Le lendemain matin, nous allâmes visiter de
nouveau les malades que nous avions vus la veille,
et un autre qui avait été atteint dans la nuit.
Nous nous réunîmes dans la Maison-commune
avec M. le maire et les médecins du lieu : M.
Sanguin s'y était rendu malgré son état de souf-
france. Après avoir obtenu de ces messieurs tous

les renseignements qui nous étaient nécessaires,
et avoir établi le nombre des décès par l'examen
des registres de l'état civil, nous allâmes étudier
la position du village. M. le maire et plusieurs
de nos confrères nous accompagnèrent encore,
pour nous en faire mieux apprécier la situation
vraiment curieuse.

Population. 2,632
Mortalité moyenne. 79
Mortalité du 24 mai au 20 août 1835. 94
    Enfants jusqu'à 6 ans.. . . . . . 18 ⎫
    —   de 6 à 16. . . . . . 1 ⎪
    Hommes de 16 à 60. . . . . . 15 ⎬ 94
    —   de 60 et au-dessus. . 22 ⎪
    Femmes de 16 à 60. . . . . . 25 ⎪
    —   de 60 et au-dessus.. 13 ⎭
Décès par l'épidémie. 69
    — par maladies diverses. 25

Saint-Chamas est situé dans un bas-fond, au
sud de la vaste plaine de la Crau, et à l'est d'un
étang, continuation de celui de Berre. Il est divisé
dans sa longueur par une petite montagne, percée
à sa partie inférieure pour faciliter les communications entre les habitants des deux portions du
village, le *Delà* et le *Pertus*. Au haut de cette
petite montagne se trouvent des excavations mises
à profit pour des habitations propres et parfaitement aérées.

Le *Pertus* est adossé à l'ouest de la montagne,
et baigné à l'est par l'étang, qui parfois en

inonde toutes les rues. Celles-ci, parallèles les unes aux autres, ne sont point pavées, n'ont aucune pente pour l'écoulement des eaux, et sont coupées à angle droit, d'un côté par l'étang, de l'autre par la montagne.

Le *Delà* est adossé au côté opposé de la montagne ; il se compose presque entièrement d'une rue qui lui est parallèle et qui est pavée dans toute sa longueur.

La population des deux parties est exactement la même ; celle du haut de la montagne est de vingt-cinq personnes environ.

Les fièvres intermittentes se présentent assez fréquemment à Saint-Chamas ; les fièvres pernicieuses leur succèdent quelquefois en automne. M. le docteur Sanguin dit à la commission avoir observé, dans le mois de mai, vingt-trois cas de choléra sporadique, maladie qui, dans ce pays comme dans tout le reste de la France, est en général peu commune et ne se montre guère que dans les mois de juillet et d'août.

Un cas de l'épidémie, qui acquit plus tard une si grande intensité, fut constaté le 27 février ; il se développa chez un charretier venant de Marseille, où il était resté deux jours avant de rentrer à Saint-Chamas. Trois mois s'écoulèrent sans qu'il survînt de nouveaux cas. Ce fut le 24 mai seulement que mourut un vieillard, âgé de 82 ans, présentant des symptômes suspects, mais

que M. Sanguin ne crut pas suffisants pour caractériser la maladie épidémique. Le 30 du même
mois, un homme âgé de 58 ans, presque idiot,
fut atteint mortellement. Les symptômes furent
tels, qu'ils ne laissèrent plus de doutes.

La maladie frappa d'abord les habitants du
Delà, et après avoir fait un assez grand nombre
de victimes, elle passa au *Pertus* où elle s'appesantit davantage. La marche en fut très-irrégu-
lière ; il survenait un assez grand nombre de cas
dans un ou deux jours, et plusieurs s'écoulaient
ensuite sans qu'on en reconnût de nouveaux. On
crut même avoir remarqué une sorte de pério-
dicité à cet égard ; ainsi, on assura à la commission que, depuis plusieurs semaines, la maladie
sévissait le dimanche et le lundi, et ne reparaissait
qu'aux mêmes jours de la semaine suivante. On
ne pouvait expliquer, par aucune cause connue,
la préférence que semblait affecter la maladie
pour ces jours-là ; mais elle existait, disait-on,
ce qui ne nous fut nullement démontré. En la
supposant vraie, ne pourrait-on pas la rapporter
aux excès de différente sorte que la classe indigente est si disposée à commettre aux jours fériés ?

Les habitants du sommet de la montagne furent
entièrement épargnés ; les militaires en garnison
et les ouvriers de la manufacture de poudre
n'avaient pas encore compté de malades lors de
notre passage.

MARSEILLE.

Dans la soirée du 22, nous retournâmes dans
cette ville. Le lendemain, nous vîmes M. le préfet,
auquel nous rendîmes compte des observations
que nous avions recueillies dans notre dernière
excursion, et M. Consolat, maire, qui promit de
mettre à notre disposition tous les documents
dont il pouvait disposer relativement à l'épidémie.
Le soir, nous rédigeâmes un nouveau rapport,
par lequel nous faisions connaître à la faculté de
médecine de Montpellier le résultat sommaire de
nos observations. Le lendemain 24, MM. Rech
et Jaumes partirent pour Toulon. M. Dubrueil
resta à Marseille pour visiter les hôpitaux, et
préparer les recherches que devait faire la commission.

Le 27 au soir, MM. Rech et Jaumes, étant de
retour, trouvèrent M. Dubrueil ayant déjà recueilli quelques matériaux précieux, et s'étant
mis en rapport avec le conseil de santé et la
plupart des médecins qui avaient observé les deux
épidémies de Marseille.

La journée du 28 fut encore employée à faire
des démarches auprès des autorités, pour hâter
l'expédition des renseignements qu'elles nous
avaient promis. Nous visitâmes aussi ceux de nos
confrères qui pouvaient nous éclairer le mieux
sur les diverses circonstances d'une maladie qu'ils

avaient eu malheureusement l'occasion d'observer très-fréquemment. Nous nous rendîmes enfin à l'Hôtel-Dieu, où étaient encore quatre sujets atteints de l'épidémie, dont un Bédouin et une femme enceinte de sept mois qui mourut dans la nuit.

Le 29, il y eut réunion de la société académique de médecine, chez M. Dugas, président, et un peu plus tard, réunion de la société royale de médecine, sous la présidence de M. Beulac père. C'est dans ces deux assemblées que nous entendîmes discuter les faits de l'épidémie les plus importants : c'est là surtout que nos confrères voulurent bien, en émettant leurs opinions de la manière la plus franche et la plus amicale, nous fournir la plupart des notes qui serviront à notre rapport.

Le lendemain 30, M. Guyaud fils nous conduisit à l'hôpital Saint-Joseph, dont il est le médecin, et qui est consacré à servir d'asile aux aliénés incurables et aux épileptiques. Cet établissement, situé dans la vieille ville, offre peu de commodités ; il n'avait pas été épargné par l'épidémie et toutefois n'en avait pas trop souffert.

Nous nous rendîmes de-là à l'hôpital Saint-Lazare, où sont enfouis environ 140 aliénés. L'épidémie en avait décimé la population ; nous n'avons rien à dire sur cet établissement. L'administration de Marseille a senti enfin que c'était une honte de le conserver plus long-temps : elle va en faire construire un, qui sera sans doute dirigé d'après des principes plus larges, et à la hauteur des connaissances actuelles sur le traite- ment de l'aliénation mentale ; on doit espérer aussi qu'elle donnera aux médecins des attribu- tions suffisantes pour faire reposer le traitement médical sur de nouvelles bases. Nous voulûmes revoir encore le joli établissement pour les aliénés, tenu par M. Guyaud fils. Enfin, nous reçûmes de M. le maire une partie des notes qu'il nous avait promises, et quelques médecins eurent la complaisance de venir nous remettre des mémoires manuscrits, où nous avons puisé d'utiles matériaux pour notre travail (1).

Population { extrà-muros... 23,943 } 145,215
{ intrà-muros.... 121,272 }

Mortalité moyenne. 4,660

Mortalité du 6 juillet au 28 août 1835 exclusi- vement. . . . . 3,120 (2).

Décès par l'épidémie. 2,315

— par maladies diverses. 850

Marseille est une magnifique ville, située

---

(1) MM. Rousset, André père, Pinel, médecin des salles militaires, et Lille, chirurgien-major au 4ᵉ de ligne.

(2) On ne croit pas ce chiffre exact, et une commission a été nommée pour le rectifier. Nous le donnons tel qu'il nous a été communiqué par M. le maire. Nous n'avons pu nous procurer des renseignements suffisants pour déterminer l'âge, le sexe, la profession de chaque victime de l'épidémie.

long. E. 3° 2', latit. N. 40° 17' 49". Elle est
divisée en deux parties, la ville vieille et la ville
neuve. La première, assise au fond d'un golfe,
sur un rocher, forme un amphithéâtre penché
vers le midi et s'étendant jusqu'au port. On
distingue, dans sa longueur, deux grandes rues
coupées presque parallèlement par trois autres
assez larges; c'est à ces cinq que vont aboutir la
plupart des rues étroites, contournées, dans
lesquelles l'air ne peut circuler librement. Les
maisons, bâties depuis long-temps, en sont mas-
sives et fort élevées.

La ville neuve a été construite sur deux collines
à peine séparées par une vallée étroite, montant
de l'ouest à l'est. Au bas, tout près du port,
se trouvait une petite plaine sur laquelle la ville
neuve s'étend aussi. Une superbe rue la divise du
nord au midi; les autres sont également larges et
en ligne droite; beaucoup ont des trottoirs. On y
trouve de beaux hôtels, des maisons bien bâties.

Le port, dont la surface est de 450,000 mètres, semble renfermé dans la ville : ayant son
ouverture à l'ouest, il est longé au nord par la
ville vieille; la ville neuve le borde à l'est et
presque dans toute son étendue au midi. Il est
si bien abrité, que la tempête n'y occasionne
jamais d'accidents.

Les eaux sont fort abondantes dans la ville
vieille, moins dans la neuve, où cependant elles

ne manquent pas. Elles forment dans les rues une ou deux rigoles et descendent vers le port, entraînant toutes les immondices qu'y jettent les habitants privés de fosses d'aisance et de tout égout.

Des puits fournissent l'eau de la boisson.

Les vents du nord dominent à Marseille; on y éprouve souvent aussi l'influence de ceux du midi. Les pluies, assez peu fréquentes, y tombent quelquefois en grande quantité. La température est douce ordinairement et ne s'élève pas au-dessus de 25° Réaumur.

On n'observe pas à Marseille des maladies que l'on puisse considérer comme endémiques. La santé publique n'y a pas éprouvé de fortes atteintes depuis la peste de 1720.

L'autorité surveille attentivement l'hygiène publique, aussi bonne qu'elle puisse l'être dans une ville populeuse, et où tant d'étrangers sont attirés par un commerce dont l'activité va toujours croissant. Les lois du Lazaret sont sévèrement maintenues.

Le cimetière, distant de 40 mètres de toute habitation, est placé dans un quartier élevé et battu par les vents, surtout par celui du nord (1).

_____

(1) Voyez, pour de plus amples détails, la statistique du département des Bouches-du-Rhône, par M. le comte de Villeneuve.

Marseille venait d'être ravagée par une épidémie qui, développée au mois de décembre 1834, s'était prolongée jusqu'au 15 avril 1835. Les habitants se félicitaient déjà d'avoir vu disparaître un fléau qui avait fait bien des victimes, mais moins qu'ils ne l'avaient craint. La santé publique était devenue plus brillante que jamais ; le peuple avait pleine confiance dans l'avenir, lorsque quelques cas présentant tous les caractères de la maladie épidémique que l'on n'avait pu oublier en si peu de temps, se montrèrent, et, quoique isolés, jetèrent de nouveau dans les esprits une terreur trop fondée. D'autres cas survinrent immédiatement ; les décès prirent un accroissement rapide, et s'élevèrent bientôt au point qu'il ne fut plus possible de les enregistrer ni de les déclarer. On a presque la certitude que plus de deux cents eurent lieu dans peu de jours, sans être portés sur les registres de l'état civil, et que cependant la population était réduite de moitié par suite des émigrations. Ce n'est pas à nous qu'il est réservé de décrire l'aspect affreux de l'une des premières villes de France, dans cette époque de désolation. Nous n'y sommes arrivés que lorsque, la seconde épidémie perdant de son intensité, le courage des habitants se relevait ; et toutefois, en parcourant les rues presque désertes, en voyant les boutiques fermées, on ne pouvait se défendre du sentiment de la plus profonde tristesse.

Le premier cas bien avéré de cette seconde invasion eut lieu le 5 juillet. Un marin, venant de Toulon, en avait ressenti les atteintes en route; il était mort dans la rue d'Endoume, nᵒ 4; son décès avait été constaté par M. Trabuc, médecin. Pendant plusieurs jours il n'y eut que quelques cas isolés; mais, le 10, le nombre commença à s'en accroître; le 24, il y en eut 121 déclarés, et 205 le 25. La semaine suivante, il y eut encore une mortalité énorme, et ce fut pendant cette époque que beaucoup de décès restèrent inconnus. Le nombre commença à décroître dans les premiers jours du mois d'août; on en comptait encore cependant 62 le 5. Ils furent réduits à 37 le 9, et diminuèrent ensuite insensiblement, mais se prolongèrent jusqu'aux premiers jours de septembre.

L'épidémie frappa tous les quartiers; elle sévit surtout dans ceux des Grands-Carmes, de Saint-Laurent, de l'hospice de la Charité, situés dans la vieille ville; dans les environs du grand théâtre, dans la rue Neuve, la rue Piscatoris, le grand et le vieux chemin de Rome, la rue Paradis et la rue Saint-Ferréol, appartenant à la ville neuve. Toutes les classes de la société furent également frappées; les filles publiques seules furent épargnées, quoique logées aux environs du grand théâtre, que nous avons signalés comme fort maltraités.

Les nombreuses maisons de campagne, connues sous le nom de *bastides*, qui environnent Marseille, et où s'était réfugiée une foule d'habitants de la ville, comptèrent fort peu de malades. La garnison souffrit moins que la population attachée à Marseille. Nous pouvons fournir à ce sujet des notes exactes et détaillées que nous devons à l'obligeance extrême de M. le lieutenant-général comte de Danremont, commandant la 8e division militaire. Elles portent sur les deux épidémies : la première fut divisée en deux périodes, l'une du 11 décembre à la fin de janvier, pendant laquelle la garnison se trouva hors de toute atteinte ; l'autre du 20 février à la fin de mars, pendant laquelle elle eut 21 décès. Les deux régiments d'infanterie dont elle se composait étaient dans la position suivante :

4e DE LIGNE.		HOMMES	CAS.	DÉCÈS.
CASERNE	des Incurables, 9 c^{ies} à l'eff^{tif} de	848	14	6
	Présentines, 5 — id.	501	8	2
	Petites-Maries, 4 — id.	378	6	2
	Fort-St-Jean, 3 — id.	318	»	»
	Cours Bonaparte, 4 — id.	286	7	5
Fiévreux ou blessés devenus cholériques à l'hôpital.		»	»	»
— à domicile.		»	»	»
TOTAUX.		2,331	35	15

6 sur 1,000.

62ᵉ DE LIGNE.	HOMMES.	CAS.	DÉCÈS.
Porte-de-Rome, 2 cⁱᵉˢ à l'effᵗⁱᶠ de	288	2	1
Cours Bonaparte, 2 — id.	162	2	2
Corderie, 11 — id.	1,078	4	1
Fort-Sᵗ-Nicolas, 9 — id.	908	4	2
Fort d'If, 1 — id.	99	»	»
Total des cⁱᵉˢ. 25			
Fiévreux devenus cholériq.ˢ à l'hôpital.	»	»	»
— — à domicile	»	»	»
TOTAUX.	2,535	12	6

2 sur 1,000

Dans la deuxième invasion, la garnison se trouvait ainsi répartie :

4ᵉ DE LIGNE.	HOMMES.	CAS.	DÉCÈS.
des Incurables, 9 cⁱᵉˢ à l'effᵗⁱᶠ de	800	39	20
Présentines, 5 — id.	490	27	5
Petites-Maries, 4 — id.	353	20	10
Fort-Sᵗ-Jean, 3 — id.	261	4	»
Cours Bonaparte, 4 — id.	355	7	3
Total des cⁱᵉˢ. 25			
Fiévreux ou blessés devenus cholériques à l'hôpital.	»	14	9
— à domicile (officiers).	»	6	5
TOTAUX.	2,259	117	52

23 sur 1,000.

62ᵉ DE LIGNE.

	HOMMES.	CAS.	DÉCÈS.
Porte-de-Rome, 2 cⁱᵉˢ à l'effᵗⁱᶠ de	177	7	3
Cours Bonaparte, 2 — id.	179	4	2
Corderie, 11 — id.	940	45	18
Fort-Sᵗ-Nicolas, 9 — id.	840	11	4
Château d'If, 1 — id.	86	2	1

Total des cⁱᵉˢ. 25

Fiévreux devenus cholériq.ˢ à l'hôpital.	»	5	3
TOTAUX.	2,222	74	31

13 sur 1,000.

4ᵉ ESCADRON DU 11ᵉ RÉGIMENT DE CHASSEURS.
100 hommes. . . . . 3 décès.

13ᵉ COMPAGNIE DE CANONNIERS VÉTÉRANS.
75 hommes. . . . . 3 décès.

Ces chiffres de 233 cas et de 104 décès ont été répartis ainsi qu'il suit, parmi les officiers, les sous-officiers et soldats de la garnison de Marseille.

	EFFECTIF.	CAS.	DÉCÈS.
4ᵉ DE LIGNE.			
Officiers.	87	7	5
Sous-officiers.	154	10	5
Jeunes soldats.	1,106	85	39
Enrôlés volontaires. . . .	305	15	6
Remplaçants.	596	35	12
62ᵉ DE LIGNE.			
Officiers.	96	3	3
Sous-officiers.	301	6	5
Jeunes soldats.	1,030	25	8
Enrôlés volontaires. . . .	189	8	5
Remplaçants.	618	39	16
	4,482	233	104

y compris 203 caporaux.

En comparant ces tableaux synoptiques avec ceux qui ont été fournis par les bureaux de l'état civil, on trouve les résultats suivants :

1° Dans l'invasion de février, le rapport des décès de la garnison avec ceux de la population a été de 4 à 6.

2° Celui du 4ᵉ avec le 62ᵉ (pour la même époque) a été de 6 à 2.

3° Dans la deuxième invasion (celle de juillet), le rapport des décès de la garnison (en ajoutant 5 officiers perdus par le 4ᵉ de ligne et 3 pour le 62ᵉ) avec ceux de la population a été de 18 à 23.

4° Celui du 4ᵉ avec le 62ᵉ a été de 23 à 13.

5° Les casernes les plus maltraitées ont été les Incurables et les Petites-Maries pour le 4ᵉ de ligne, et la Corderie pour le 62ᵉ.

6° Le fort Saint-Nicolas, avec une garnison de 908 hommes, n'a eu que 4 décès, et le fort Saint-Jean a été préservé dans les deux invasions. A cet égard, il n'est pas inutile de remarquer que le premier de ces forts est à 11ᵐ 80ᶜᵐ au-dessus du niveau de la mer, et le second à 17ᵐ 73ᶜᵐ.

La 13ᵉ compagnie de vétérans offre un rapport hors de toute proportion, mais qui s'explique facilement quand on sait de quels éléments elle est formée. Quant à la différence dans les chiffres des décès entre le 4ᵉ et le 62ᵉ de ligne, il ne faut point en chercher l'explication dans l'assiette du casernement de ces deux corps. En effet, le

4

quartier des Incurables, réputé pour le plus insa-
lubre de la garnison, par sa position dans la vieille
ville et sa proximité d'un marché, a fourni, à la
première invasion, 6 décès sur un effectif de
848 hommes; tandis que le quartier du Cours
Bonaparte, bâtiment neuf, isolé, éloigné de
toute habitation, dans la position la plus heureuse,
en a fourni 5 sur un effectif de 286.

En second lieu, le même quartier des Incurables a fourni, à la seconde invasion, 20 décès;
mais celui de la Corderie, qui jouit des mêmes
avantages d'exposition et de salubrité que le
bâtiment du Cours Bonaparte, en a eu 18.

Lors de la première épidémie, à Marseille,
on avait éprouvé de grandes difficultés pour
déterminer le moment précis de l'invasion; elles
ne furent pas moindres pour fixer celui de la
seconde. Des opinions contradictoires furent
émises sur ce sujet, ainsi que sur l'importation
ou la non-importation, la contagion ou la non-
contagion de la maladie. Nous allons résumer
les faits sur lesquels se basaient les partisans de
l'une et de l'autre opinion.

Ceux qui croyaient à l'importation et à la
contagion disaient, relativement au premier
mode morbifique, que l'épidémie avait éclaté
le 7 décembre 1834, dans la rue Chemin-neuf-
de-la-Magdeleine, sur un plâtrier; que le
second cas s'était déclaré huit jours après sur un

habitant de la même maison ; que tous les deux avaient été mortels ; qu'il y en avait eu un troisième, suivi de guérison, et que c'était de ce point que la maladie s'était répandue dans la ville. D'après eux, elle avait été communiquée à ces trois habitants de Marseille par importation, ce qu'ils expliquaient de trois manières différentes : ils prétendaient, en premier lieu, qu'une dame venant d'Alger, ayant porté avec elle les hardes et les vêtements qui avaient servi à son mari, mort à Oran, atteint de l'épidémie régnant alors dans cette ville, les avait fait vendre précisément dans la maison où s'étaient déclarés les trois premiers cas. Leur seconde explication était qu'un navire venant directement d'Oran et portant des capotes militaires les avait fait vendre aussi sans doute aux premières victimes dont nous venons de parler. Ils accusaient, enfin, de l'importation, un navire venant d'Espagne et d'un port que la même maladie ravageait.

Quant à la seconde épidémie, l'importation, d'après les mêmes médecins et d'après la masse de la population, ne pouvait être douteuse ; elle s'était effectuée au moyen du marin arrivé de Toulon et mort le 5 juillet.

Relativement à la contagion, les faits allégués par les médecins qui y croyaient étaient les mêmes qui ont été reproduits si souvent, savoir: qu'une fois la maladie introduite dans un quartier,

dans une maison, au sein d'une famille, elle
y avait frappé toujours un grand nombre de
victimes ; que presque tous les pensionnats, les
prisons et les lieux dans lesquels les habitants
pouvaient rester isolés, avaient été épargnés ou
n'avaient compté que très-peu de décès ; ils finis-
saient par citer, à l'appui de leurs propositions,
des faits particuliers que nous croyons inutile
de rapporter ici.

Les médecins qui avaient embrassé l'opinion
contraire, s'accordaient avec les premiers sur
l'époque de l'invasion constatée, mais rejetaient
les allégations d'importation. Ils niaient que les
hardes de la veuve du capitaine mort à Oran, ou
les capotes militaires venant de la même ville
eussent été vendues ; ils ajoutaient, qu'en supposant même que les faits se fussent passés ainsi
qu'on le prétendait, les navires qui avaient porté
les effets contaminés ayant été soumis à la quarantaine et aux moyens de désinfection convenables, l'importation ne pouvait être supposée.
Pour le navire venant d'Espagne, il avait été,
disaient-ils, également soumis à la quarantaine,
quoique parti d'un port où la santé publique
était bonne.

Les partisans de la non-contagion affirmaient
que la première épidémie avait bien sommeillé
pendant quelque temps, mais ne s'était jamais
entièrement éteinte ; qu'il s'était présenté des cas

isolés aux mois de mai et de juin. Ils allaient
même plus loin, ils assuraient que d'autres cas
isolés avaient éclaté avant le 7 décembre 1834.
M. Rousset a consigné dans les notes que nous
avons entre les mains, qu'il avait la conviction
d'avoir vu, le 9 juillet 1834, un homme atteint
du choléra asiatique auquel il succomba. Son
assertion méritait de la confiance, car ce n'était
point pour lui une maladie nouvelle. M. André
père dit aussi avoir traité un cas de même nature
au mois de juin 1834 ; nous rapportons textuelle-
ment cette observation qu'il nous a communiquée.

« Magdeleine Dalivet, âgée de 42 ans, d'une
faible santé, mère de dix enfants, dans un état
voisin de l'indigence, demeurant rue St.-Ferréol-
le-vieux, n° 2, au troisième étage, avait eu une
légère colère, dans la matinée du 24 juin 1834,
à la foire Saint-Jean. Le soir, elle mangea des
épeautres à son souper. Pendant la nuit, elle
éprouva des coliques, vomit et poussa plusieurs
selles. Elle était un peu mieux dans la matinée,
lorsque les premiers accidents reparurent ; elle
vomit toutes les boissons qu'on lui donna. Nous
la vîmes, mon fils et moi, le 29, vers midi. Son
lit était inondé des matières des vomissements et
des selles qui étaient entièrement liquides ; sa
face était plombée, les yeux, les joues profondément enfoncés, sa voix cassée et éteinte. Elle
nous raconta le début de sa maladie, et nous dit

éprouver des douleurs atroces dans les jambes et
dans la région épigastrique. Le globe des yeux était
dirigé en haut, la paupière supérieure pendante,
le corps glacé ; aucun battement ne se faisait
sentir aux artères radiales et sur la région précordiale; les mains et les avant-bras étaient violets; une
sueur visqueuse et froide couvrait tout le corps.
Cette femme éprouvait des crampes dans les
mollets et les orteils. Malgré tous les moyens que
nous pûmes employer pour la réchauffer, malgré
les remèdes internes et externes que les circonstances purent exiger, nous ne parvînmes jamais
à obtenir la moindre réaction. Elle conserva sa
présence d'esprit jusqu'à ses derniers moments ;
elle expira vers sept heures du soir. Le mal avait
débuté vers trois heures après minuit. »

« Cette note, ajoute M. André, n'est point de
mémoire ; elle est transcrite d'après celle que
je pris le jour même de la maladie et que je,
conserve. »

Ce médecin dit, en outre, que son fils avait
eu occasion d'observer un cas épidémique vers
la fin du mois de mai 1835. M. Ailhaud et M.
Torquette assurèrent également qu'il en existait
vers la fin de mai et au commencement de juin.

Les médecins non-contagionistes disaient
impossible de concevoir qu'une maladie eût été
importée, en 1835, d'Oran ou de l'Espagne par
un navire soumis à une quarantaine, tandis qu'en

1832 elle n'avait pu être importée d'Arles qui est dans le même département que Marseille et qui a des relations constantes avec elle.

Ils n'accordaient pas d'ailleurs que l'épidémie, une fois introduite dans une maison, en eût frappé habituellement la plupart des habitants. Des faits de cette nature avaient eu lieu sans doute ; mais le nombre en avait été exagéré et bien moindre que celui des faits dans lesquels la maladie, introduite dans une maison, n'en avait atteint que deux ou trois habitants.

Ils citaient encore des cas dans lesquels la maladie n'avait pas été communiquée et aurait dû l'être, si sa nature eût été contagieuse. Nous nous contenterons de rapporter les trois qui nous ont paru les plus saillants.

1° Le 4ᵉ de ligne fournit 115 soldats à titre d'infirmiers auxiliaires pour soigner ou veiller leurs camarades, soit dans la salle d'observation, soit à l'hôpital ; sur ce nombre, seulement 9 furent atteints de l'épidémie et 2 en moururent.

Le 62ᵉ en fournit 342, dont 14 étaient en permanence pour la salle d'observation et 8 pour l'hôpital ; 3 seulement furent atteints ; aucun ne succomba. Ainsi, sur 455 hommes qui se fatiguèrent, veillèrent, eurent sous les yeux le spectacle de leurs camarades morts ou mourant dans les plus cruelles angoisses, il n'y en eut que 12 qui éprouvèrent la maladie, et elle ne fut mortelle que pour 2.

2° Les *frotteurs*, c'est-à-dire les hommes qui s'étaient consacrés au service des malades spécialement pour les frictionner, furent généralement épargnés ; on doutait même qu'aucun eût été victime de l'épidémie.

3° Un de ces frotteurs, Poignot, garçon tailleur, présent au moment où l'on pratiquait la saignée sur une personne atteinte de l'épidémie, voyant que le sang ne coulait pas, lava la plaie avec ses lèvres, aspira fortement le sang, espérant pouvoir en établir le cours, en avala plusieurs gouttes et n'en éprouva aucune suite fâcheuse ; nous l'avons vu un mois plus tard plein de vie et de santé.

Les adversaires du système de la contagion rapportaient, enfin, des faits dans lesquels la maladie s'était développée quand il était impossible qu'elle eût été communiquée par contact immédiat ni par contact médiat ; celui, entre autres, d'un navire qui, arrivant dans le port, s'était tenu dans un isolement complet, et avait vu cependant plusieurs hommes de son bord succomber aux atteintes de l'épidémie.

TOULON.

Le 24, étant arrivés à Toulon, nous nous empressâmes de voir M. Duchâtel, sous-préfet, M. Guieu, maire, et plusieurs médecins qui avaient traité un grand nombre de malades pendant l'épidémie. Le lendemain, nous assistâmes à la visite de l'hôpital de la marine, faite par M. Aubert, second médecin en chef, et à celle de l'hôpital du bagne, dont M. Quoy, aujourd'hui premier médecin en chef, avait pris le service depuis peu de jours. Il n'y avait de sujets frappés par l'épidémie dans aucun. On nous montra un vieillard portant un anévrisme de l'aorte ventrale, ne sortant pas de son lit depuis quatorze ans, qui avait traversé deux épidémies de typhus et celle qui n'était point encore terminée, sans en avoir éprouvé aucune atteinte.

Nous nous rendîmes aussitôt après chez M. le sous-préfet, qui eut la complaisance de nous accompagner à l'hôpital civil, où étaient deux femmes en proie à la maladie régnante, dont une enceinte de huit mois. Il en entra une autre quelques heures après ; nous allâmes la voir aussitôt : elle offrait les mêmes symptômes. A trois heures après midi, nous nous réunîmes dans une des salles de la Mairie, avec la plupart des médecins (1) qui avaient donné leurs soins aux malades au moment où le fléau faisait tant de victimes : M. le sous-préfet et M. le maire étaient

---

(1) Nous n'entendons parler que de ceux de Toulon. Les médecins de Marseille étaient rentrés chez eux dès que la seconde épidémie y avait commencé ses ravages.

présents. Aussitôt après la réunion, nous fûmes visiter la prison de la ville, avec M. Laugier, médecin attaché à cet établissement ; nous y acquîmes la conviction que le concierge et un prisonnier avaient été frappés par l'épidémie ; ils avaient succombé, l'un dans la prison même, l'autre dans l'hôpital civil. La prison est d'ailleurs bien tenue et bien distribuée. Les rations de vin avaient été augmentées pendant l'épidémie, et on avait donné du pain de meilleure qualité. Nous fîmes une troisième visite à l'hôpital civil, où nous trouvâmes la femme enceinte beaucoup plus mal qu'auparavant et les deux autres à peu près dans le même état. Nous nous rendîmes une seconde fois à l'hôpital de la marine, où M. Quoy voulut bien faire faire la nécropsie d'un sujet mort avec tous les symptômes de la maladie régnante, dans la nuit dernière, à l'hôpital du bagne.

Le lendemain, nous allâmes encore à l'hôpital civil. Il n'y avait pas eu de nouveaux cas ; la femme enceinte était morte dans la nuit, l'état des autres n'avait point changé. Nous assistâmes ensuite, à l'hôpital militaire, à la visite de M. Trastour, chirurgien-major, et de M. Léonard, remplissant les fonctions de médecin en chef. Il y avait quatre sujets frappés par l'épidémie dans les salles de ce dernier ; l'un d'eux mourut en notre présence. Une partie de la journée fut remplie par des conversations avec MM. Reynaud , Aubán, premier et second chirurgiens en chef de la marine militaire, ayant traité un grand nombre de malades en ville ; MM. Aubert, Léonard , qui avaient fait le service des hôpitaux militaires dans les salles consacrées au traitement des malades frappés par l'épidémie. A trois heures après midi, il y eut une nouvelle réunion médicale à la Maison-commune, où se trouvèrent, outre les médecins déjà désignés, MM. Meisson et Long , chargés du service médical à l'hôpital civil ; M. Négrin, qui avait observé le choléra-morbus dans l'Inde ; M. Legrand , ancien médecin de la marine militaire, qui avait étudié la même maladie dans ses voyages et avait failli d'en être victime , etc. Tous se firent un plaisir de répondre aux questions que nous leur adressâmes, de nous faire part des résultats de leur expérience ; quelques-uns même nous fournirent des notes écrites ; c'est à eux que nous devons les renseignements dont nous allons présenter les résultats sommaires :

Population. 44,400
Mortalité moyenne. 1,900
Mortalité du 20 juin au 25 août 1835. . . . 2,025 (1).

----

(1) Ce chiffre n'est pas plus exact que celui de Marseille. Il nous a été également impossible d'obtenir les renseignements que nous désirions relativement aux âges , aux sexes et aux professions.

Toulon est situé sur le bord de la Méditerranée, longitude E. 3°, 33', 26" latitude N. 45°,
7', 9", à 17 lieues S.-E. d'Aix, à 15 S. de
Marseille. Son port est un des plus sûrs et des
plus vastes ; il forme deux bassins, l'un destiné
aux navires marchands, l'autre à la marine militaire. Cette ville est entourée, au nord, d'une
chaîne de montagnes ; le littoral la borne au
midi. Les rues en sont assez droites et arrosées
sans cesse par des eaux courantes, où sont jetées
les ordures et les immondices qu'elles entraînent
dans le port. Leur étroitesse, l'élévation des
maisons, assez bien bâties d'ailleurs, doivent y
entretenir l'humidité qui résulte des eaux courantes dont nous venons de parler, en gênant la
circulation de l'air et en diminuant l'ardeur du
soleil. Ce sont les vents du nord qui y soufflent le
plus souvent ; ils y occasionnent quelquefois des
froids très-rigoureux. La chaleur atmosphérique
y est ordinairement tempérée, mais peut devenir
très-forte pendant l'été.

La population totale de 44,000 habitants ne
compte guère que 32,000 indigènes, qui sont
assez industrieux ; ils se livrent à la fabrication
des draps, des chapeaux et des bonnets de coton ;
il en est qui ont établi des verreries et des manu-
factures de savon. Le reste de la population se
compose de la garnison, des soldats de la marine,
des ouvriers du port et des condamnés au bagne.

On ne distingue dans cette ville aucune maladie endémique.

Une femme était morte à Toulon le 2 mars, atteinte de la maladie régnante à Marseille d'où elle s'était enfuie. M. Lauvergne, professeur de matière médicale, assurait avoir vu, peu après, un lieutenant de vaisseau frappé par la même maladie dont il guérit. On avait observé plus tard des cholérines graves, des choléra-morbus sporadiques non mortels, sans que ces faits eussent fixé l'attention publique. Il en fut autrement de celui que nous allons rapporter, que l'on a considéré généralement comme le premier de l'épidémie.

Un matelot de *la Galathée* avait déserté depuis plusieurs jours, lorsqu'on le retrouva à Toulon, le 20 juin, dans un état d'ivresse complète. Il fut renfermé sur le vaisseau *l'Amiral,* qui servait de prison de police. Dans l'après-midi, il présenta presque tout-à-coup les symptômes qui bientôt caractérisèrent l'épidémie ; on le transporta aussitôt dans l'hôpital de la marine, où il mourut la nuit suivante. Il fut impossible de savoir où cet homme s'était retiré pendant sa désertion, ni même s'il avait quitté Toulon ; on apprit seulement, plus tard, qu'une maison dans laquelle il fréquentait avait été une des plus maltraitées par la maladie.

Le 22 et le 23, un forçat au bagne, un gendarme de l'arsenal et une femme en ville, personnes qui ne pouvaient avoir eu aucune relation entre elles ou avec le matelot dont nous venons de parler, furent saisis de la même maladie, qui se répandit en augmentant d'une manière régulière jusqu'au 12 juillet. Elle diminua ensuite peu à peu, et quelques cas furent aperçus encore aux derniers jours d'octobre. Pendant ce déclin, l'épidémie sembla plusieurs fois vouloir reprendre son intensité, mais se borna chaque fois à occasioner quelques décès de plus, et rentra promptement dans sa diminution progressive. On crut reconnaître que le surplus de la mortalité portait alors sur les émigrés rentrants.

La maladie sévit en premier lieu dans le bagne et sur la marine, puis sur la ville ; la garnison fut attaquée la dernière. Aucune classe de la société, aucun quartier, ne furent épargnés. M. Fleury, médecin en chef de la marine, aussi distingué par ses talents que par sa philanthropie, fut une des premières victimes. M. Lassis, connu par de nombreuses recherches sur les maladies épidémiques qu'il avait souvent bravées ; quatre autres médecins, quatre pharmaciens et trois élèves furent aussi frappés mortellement (1).

---

(1) Des médecins, des pharmaciens et des élèves internes avaient succombé aussi durant la seconde épidémie de Marseille. Nous ne saurions en donner le nombre en ce moment; il fut peu élevé. Nous pouvons nommer M. Raymonenc, médecin de l'Hôtel-Dieu.

Les progrès rapides de l'épidémie jetèrent une
si grande terreur dans les esprits, que l'émigration eut lieu par masses. On assure que la population fixe de 32,000 habitants se réduisit en une
semaine à moins de 10,000. Les décès furent si
nombreux pendant plusieurs jours, que, comme
à Marseille, on ne put les enregistrer tous ; bien
des personnes prétendent qu'il en fut oublié plus
de 300. Il fut bien moins possible encore de
déclarer les cas ; aussi compta-t-on plus de décès
par l'épidémie que de malades atteints (1). Elle
s'appesantit principalement sur les habitants indigènes ; la garnison en souffrit moins, le bagne
moins encore ; la marine eut le plus petit nombre
de morts. La proportion des décès aux malades
fut énorme en ville ; elle fut à peu près de 1 sur 2
dans l'hôpital militaire ainsi que dans celui de la
marine, un peu plus forte dans l'hôpital civil et
un peu moindre dans celui du bagne.

On expliquait ces diverses circonstances de la
manière suivante : les habitants de la ville étaient
fort mal soignés chez eux, et souvent ne recou-
raient au médecin que lorsque la maladie avait
fait de grands progrès ; aussi le traitement était-il
sans efficacité, quelquefois même impossible. Les
habitants pauvres qui se faisaient transporter dans
les hôpitaux, ne s'y décidaient qu'à la dernière

(1) Un bulletin officiel annonçait 1,100 cas et 1,300 décès.

extrémité ; ils succombaient fréquemment à
leur maladie, parfois peu d'heures après leur
entrée. Les soldats de la garnison et ceux de la
marine étant promptement envoyés aux hôpitaux,
les secours thérapeutiques pouvaient être encore
employés utilement ; mais quelque surveillance
qu'on exerçât, plusieurs trouvaient le moyen de
commettre des excès ou de grandes imprudences.
Enfin, les forçats, qui étaient soumis au traitement dès le début de leur maladie et auxquels
on imposait un régime sévère, se trouvaient
par là dans des conditions plus favorables pour la
guérison.

Presque tous les médecins de Toulon croyaient
que l'épidémie avait été importée dans cette
ville ; ils étaient fermement persuadés qu'elle
pouvait être facilement transportée d'un lieu
dans un autre ; ils assuraient qu'elle ne s'était déclarée dans les communes du voisinage que lorsqu'il y était arrivé un certain nombre de réfugiés
Toulonnais, et cependant ne croyaient pas que
la maladie pût se communiquer par le contact
immédiat. Ils nous répétèrent souvent : « La
maladie régnante ne se communique nullement
d'individu à individu, mais peut bien certainement se communiquer de localité à localité. »
Plus souvent encore ils émirent des doutes sur le
mode de propagation de la maladie, en nous
citant des faits qui leur paraissaient contradic-

toires : voici les principaux. En 1833, la frégate *la Melpomène*, venant de Lisbonne où régnait une épidémie semblable en tout à celle que l'on observait actuellement à Toulon, relâcha dans le port de cette dernière ville et y fut mise en quarantaine. Comme il y avait sur son bord des sujets souffrant de la maladie désignée, on lui envoya, pour les soigner, des forçats qui furent frappés à leur tour et succombèrent presque tous. Le garde-chiourme chargé d'empêcher les communications à l'extérieur fut victime aussi, quoique, dans la crainte de la contagion, il se fût tenu dans un isolement parfait. Aucune autre personne ne fut atteinte, ni dans le port, ni dans la ville.

L'année suivante on observa un fait semblable : la même maladie fut apportée par le *Jonhs-Adams*, qui perdit plusieurs hommes de son équipage, sans la propager en aucune manière.

En 1835, un vaisseau, dans l'arsenal, comptait un assez grand nombre d'hommes de son bord frappés par l'épidémie ; on l'envoya en rade, on l'isola, et toute maladie cessa.

A la même époque, un autre vaisseau, arrivant de Taragonne où la santé publique était excellente, vit éclater l'épidémie sur son bord lorsqu'il arriva à Toulon, avant d'avoir eu des relations avec la terre.

Enfin, il fut constaté que les vaisseaux qui

étaient dans la rade et qui communiquaient rarement avec la terre, eurent moins de malades que
ceux qui étaient dans l'arsenal, et dont les équi-
pages avaient des communications constantes
avec les habitants de la ville. Tous ces faits seront
rappelés plus tard.

BRIGNOLES.

Le 31, nous partîmes pour Brignoles, où nous
arrivâmes dans l'après-midi. M. Demengeot,
conseiller de préfecture, désigné pour remplir les
fonctions de sous-préfet, nous assura que toutes
les communes de son arrondissement étaient dans
un état de santé satisfaisant. M. le maire étant
malade, M. le premier adjoint fit convoquer les
médecins de la ville pour le lendemain matin ;
nous eûmes avec eux une longue conférence.

Population.	6,000
Mortalité moyenne.	163
Mortalité du 17 juillet au 31 août.	137

Enfants jusqu'à 6 ans.	25	
— de 6 à 16.	6	
Hommes de 16 à 60.	27	137
— de 60 et au-dessus.	19	
Femmes de 16 à 60.	28	
— de 60 et au-dessus.	32	

Décès par la maladie épidémique.	113
— par maladies diverses.	24

Brignoles est située sur une élévation qu'elle

occupé presque dans toutes ses parties ; de telle
sorte que, des maisons qui la composent, les
unes sont placées au sommet, et les autres
successivement au nord, au sud, à l'est et à
l'ouest. Celles dont l'exposition est au sud et au
sud-ouest, sont seules abritées contre le nord-
ouest qui souffle habituellement.

Les rues sont étroites ; les maisons mal construites, surtout dans la partie centrale, renferment presque toutes du fumier et des loges à
cochon. On voit dans la ville un grand nombre
de fontaines qui fournissent dans les rues de
petits ruisseaux où sont jetées les immondices ;
les eaux en sont reçues dans des fosses profondes
où l'on porte toutes les matières putrescibles,
et qui deviennent ainsi des cloaques infects. La
masse des habitants de Brignoles se livre à
l'agriculture ; on trouve toutefois dans cette
ville des tanneries, des fabriques de chandelles,
et, pendant l'été, des ateliers pour le tirage de
la soie.

Les variations de la température y sont brusques : on voit parfois le thermomètre monter ou
descendre de 7 à 8° en peu de minutes ; la foudre
frappe assez souvent les maisons. Les fièvres
intermittentes y sont communes.

Depuis plusieurs années on éprouvait une
grande sécheresse, comme dans toute la Provence ; mais l'hiver et le printemps de 1835

furent des saisons pluvieuses et humides ; la
chaleur ne s'éleva pas au-dessus de 20° Réaumur,
tandis qu'elle va ordinairement jusqu'à 24°. Le
baromètre se maintint presque toujours au va-
riable. Des orages éclatèrent fréquemment sur
la ville ; il y en eut les 17, 18, 19 et 20 juillet.
On en éprouva encore de très-violents le 1er et le
2 août. Les coups de tonnerre se succédèrent sans
interruption ; on croyait généralement que, pendant l'épidémie, les hirondelles et les petits
oiseaux avaient été beaucoup plus rares ; que les
grillons, ainsi que les grenouilles, n'avaient pas
poussé leurs cris habituels.

Le premier cas présenta les symptômes qui plus
tard caractérisèrent l'épidémie, ils se réunirent
sur une dame réfugiée de Marseille dans le mois
de décembre (1834) ; elle fut guérie, et aucun
nouveau cas ne se manifesta jusqu'au 12 juillet
(1835). Les mêmes symptômes se déclarèrent ce
jour-là sur un homme qui avait quitté Toulon
depuis une dizaine de jours, était arrivé au Luc
où l'épidémie commençait, et s'était de là retiré
à Brignoles. Il ne mourut que le 29 du même
mois, d'une maladie consécutive à celle qui l'avait
frappé d'abord.

Le 17 juillet, un autre cas se manifesta sur un
vieillard qui n'avait jamais quitté son pays et
n'avait pas eu de relations avec le précédent malade. Dès-lors l'épidémie commença ses ravages ;

elle suivit une marche régulière jusqu'au 4 août, où il survint une augmentation fort considérable dans son intensité ; elle fut promptement mortelle pour tous ceux qu'elle atteignit ce jour-là ; elle perdit ensuite de sa violence ; les cas furent plus rares et moins difficiles à guérir. Elle frappa tous les quartiers de la ville , toutes les classes de la société. On croyait qu'elle avait sévi plus particulièrement dans les quartiers les mieux situés, les plus propres, et dans les familles aisées : cela ne fut pas prouvé.

La maladie survint le plus souvent pendant la nuit , et fut alors plus fréquemment suivie de mort. Les habitants ont la coutume de faire leur plus fort repas le soir. Elle attaqua un très-petit nombre d'habitants de la campagne ; ceux de la ville qui s'y étaient réfugiés furent également épargnés. On rapporte cependant, relativement à ces derniers, un fait qui paraît bien constaté et qui mérite , sous plusieurs rapports, d'être signalé : Deux jeunes gens ayant éprouvé, pendant la nuit du 8 au 9 août, des vomissements et des selles fréquentes, partirent le lendemain matin pour une maison de campagne où étaient réunies trente-deux autres personnes émigrées ; ils y furent parfaitement reçus et bien soignés. La société se livra dans la journée à la bonne chère et à tous les plaisirs de la campagne. Après un dîner copieux et un bal , dans la nuit suivante ,

quatorze personnes furent prises des symptômes
propres à l'épidémie : une succomba dans la nuit
même, cinq dans la journée du lendemain et deux
quelques jours plus tard. Les jeunes gens arrivés
malades furent parfaitement guéris. Les parents
qui leur avaient prodigué des soins, se trouvèrent
au nombre des premières victimes.

De Brignoles, nous nous rendîmes à Draguignan. M. Floret, préfet du Var (1), nous annonça
que l'épidémie s'affaiblissait dans tout son département : à Draguignan, à Grasse, il ne se
présentait que des cas isolés; la commune d'Ampus
était seule maltraitée dans le moment. Ce magistrat nous remit une lettre pour le maire
d'Ampus, où nous étions sûrs de trouver de
nombreux malades, et pour celui de Lorgues,
ville qui avait été frappée cruellement et devait
en conséquence fixer notre attention.

---

(1) M. Joseph Floret, aujourd'hui préfet de l'Hérault,
nous a continué la bienveillance que n'avait cessé de nous
témoigner M. Achille Bégé. Il a bien voulu nous procurer
de nouveaux documents sur l'épidémie qui nous occupe et
qu'il avait suivie avec soin, se transportant à Toulon,
à Lorgues et dans les autres communes du Var où elle
exerçait sa violence.

AMPUS.

Nous arrivâmes dans ce village à huit heures
du matin, le 2 septembre, et nous nous rendîmes
aussitôt près des malades que l'on nous signala.
Plusieurs présentaient les symptômes caractéristiques de l'épidémie. Nous trouvâmes à la
Maison-commune M. Fouques, maire, qui
habitait ordinairement une maison de campagne
éloignée du village. Dès que les premiers cas
avaient été constatés, cet honorable citoyen était
venu se joindre à un jeune médecin habitant le
pays, à un autre jeune médecin de Marseille, à
un Polonais, élève de la faculté de médecine de
Montpellier, et à une dame de Toulon, qui
s'étaient hâtés d'accourir pour le service des
malheureux que l'épidémie atteindrait. De ce
concours résulta que les secours furent parfaitement distribués, et qu'aucun malade ne manqua
des soins qui lui étaient nécessaires. Les habitants
avaient d'ailleurs pris une précaution que l'on ne
saurait trop louer et que nous devons faire connaître ici : avant que la maladie s'approchât, ils
s'étaient engagés par serment à ne point s'enfuir,
si elle éclatait, et à se secourir mutuellement ;
très-peu manquèrent à leur promesse. On ap-
prendra avec peine que le maire, qui avait provoqué cet engagement et qui avait présidé à la

distribution de tous les secours, devint victime de son zèle ; il mourut peu de jours après notre passage.

A la suite de la réunion à la Mairie, où nous avions obtenu de l'autorité et de nos confrères les renseignements que nous pouvions désirer, nous allâmes de nouveau visiter plusieurs malades.

Population. 1,166
Mortalité moyenne. 32
Mortalité du 12 août au 18 septembre 1835. 54

Enfants jusqu'à 6 ans.	7	
— de 6 à 16.	4	
Hommes de 16 à 60.	8	54
— de 60 et au-dessus.	9	
Femmes de 16 à 60.	12	
— de 60 et au-dessus.	14	

Décès par l'épidémie. 46
— par maladies accidentelles. 8

Ampus est placé dans la partie montagneuse de la Provence, à deux lieues N.-O. de Draguignan. On a construit plusieurs maisons au milieu des rochers qui environnent le village ; les rues sont étroites, mal tenues et arrosées inégalement par des eaux courantes. Dans les parties supérieure et inférieure, on remarque deux grands courants d'eau, fournis par une source située supérieurement. Le nord-ouest y souffle le plus souvent, et quelquefois avec assez de force pour fatiguer les habitants, quoiqu'une montagne voisine abrite le pays ; les variations atmosphériques y sont brusques. Au printemps de cette année, les pluies étaient tombées en abondance ; la grêle avait enlevé les récoltes, qui consistent surtout en grains et en pommes de terre. La température avait été froide pendant tout l'été, et il s'était élevé, toujours dans la nuit, des brouillards épais, ce qui n'avait point été observé les années précédentes.

Les habitants d'Ampus font le commerce du tan et du charbon ; ils fabriquent diverses essences et fournissent Draguignan de truffes et de pommes de terre. Grâce à leur industrie, on compte peu d'indigents parmi eux, et aucun ne manqua de soins ni de secours, ainsi que nous l'avons dit.

Il y avait dans le village une vingtaine de réfugiés de Lorgues, quand l'épidémie se déclara, le 12 août, sur une jeune fille du pays qui ne s'en était pas éloignée ; l'on croyait même qu'elle n'avait eu aucune relation avec les réfugiés de Lorgues, qui tous, jusqu'à leur départ, jouirent d'une santé parfaite. Les premiers sujets frappés étaient robustes et n'avaient éprouvé aucune indisposition antérieure.

LORGUES.

Nous y arrivâmes dans la même journée (2 septembre) assez tôt pour avoir notre réunion accoutumée à la Maison-commune, pour obtenir de nos confrères tous les documents qui nous étaient nécessaires, et pour parcourir avec soin les divers quartiers de la ville. Nous fûmes accompagnés par M. Vaille, maire, qui, malade pendant l'épidémie, avait été remplacé dans ses fonctions par M. Chieusse, conseiller municipal.

Population. 5,444
Mortalité moyenne. 136
Mortalité du 18 juillet au 18 août 1835. . . . 210

Enfants jusqu'à 6 ans.	19	
— de 6 à 16.	12	
Hommes de 16 à 60.	43	210
— de 60 et au-dessus. .	23	
Femmes de 16 à 60.	62	
— de 60 et au-dessus. .	51	

Décès par la maladie épidémique. 206
— par maladies diverses. 4

Lorgues est bâtie en amphithéâtre, sur le penchant d'une petite montagne qui l'abrite des vents du nord et du nord-ouest ; elle domine une plaine d'une lieue d'étendue. Le climat en est doux et l'air sain ; la durée de la vie moyenne se prolonge jusqu'à 40 ans : on y trouve toujours bon nombre d'octogénaires et même de nonagénaires fort agiles.

On distingue la vieille et la nouvelle ville : la première, dont les maisons sont sur la hauteur,

et dont les rues sont étroites et fort sales pour
la plupart ; la seconde, construite dans la plaine,
offrant des rues propres et bien percées. L'une
et l'autre sont arrosées dans presque tous les
points par des eaux courantes, que fournissent
deux sources prenant naissance dans la partie
supérieure.

Il y a dans la ville basse beaucoup de cloaques
où les habitants jettent toutes les immondices :
on y rencontre aussi de grandes fosses recevant
les eaux qui ont balayé la ville, et qui séjournent
là pour servir ensuite à l'arrosage des jardins.
Ce fut dans cette ville que l'épidémie se déclara
et sévit avec le plus de violence.

Une femme jouissant d'une bonne santé fut la
première victime : elle mourut le 18 juillet en
moins de vingt-quatre heures. Dans ce moment,
il s'était réfugié à Lorgues un grand nombre de
Toulonnais ; mais on constata que, parmi eux,
un seul enfant éprouva une maladie qui le conduisit au tombeau. M. Fischet, médecin, déclara
qu'elle n'appartenait pas à l'épidémie régnante.
La seconde personne atteinte fut un valétudinaire
qui n'avait eu aucune relation avec la femme
décédée. Ce fut le 21 juillet que l'épidémie prit
un accroissement rapide, et devint presque toujours mortelle. Nous avons déjà dit qu'elle avait
maltraité la ville basse, la plus propre et la mieux
bâtie, celle par conséquent qu'habitaient les

riches. Il faut ajouter maintenant que dans cette
ville se trouvent des rues sales et étroites, des
maisons occupées par les indigents, et que ce fut
sur eux seulement que la maladie exerça sa
cruauté. Les riches s'étaient mis par la fuite à
l'abri de ses coups.

L'intérieur de la ville fut seul frappé ; on
ne comptait que trois cas dans les campagnes,
quoique la population en soit habituellement de
800 âmes, et que durant l'épidémie elle fût plus
que doublée.

Les médecins pensaient, en général, que le
mal s'était déclaré spontanément, et que le
principe en avait été engendré par les cloaques
et les fosses dont nous avons parlé plus haut.
Cette particularité, que la nouvelle ville avait
été plus maltraitée, était le principal fait sur
lequel ils s'appuyaient. Les personnes étrangères
à la médecine pensaient, au contraire, que
l'épidémie avait été importée de Toulon, au
moyen de vieilles toiles à voile qui avaient servi
sur divers navires. Ils alléguaient, en faveur de
leur opinion, que la première femme atteinte,
et plusieurs personnes tombées malades immédiatement après, avaient acheté de ces toiles dé-
ballées dans ce quartier (1). Ils citaient, en outre,

(1) Il n'y avait eu cependant aucun malade dans la maison
où ces toiles avaient été déposées.

un grand nombre de faits particuliers, d'après
lesquels la maladie aurait été communiquée
d'individu à individu: entre autres, celui d'une
femme qui, étant allée mourir dans une maison
de campagne, y fut soignée par son fils. Chez
celui-ci se manifestèrent bientôt les symptômes
de la même maladie : il mourut en 24 heures.

DRAGUIGNAN.

Nous rentrâmes à Draguignan le 4, à huit
heures du soir; le lendemain matin, nous eûmes
une réunion de médecins dans les salles de la
Préfecture, à laquelle se trouvait M. Ardouin,
maire, médecin chargé du service de l'hôpital.
Les renseignements qu'ils nous fournirent, en
nous apprenant que la maladie n'avait frappé
qu'un petit nombre d'habitants et qu'elle avait
cessé, nous empêchèrent de faire de nouvelles
recherches.

Population. 8,600
Mortalité moyenne du 13 juillet au 8 septembre. 45
Mortalité du 13 juillet au 8 septembre 1835. 86
    Enfants jusqu'à 6 ans. 29
       — de 6 à 16. 2
    Hommes de 16 à 60. 25   86
       — de 60 et au-dessus.. 15
    Femmes de 16 à 60. 9
       — de 60 et au-dessus.. 6
Décès par la maladie épidémique. 58
  — par maladies diverses. 28

Draguignan est situé à peu près à égale distance de Lorgues et d'Ampus, à trois lieues N.-O. de la mer. De mauvaises murailles fort élevées l'environnent de toutes parts ; les rues en sont sales, et l'on trouve des immondices réunies dans plusieurs. Le nord-ouest y domine presque toute l'année ; dans l'été de 1835, ce fut le vent du midi qui souffla presque constamment. Il y eut des pluies abondantes, des orages forts et nombreux.

La maladie se manifesta le 4 juillet, pour la première fois, sur un boulanger, réfugié de Toulon, qui mourut à l'Hôtel-Dieu où un infirmier et deux idiots furent atteints peu après.

Une femme syphilitique, en traitement dans ce même hôpital, ayant été envoyée dans la prison, se lia avec d'autres détenues, et plus intimement avec une qui ne la quittait presque jamais. La maladie se déclara chez celle-ci qu'aussitôt les autres délaissèrent, à l'exception d'une seule qui lui prodigua ses soins, et qui mourut le surlendemain, offrant absolument les mêmes symptômes.

La maladie, cependant, ne s'étendit pas dans la ville à cette époque ; plusieurs jours s'écoulèrent sans qu'il se présentât aucun nouveau cas. Puis il en survint une douzaine consécutivement, et l'épidémie cessa derechef. Quelques jours plus tard, elle reparut sans exercer de grands ravages, se calma encore pendant un temps court, surgit enfin, et se retira pour ne plus se montrer que par cas tout-à-fait isolés. M. le préfet nous a dit plus tard avoir reconnu qu'un orage avait coïncidé avec chaque temps d'arrêt de la maladie et avec celui de sa disparition.

Ce magistrat nous réitéra l'assurance que la santé publique s'améliorait dans toutes les communes du ressort de son administration. Dans les villes qui avaient été menacées, telles que Grasse, on rencontrait à peine, comme à Draguignan, quelques cas épars; le service médical était assuré partout; aucun village n'était maltraité dans le moment : rien ne nous retenait plus dès-lors dans le département du Var, et nous nous résolûmes à revenir aussitôt sur nos pas.

Arrivés à Aix dans la nuit, nous y passâmes une grande partie de la journée du lendemain. Ce fut durant ce nouveau séjour que nous examinâmes plus attentivement la caserne où la maladie avait éclaté avec tant de violence, les divers hôpitaux et la disposition des lieux qui avaient été le premier siége de l'épidémie. Nous fîmes une seconde visite à M. le sous-préfet, pour être bien assurés qu'aucune autre commune de son arrondissement n'avait été envahie, et nous nous remîmes en route dans la soirée.

Le 5, au matin, nous arrivâmes à Avignon.

M. Bellon, préfet, nous apprit que la commune de Cadenet était fort maltraitée actuellement ; il nous engagea à nous y rendre et à visiter en même temps Cucuron qui était menacé, Lourmarin où l'épidémie venait de sévir, Mérindol sur l'état sanitaire duquel on faisait naître des craintes, et le Cheval-Blanc qui avait vu quelques cas : toutes ces communes étaient rapprochées l'une de l'autre ou situées sur notre route. Dans la soirée, nous allâmes coucher à Cadenet.

CADENET.

Le lendemain bon matin, nous visitâmes beaucoup de malades qui nous présentèrent les mêmes symptômes que nous avions eu déjà tant de fois l'occasion d'observer dans notre tournée. Les médecins du lieu nous accompagnèrent dans toutes nos courses, nous firent connaître la localité, et nous ramenèrent à la Maison-commune, où s'étaient rendus MM. les adjoints, M. le maire étant malade. Nos confrères nous éclairèrent sur toutes les circonstances de l'épidémie qui sévissait encore (1).

---

(1) Nous eûmes à regretter de ne plus trouver à Cadenet M. Gorse, médecin à Aix, qui, ayant appris que M. le docteur Michel était malade, s'était empressé de venir le remplacer auprès de ses concitoyens frappés par l'épidémie.

Nous considérons comme un devoir de rappeler ici le nom de trois jeunes gens qui, étrangers
à l'étude de la médecine, s'étaient néanmoins
voués au service des malheureux atteints de
l'épidémie. Ils se transportaient dans les communes qu'elle ravageait, et y restaient à la disposition des autorités et des médecins jusqu'à ce
que leurs soins devinssent inutiles. Ils prenaient
bénévolement le titre de *frotteurs* et n'acceptaient
aucune rétribution : ce sont MM. Bellegarde,
Barlaté et Senés.

Population	2,595
Mortalité moyenne	79
Mortalité du 14 août au 5 septembre 1835	41

Enfants jusqu'à 6 ans	6
— de 6 à 16	2
Hommes de 16 à 60	8
— de 60 et au-dessus	4
Femmes de 16 à 60	9
— de 60 et au-dessus	12

41

Cadenet est situé tout près et au nord de la
Durance, qui forme de nombreuses mares à
très-peu de distance du village ; on y trouve
également de grandes fosses recevant les eaux qui
ont lavé les rues. Dans tous les quartiers sont des
cloaques infects ; le vent du nord y règne habituellement : il avait été rare cette année, et
soufflait cependant lorsque l'épidémie se déclara.

6

Les pluies étaient tombées en abondance ; les
changements de température avaient été brusques : il était survenu des orages nombreux.

Les habitants de Cadenet sont pauvres ; ils se
livrent à l'agriculture ; 200 environ travaillent,
à l'époque des cocons, au tirage de la soie. Les
filatures établies à cet effet, la malpropreté des
rues et les cloaques déjà signalés rendent l'air
peu sain ; aussi les fièvres intermittentes y sont-
elles endémiques. On avait remarqué que, cette
année, elles avaient été beaucoup plus rares ; on
n'en comptait pas plus de vingt cas, ce qui paraissait fort extraordinaire.

L'épidémie se déclara le 14 août sur un homme
jeune et robuste, qui habitait la partie la plus
élevée du village, mais qui passait presque toutes
les journées à la plaine, dans un moulin situé à
deux milles environ. On disait qu'il s'était livré
à de grands excès pendant plusieurs jours, avant
de devenir malade. Un second cas survint le 18
sur un ancien huissier adonné à la boisson,
n'ayant pas été en relation avec le précédent.

L'épidémie commença à sévir le 23. Dans ce
jour et dans le suivant, la population de Cadenet
se trouva augmentée tout-à-coup de 3,000 étrangers environ, qui s'y rendirent pour une foire
annuelle. Il survint même, par suite de ce ras-
semblement, un fait remarquable qui fit croire à
un empoisonnement involontaire par des aliments

préparés dans des vases de cuivre mal étamés.
Une quinzaine de jeunes gens s'étaient réunis dans
une des auberges de la ville, et s'étaient livrés
pendant 48 heures consécutives au jeu, à des
excès de bonne chère et de boisson. Quand ils se
retirèrent, la plupart furent saisis presque immédiatement par des symptômes ressemblant
parfaitement à ceux qui caractérisaient l'épidémie, et qui devinrent mortels pour plus de la
moitié d'entre eux.

A dix heures du matin, M. Rech, accompagné
de M. Michel jeune, étudiant en médecine de la
faculté de Montpellier, se transporta à Cucuron;
tandis que MM. Dubrueil et Jaumes, accompagnés de M. le docteur Michel, se rendirent à
Lourmarin.

CUCURON.

Cette petite ville a une population de 2,243
habitants; elle est située sur la pente du Lubéron,
montagne assez élevée qui l'abrite du côté du
nord. Au midi, elle est éloignée d'une lieue environ de la Durance.

En 1835, les vents du nord et surtout du nord-
ouest qui soufflent habituellement sur la commune, furent plus rares, mais plus violents. Il
y eut des orages très-forts, de grandes pluies et

moins de chaleur, de telle sorte que toutes les récoltes étaient en retard.

Il n'y a presque jamais des fièvres intermittentes.

Six personnes seulement furent atteintes de la maladie épidémique, cinq venant de Cadenet et une de Lourmarin. Une seule fut guérie ; les autres moururent presque toutes rapidement. On n'avait pas eu recours à des mesures hygiéniques, et cependant aucun autre habitant ne contracta la maladie qui n'enleva que les cinq victimes dont nous venons de parler, quoiqu'elles eussent été parfaitement soignées par des parents et par des amis. Il est digne de remarque que la santé publique s'y trouvait cette année très-satisfaisante, puisque, le 5 septembre, la mortalité, à dater du 1er janvier, n'était que de 52, tandis que l'année précédente elle s'était, dans le même espace de temps, élevée à 78.

Les médecins du lieu avaient conseillé de faire nettoyer les rues, qui étaient fort sales, et d'y allumer de grands feux matin et soir ; on avait engagé les autorités à disposer convenablement l'hôpital, dont les salles étaient grandes et bien aérées, à l'approvisionner de médicaments, à préparer des secours de toute nature ; mais ces avis n'avaient été suivis qu'en partie. Nous devons dire cependant que le conseil de santé s'en occupait dans le moment d'une manière active.

Nos confrères nous apprirent que leur petite

ville n'avait pas toujours été à l'abri des épidémies : les archives de la commune constataient qu'il y était mort 500 habitants de la peste en 1719 , et 920 du mois d'avril à celui d'août en 1720. Nous sûmes également par eux que le petit village de Vaugines , très-rapproché de Cucuron , avait été témoin d'un fait semblable à celui que nous avons rapporté un peu plus haut. Deux individus venant de Cadenet y avaient apporté la maladie régnante et y étaient morts, l'un le 26 et l'autre le 30 août, sans qu'aucun autre habitant eût présenté dans la suite des symptômes semblables.

LOURMARIN.

M. Dubrueil, en y arrivant, apprit qu'il n'y avait plus aucun cas d'épidémie depuis cinq jours. Il demanda cependant que les personnes qui pouvaient fournir des renseignements à la commission , voulussent bien se réunir à la Maison - commune. M. le ministre du culte réformé , président de la commission de santé , M. Leignel , chirurgien aide - major attaché aux Invalides d'Avignon , et le secrétaire de la mairie , s'y rendirent. Ces messieurs fournirent toutes les notions qu'ils avaient acquises sur le développement de l'épidémie ; mais l'absence de M. le maire et de MM. les médecins du lieu ne permit pas d'en obtenir de positifs sur l'invasion.

Population.	1,600
Mortalité moyenne.	45
Mortalité du 19 août au 2 septembre 1835. . .	20

Enfants jusqu'à 6 ans.	3	
— de 6 à 16.	0	
Hommes de 16 à 60.	6	20
— de 60 et au-dessus. .	3	
Femmes de 16 à 60.	4	
— de 60 et au-dessus. .	4	

Décès par l'épidémie.	18
— par maladies diverses.	2

Lourmarin a une position topographique fort semblable à celle de Cadenet, quoiqu'il soit moins rapproché de la Durance : les fièvres intermittentes y sont aussi communes. On y observa dans l'année les mêmes phénomènes météorologiques que nous avons déjà signalés plusieurs fois.

L'épidémie atteignit d'abord un gendarme valétudinaire et peu sobre ; elle alla croissant jusqu'au 26 août, et diminua rapidement pour disparaître le 2 septembre. Dans les premiers jours les soins médicaux manquèrent complétement, les médecins étant absents. M. Leignel y arriva le septième, et rendit de grands services par sa présence et par son zèle.

Dès le 23, quatrième jour de l'épidémie, M. le maire avait fait publier à son de trompe que la maladie était contagieuse, que la fuite était le meilleur moyen à prendre, et il s'était en effet isolé complétement dans une maison de campagne. Son exemple fut promptement suivi : il y eut une grande émigration. On assure que quoique la population des campagnes, qui est ordinairement de 320, se fût beaucoup augmentée à cette époque, on n'y avait pas observé un seul cas que l'on pût rapporter à l'épidémie.

MÉRINDOL.

Ce village se trouve dans une position topographique à peu près semblable à celle du précédent. Il est placé tout près de la grand'route qui y conduit d'Avignon, c'est-à-dire entre des lieux dans lesquels l'épidémie avait sévi ou régnait encore ; cependant elle ne s'y était pas montrée. Nous apprîmes seulement qu'une douzaine de jours auparavant, un grand nombre d'habitants avaient éprouvé de la diarrhée et des vomissements ; mais que l'affection qui avait produit ces symptômes, toujours légère, avait disparu promptement, et positivement n'avait jamais amené la mort. Il n'y avait pas un seul malade lors de notre passage.

Dans la réunion que nous eûmes avec M. le maire et plusieurs notables du pays, on émit l'opinion, fort accréditée dans le village, que la mortalité avait beaucoup augmenté depuis dix ans. Nous eûmes la curiosité de vérifier ce fait, et compulsâmes en conséquence les registres de l'état civil. Nous reconnûmes que de 1815 à 1824 inclusivement il y avait eu 220 décès, et 252 de 1825 à 1834 : ce qui donnait une augmentation de 32 pour la mortalité des dix dernières années. Mais il nous fut prouvé par l'inspection des mêmes registres que la population, durant cette époque, s'était élevée de 712 à 831 : ce qui expliquait suffisamment le surcroît des décès, et ce qui rassura beaucoup le moral des personnes présentes qui avaient compté avec nous et qui étaient tout étonnées de leur erreur.

LE CHEVAL-BLANC.

La commission put donner encore quelques moments dans la soirée à la Commune du Cheval-Blanc, qui se compose de maisons éparses, séparées par des canaux d'irrigation. La population est de 1,530 habitants ; la moyenne annuelle des décès, 45. Le premier cas de l'épidémie avait été observé le 19 août. On en comptait en tout six cas lors de notre passage, et l'on croyait qu'il en existait un septième. Le médecin étant absent, il nous fut impossible de recueillir des renseignements précis sur l'histoire de la maladie.

Si jamais une épidémie sévissait dans cette commune, la grande distance qui sépare les habitations rendrait le service des malades extrêmement pénible, et plusieurs médecins pourraient à peine y suffire. On peut citer, en preuve de cette assertion, le cas d'un berger trouvé mort dans la campagne, tout près de son troupeau, et ayant laissé autour de lui des traces non douteuses de la nature de la maladie à laquelle il avait succombé.

AVIGNON.

Le 7, dès notre retour à Avignon, nous écrivîmes à M. le préfet pour lui rendre un compte sommaire des observations recueillies par nous dans les cinq communes que nous avions parcourues la veille. Nous fîmes une visite avec M. Pamard à l'Hôtel-Dieu et à l'Hôtel des Invalides qui n'avait pas été entièrement épargné par l'épidémie, et nous nous rendîmes à une séance du conseil de santé qui devait se réunir à notre demande. Elle eut lieu sous la présidence de M. Roche ; des praticiens distingués de la ville y assistèrent, et nous communiquèrent les résultats de leurs observations.

Population. 29,686
Mortalité moyenne. 1,153
Mortalité du 15 juillet 1835 au 23 septembre.   528

Mort-nés. . . . .   13 ⎫
Enfants jusqu'à 6 ans.. . . . . . 188 ⎪
—   de 6 à 16.. , ...   10 ⎪
Hommes de 16 à 60. . . . . . 107 ⎬ 528
—   de 60 et au-dessus.. 83 ⎪
Femmes de 16 à 60. . . . , . 83 ⎪
—   de 60 et au-dessus.. 44 ⎭

Décès par l'épidémie, constatés. 197
—   —   présumés. 110
— par maladies diverses. 221

Avignon est située sur la rive gauche du Rhône.
La majeure partie se trouve sur une plaine, au
midi d'un rocher auquel elle est adossée ; la
plus petite est construite sur une espèce d'amphithéâtre, dont la pente est très-rapide dans
quelques points. La ville pourrait contenir une
population trois ou quatre fois plus forte que
celle qu'elle a actuellement, renfermant dans ses
murs de grands hôtels, des jardins et des terres
labourables.

Les remparts qui l'environnent ont été con-
servés en leur entier ; les rues sont assez propres,
mais du côté du sud-ouest, entre les portes
Limbert et Saint-Michel, il en existe plusieurs
dans lesquelles sont réunis un grand nombre de

tas de fumier qui répandent une odeur dégoû-
tante. C'est là cependant une des principales
industries de la classe pauvre, qui, non contente
de faire du fumier dans tous les coins de rue que
lui livre la police, en remplit encore les maisons.
Plusieurs divisions de la Sorgue traversent la
ville dans des canaux souterrains, et entraînent
ainsi une partie des immondices. Les vents du
nord-ouest et du sud y règnent habituellement.
Les seules maladies communes sont les fièvres
intermittentes. Les habitants d'Avignon sont
pauvres pour la plupart; ils se livrent spécialement à la fabrication des étoffes de soie.

En 1835, au mois de juin, le thermomètre ne
s'éleva qu'à 19° et demi, tandis que la moyenne
est de 22°. En juillet, il monta d'un degré au-
dessus de la moyenne, et au mois d'août il fut de
deux degrés au-dessous. Les nuits furent fraîches
et humides; il survint des changements brusques
dans l'atmosphère pendant tout l'été. Au moment
des fortes chaleurs, le thermomètre descendit
jusqu'à 13°. Le mois de juillet avait été sec;
mais en août et septembre il y eut des pluies
abondantes, en sorte qu'il existait souvent,
même au milieu du jour, des vapeurs qui obscur-
cissaient le soleil. Il se déclara des orages violents
et nombreux; la foudre se fit entendre souvent;
on en distinguait quelquefois les roulements
pendant cinq à six heures de suite. Les éclairs

furent si brillants et même si rapprochés, que
l'on aurait pu faire, à leur lueur, une lecture
suivie. On ne remarqua cependant aucun météore
insolite.

M. le docteur Guérin, bibliothécaire de la
ville d'Avignon, qui a bien voulu nous donner
ces renseignements, fait, depuis longues années,
des observations météorologiques avec un soin
tout particulier. Il ajouta que l'on avait vu dans
cette année un plus grand nombre de cigales, de
sauterelles et de grillons ; mais que les moineaux
et les autres petits oiseaux avaient été plus rares,
que les rossignols avaient cessé leurs chants un
mois plus tôt qu'à l'ordinaire.

Une femme, arrivée de Toulon, fut la première
atteinte de l'épidémie le 15 juillet ; le 19, il y
eut un autre cas mortel ; le 21, il mourut dans
l'hôpital un malade qui était entré pour cause
d'ophthalmie : c'était un soldat de la *Légion
étrangère*, venu de Toulon depuis peu de jours ;
il présenta tous les symptômes de l'épidémie qui
ravageait cette dernière ville. On prit, après
sa mort, toutes les précautions conseillées dans
les cas de contagion : les hardes furent brûlées, et
le lit qui lui avait servi mis de côté, après avoir
été soumis à des fumigations et à des lotions de
diverses natures : ce qui n'empêcha pas un nouveau cas de se déclarer en ville le lendemain ;
trois ou quatre survinrent encore les jours suivants

jusqu'au 28, qui compta quatre ou cinq décès par la même maladie.

Lorsque de nouveaux cas éclatèrent, plusieurs jours après dans une salle de femmes, située tout à côté de celle dans laquelle était mort le soldat de la *Légion étrangère*, on fit sortir de l'hôpital les malades offrant des symptômes peu graves ; mais plusieurs rentrèrent bientôt avec ceux de la maladie épidémique. Des infirmiers furent frappés dans cet établissement, et la maladie, sans atteindre un grand nombre de personnes à la fois, s'y soutint pendant quelques semaines ; la ville ne fut envahie que plus tard. On désigna comme ayant été plus maltraités les quartiers situés sur des canaux dans lesquels coule la Sorguette, qui entraîne les immondices de l'hôpital. L'Aumône, hospice des infirmes, ne fut envahi que vers la fin, et perdit assez de monde : il est mal tenu, les pauvres y sont trop rapprochés ; aussi vit-on l'épidémie y perdre beaucoup de son intensité, du moment où l'on se fut décidé à en évacuer une partie de la population. La maison des aliénés fut épargnée. On nous dit qu'il en avait été de même des couvents et des pensionnats.

Plusieurs médecins d'Avignon croyaient à l'importation ; ils nous citèrent bon nombre de faits qui tendaient à prouver que la maladie avait été contagieuse. Nous nous contenterons de

rapporter celui qui avait eu lieu à Villeneuve,
petit village appartenant au département du
Gard, quoique séparé d'Avignon par le Rhône
seulement.

Une dame ayant eu le choléra à Paris, et
dans ce moment venant de Toulon, alla loger
chez sa belle-mère ; elle y fut atteinte presque
immédiatement d'une maladie dans laquelle on
reconnut tous les symptômes de celle qui ravageait la ville qu'elle venait de quitter, et dont
on n'avait encore observé aucun cas dans le chef-
lieu de Vaucluse. Elle mourut en peu d'heures.
Sa belle-mère, qui ne s'en était point approchée
pendant qu'elle était malade , retira et lava le
linge dont elle s'était servie ; des symptômes
tout-à-fait semblables se déclarèrent aussitôt,
et elle succomba promptement. La maladie se
borna là pour le moment. Quand elle se repro-
duisit dans Villeneuve, les personnes qui avaient
soigné la dernière malade ne la contractèrent pas.

Le 8, après la réunion, nous prîmes congé de
M. le préfet ; et ayant su de lui qu'il n'y avait
plus de communes de son département dans
lesquelles notre présence pût être utile, nous
décidâmes notre départ. Le jour même, nous
fûmes de retour à Nîmes.

NIMES.

Nous avions appris, dans nos courses, que
l'épidémie ne s'était point appesantie sur cette
ville, et que la plupart des petites communes du
Gard dans lesquelles elle s'était montrée d'abord,
en étaient à peu près entièrement délivrées. M. le
préfet et M. le maire de Nîmes nous confirmè-
rent l'exactitude des renseignements que l'on
nous avait donnés. La santé publique était rétablie dans le département; un seul village faisait
exception, celui de Durfort, qui avait perdu,
nous dit-on, un quinzième de sa population, et
où, d'après les derniers bulletins reçus à la préfecture, l'on voyait surgir encore de nouveaux
cas. Nous demandâmes à l'autorité si elle croyait
que notre présence y fût nécessaire; il nous
fut répondu que non, l'épidémie étant sur son
déclin et des secours de toute espèce ayant été
envoyés. Nous sollicitâmes alors une convocation
des médecins qui avaient été attachés dans les
derniers mois aux hôpitaux et à tous les établissements pour la santé publique; la réunion eut
lieu le lendemain matin, et nous y recueillîmes
sur l'épidémie les documents qui nous étaient
nécessaires.

Population. 42,000

Mortalité moyenne. 1,625

Mortalité du 4 août au 11 septembre. 532

Enfants jusqu'à 6 ans. . . . . 185 ⎫
— de 6 à 16. . . . . . . 29 ⎪
Hommes de 16 à 60. . . . . 90 ⎬ 532
— de 60 et au-dessus. 48 ⎪
Femmes de 16 à 60. . . . . 101 ⎪
— de 60 et au-dessus. 79 ⎭

Décès par la maladie épidémique. 238
— par maladies diverses. 294

Nîmes est placé dans un bassin que l'on trouve
au pied des montagnes des Cevennes et du Viva-
rais, dont les plus basses collines l'abritent des
vents du nord. Les rues en sont étroites et tor-
tueuses ; leur sol ayant peu de pente conserve
long-temps les eaux qui y arrivent et répandent
une grande humidité dans l'air ; elles en communiquent aussi beaucoup aux maisons qui sont mal
construites, et dans lesquelles on n'arrive ordinairement qu'en descendant une ou deux marches.

Les vents soufflent souvent avec force sur
Nîmes. Ceux du nord sont les plus constants et
les plus salubres ; ceux du midi, traversant des
plaines marécageuses avant d'y arriver, y portent
souvent des principes délétères et toujours beaucoup d'humidité.

Les Nîmois sont essentiellement industriels;
ils se livrent principalement au tirage de la soie

et à la fabrication des tissus que l'on en compose, ainsi qu'à celle des bas et des bonnets de coton. Ils sont pauvres, en général, et sujets non-seulement aux fièvres intermittentes et rémittentes, mais encore aux rhumatismes et aux diarrhées.

La femme d'un comédien venant de Toulon offrit le premier exemple de la maladie épidémique ; elle mourut le 12 juillet. Peu de jours après, une dame arrivant de Béziers en fut atteinte ; elle succomba le 21 du même mois. Les deux filles de celle-ci tombèrent malades immédiatement après la mort de leur mère, mais elles guérirent, et l'on ne pensait pas qu'elles eussent présenté des symptômes de même nature. M. le docteur Plaindoux jeune dit avoir observé, dans sa pratique, un cas non douteux de l'épidémie, le 16 ; M. le docteur Bataillé en avait traité un autre le 28. Mais tous ces faits étaient restés isolés et n'avaient pas attiré l'attention du public ; aussi le conseil de santé de Nîmes crut-il ne devoir fixer qu'au 4 août l'invasion de l'épidémie. Elle alla croissant d'une manière assez régulière jusqu'au 11 du même mois, qui vit éclore un grand nombre de cas, ainsi que nous l'avons dit plus haut, ce qui amena 28 décès pour le lendemain. Elle diminua ensuite assez rapidement, et se termina au commencement de septembre.

Plusieurs cas éclatèrent, dès le début, dans les quartiers les plus sains et sur des personnes appar-

7

tenant à la classe riche ou au moins aisée. La maladie sembla s'y communiquer de proche en proche, et se répandit ensuite dans toutes les parties de la ville. Les rues qu'occupaient les tanneurs et les marchands de peaux furent les plus maltraitées. Dans l'Hôpital - Général, la maladie sévit assez fortement, mais dura peu de temps. Dans la section des aliénés, étroite, mal aérée, le quartier des femmes fut seul atteint; il y eut grande mortalité. La Maison-Centrale, qui avait une population de 1,280 individus, réduite à 1,200 par mesure hygiénique, ne perdit qu'un seul homme. Les prisons, les couvents furent généralement épargnés.

Nous avions commencé notre tournée par Nîmes, et ce fut aussi le dernier lieu qui fixa notre attention. Y ayant recueilli les renseignements que nous désirions, nous dûmes considérer notre mission comme entièrement terminée dans les quatre départements qui nous avaient été désignés par MM. les ministres de l'instruction publique et du commerce, et nous reprîmes la route de Montpellier. Nous y rentrâmes le 9 au soir, après une tournée de trente jours.

CHAPITRE SECOND.

Tableau des symptômes. —— Dénomination de la maladie. —— Appréciation des symptômes. —— Marche, durée de la maladie et de l'épidémie.——Diagnostic et divisions. —— Pronostic.——Terminaisons. —— Convalescence. —— Rechutes et récidives.

Dans le premier chapitre, nous avons rappelé avec la plus scrupuleuse fidélité, et sans essayer d'en déterminer la valeur, les faits que nous avons observés ou qu'on a bien voulu nous communiquer, ainsi que les théories qui ont été exposées devant nous. Dans les chapitres suivants, nous discuterons les faits et les théories pour pouvoir les juger ; et afin de donner plus de force à nos opinions, nous nous servirons non-seulement des matériaux que nous avons recueillis pendant notre mission, mais encore des résultats de notre expérience et de celle de nos collègues dans le département de l'Hérault, où l'épidémie a aussi exercé ses ravages. Enfin, nous ferons usage des travaux qui ont été publiés sur le sujet qui nous occupe, lorsque nous les croirons utiles au développement de nos idées. Nous suivrons dans cette étude l'ordre indiqué dans la dernière partie de l'introduction.

TABLEAU DES SYMPTÔMES.

La maladie a présenté partout le même aspect. Les médecins avec lesquels nous avons été en relation se sont trouvés parfaitement d'accord sur ce point. Ses symptômes étaient les suivants :

Refroidissement général et cadavérique ; peau rugueuse, conservant long-temps les plis qu'on lui imprimait ; coloration bleue, partielle ou générale ; sueurs visqueuses ; front ridé ; œil profondément enfoncé dans l'orbite, immobile, terne, recouvert souvent d'une toile grisâtre ; nez effilé ; narines aplaties, poils intérieurs portant des grains d'une poussière grisâtre ; tempes creuses ; pommettes saillantes ; joues affaissées ; langue froide, molle, recouverte ordinairement d'un enduit blanchâtre ; soif inextinguible ; chaleur interne dévorante ; vomissements répétés ; selles fréquentes ; matières rejetées par haut et par bas, blanchâtres, floconneuses ; suppression des urines ; douleurs abdominales ; crampes vives ; extinction de la voix ; respiration difficile et froide ; sentiment de suffocation ; jactation : circulation ralentie et parfois inappréciable, sang visqueux ; amaigrissement rapide ; conservation des facultés intellectuelles.

Durée de la plupart de ces symptômes jusqu'à la mort, ou bien : chaleur générale ; couleur vive de la peau, surtout de celle de la face; langue rouge, chaude et sèche; affaissement général; agitation extrême; stupeur ou quelquefois délire; et alors continuation de la soif, des vomissements, de la diarrhée; mort.

Ou bien encore: diminution et disparition successive des derniers phénomènes morbides énumérés; rétablissement de toutes les sécrétions dans leur état normal; retour à la santé.

DÉNOMINATION DE LA MALADIE.

Il est évident, d'après le tableau des symptômes que nous venons de présenter, et sur l'exactitude duquel nous avons dit que tous les médecins se trouvaient parfaitement d'accord, que la maladie épidémique que nous avons étudiée dans les départements du Gard, des Bouches-du-Rhône, du Var et de Vaucluse, n'était autre què celle qui, venue de l'Asie, désole l'Europe depuis six ans, et qui a été désignée par les auteurs sous le nom de *choléra-morbus asiatique,* ou *épidémique.*

Nous conserverons le nom de choléra-morbus, qui ne peut plus induire en erreur par son étymologie, puisqu'il est généralement adopté par les médecins et qu'il est devenu populaire. Nous le préférerons aussi, parce que, parmi les nouvelles dénominations que l'on a proposées, nous n'en trouvons aucune qui puisse nous satisfaire: celles

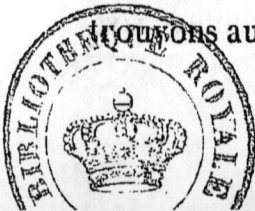

de *choladrée lymphatique*, d'*hémorrhagie blan-che*, de *psorenterie*, de *miliaire intestinale*, de *névropathirée*, mises en avant par plusieurs auteurs, reposent toutes sur les résultats d'une observation peu exacte ou sur des idées purement hypothétiques.

Quant à la désignation à joindre au mot choléra-morbus, celle d'*asiatique* nous paraît mieux convenir, en ce qu'elle indique d'une manière précise le lieu d'où nous est venu le mal, et sépare ainsi ce choléra de celui que nous observons souvent dans nos climats. Nous n'admettons point la désignation *épidémique*, parce que ce dernier a été vu attaquant un grand nombre de personnes à la fois dans divers pays, et qu'il mériterait alors tout aussi bien la qualification ci-dessus. *Choléra-morbus asiatique* (1), telle est donc la dénomination dont nous nous servirons par la suite pour désigner la maladie que nous étudions.

APPRÉCIATION DES SYMPTÔMES.

Refroidissement. Il envahissait toute la surface du corps et les parties accessibles au toucher;

---

(1) Nous supprimerons le plus souvent le mot *morbus*, pour la brièveté du langage ; nous nous permettrons aussi de remplacer celui d'*asiatique* par celui d'*indien*, qui rend à peu près la même idée.

il commençait par le nez, les extrémités supé-
rieures et inférieures, la langue, gagnait la
poitrine et s'étendait jusqu'à l'abdomen. Cette
dernière région, l'épigastre surtout, conservait
cependant assez souvent la chaleur naturelle. Ce
refroidissement existait sans frissons et souvent
même sans que le malade en eût le sentiment ;
toutefois il était extrême, et procurait une sensation semblable à celle que l'on éprouve en tou-
chant un cadavre. Il durait souvent jusqu'à la
mort, et l'annonçait d'une manière presque certaine, quand il se prolongeait jusqu'au troisième
jour. Peu prononcé dans quelques cas, fort rarement il avait manqué tout-à-fait.

Peau rugueuse. Ce symptôme se montrait dès
le début de la maladie ; la peau devenait, comme
on le dit vulgairement, *chair de poule.* Elle était
dure au toucher ; on pouvait la pincer fortement
sans que le malade s'en aperçût ; elle conservait
long-temps alors les plis qu'on avait imprimés
sur quelque partie que l'on eût agi. Cet état se
liait au refroidissement et persistait aussi long-
temps.

Cyanose. Les paupières en étaient le premier
siége ; elle se manifestait au bout, aux ailes du
nez, sur les extrémités. Rarement elle a été
générale ; peu de médecins ont eu occasion de la
voir envahir toutes les parties du corps : un seul
cadavre nous a présenté ce phénomène (*Obs.* 1re).

La mort datait de 29 heures ; la face était noire, et tout le reste d'un bleu foncé. Nous nous trouvions à Agde à cette époque, et c'était le premier cadavre cholérique qui s'offrait à nos yeux ; nous n'avons jamais eu occasion depuis lors d'en voir de semblables. Ce n'est pas que plusieurs fois on ne nous ait engagés à monter dans des maisons où se trouvaient des sujets morts, bleus dans toutes leurs parties, nous assurait-on ; mais, à notre arrivée, la coloration avait toujours disparu.

Ce symptôme était un des plus fugitifs. Nous l'avons vu ne persister que quelques minutes sur le tronc et sur les extrémités ; les paupières seules l'offraient presque constamment et d'une manière continue. Il y eut cependant des sujets atteints des symptômes caractéristiques du choléra asiatique, sans qu'on pût distinguer aucune trace de celui-ci. Il n'avait point d'époque fixe pour son apparition : tantôt il se montrait dès le début de la maladie, tantôt au milieu, tantôt à la fin, et quelquefois aussi après le décès. La couleur bleue était toujours la même au fond, mais variait beaucoup dans ses nuances : ou n'ayant qu'une teinte légère, ou représentant des espèces de marbrures éparses sur la peau, ou tellement foncée, dans un bien petit nombre de cas, qu'on pouvait la confondre avec la noire. C'est là ce qui avait eu lieu sur le cadavre dont nous avons déjà parlé.

Si l'on s'en rapporte à ce qu'ont dit les auteurs qui ont décrit le choléra asiatique en 1832, de la fréquence et de l'intensité de la cyanose, il faut penser que ce symptôme a été bien moins commun et bien moins prononcé dans les départements du midi que dans ceux du nord ; et puisque nous avons perdu beaucoup plus de malades proportionnellement, on est obligé d'en conclure que ce n'est pas un des signes les plus fâcheux. On peut ajouter qu'il est un des plus infidèles : nous avons rencontré des malades qui sont morts promptement sans cyanose, et d'autres qui ont été guéris, quoique la couleur bleue eût été assez développée et eût duré pendant plusieurs jours.

Sueurs visqueuses. Elles étaient fréquentes, souvent commençaient avec la maladie et persistaient jusqu'à la mort. Aucun médecin n'hésitait à les considérer comme d'un funeste présage, dans quelque période qu'il les vît survenir. Elles étaient toujours mortelles, quand elles arrivaient tard.

Face hippocratique. Nous comprenons sous cette désignation la réunion des symptômes ci-après : front ridé, œil profondément enfoncé dans l'orbite, nez effilé, narines aplaties, poils intérieurs portant des grains d'une poussière grisâtre, tempes creuses, pommettes saillantes et joues affaissées. La face hippocratique n'avait pas, dans le choléra asiatique, la même valeur

que dans toutes les autres maladies ; elle se manifestait souvent dès le début et avec une extrême
rapidité. Il nous est arrivé plusieurs fois, au
moment où le choléra asiatique se déclarait chez
un de nos aliénés, de nous placer vis-à-vis de
lui avec des confrères et de pouvoir suivre la
décomposition successive des traits de son visage :
il n'était pas rare qu'elle eût lieu sans que la mort
s'ensuivît, ou sans que même il y eût très-grand
danger.

Parmi les symptômes que nous avons compris dans la désignation *face hippocratique*, il
en était un qui méritait une attention particulière, savoir : l'état de l'œil. Il était enfoncé dans
l'orbite ; les arcades sourcilières devenaient
saillantes ; la paupière supérieure recouvrait en
grande partie le globe de l'œil, qui était terne,
semblait vide, plissé, ou caché par une toile
légère ; la conjonctive offrait des taches livides,
et les larmes étaient supprimées. C'était cette
réunion de circonstances, jointes à la coloration
bleue des paupières, qui imprimait constamment
aux cholériques un aspect tout particulier, et tel
qu'il empêchait de confondre leur maladie avec
aucune autre.

Langue froide. Lorsque le froid se répandait
sur la langue, elle se ramollissait et se recouvrait
en général d'un enduit blanchâtre. Ces caractères
ont été fréquents dans l'épidémie que nous avons

observée ; nous croyons cependant qu'on y a attaché trop d'importance, car ils ne se sont pas montrés dans certains cas. On ne pouvait espérer la guérison que lorsqu'ils avaient entièrement disparu. De ces caractères, l'enduit blanchâtre était le moins constant.

Soif. Elle n'a manqué peut-être jamais. Elle était inextinguible, faisait un contraste frappant avec le symptôme précédent, et constituait ainsi une espèce d'anomalie propre au choléra asiatique. Elle semblait d'ailleurs exister par elle-même, ne se rattachait ni aux vomissements, ni aux déjections alvines, ni aux douleurs abdominales, ni même à la chaleur gastrique interne dont beaucoup de malades se plaignaient. Souvent elle précédait tous ces symptômes, et persistait quand ils avaient disparu. Dans les cas ordinaires même, elle ne conservait, pour son intensité, aucun rapport avec eux. Lorsque la guérison devait survenir, la soif se soutenait encore maintes fois pendant la convalescence.

Chaleur interne. Ce symptôme, commun dans beaucoup de maladies, variait dans cette épidémie ; il manquait assez souvent, et n'avait aucune valeur réelle.

Vomissements. Ils étaient constants ; aucun médecin ne les avait vu manquer entièrement ; ils survenaient au commencement de la maladie et persistaient jusqu'à la fin. Ils avaient lieu sans effort, et arrivaient au moment où les malades paraissaient parfaitement tranquilles. Ils formaient un signe fâcheux quand ils étaient rares ou qu'ils duraient long-temps. Quelques confrères nous dirent les regarder comme utiles pour évacuer la matière sécrétée morbidement ; tous s'accordèrent à affirmer que le choléra asiatique était promptement mortel , lorsqu'ils s'arrêtaient dans le commencement , ou tout-à-coup et sans cause connue à la fin.

Diarrhée. Elle précédait presque toujours les autres symptômes, d'une ou de quelques heures, d'un ou même de quelques jours ; elle persistait jusqu'à la fin ; les selles étaient rendues sans peine, et leur présence semblait nécessaire. Lorsqu'elles se suspendaient brusquement, on voyait souvent la mort survenir après une, deux ou trois heures au plus.

Matières rendues par les vomissements et par les selles. D'abord les malades ne vomissaient que des aliments plus ou moins incomplétement digérés , et les selles étaient composées presque en entier de matières fécales. Mais bientôt le liquide rejeté par haut et par bas prenait un aspect qu'il ne présente dans aucune autre maladie: il était clair, blanchâtre, et tenant en suspension une substance floconneuse ; il était âcre, inodore. On le comparait avec raison à du petit-lait , à de l'eau de riz ou de gruau , à la sérosité du sang. Sa présence fut toujours regardée comme caractéristique du choléra indien ; il en était le signe pathognomonique. Tantôt il s'échappait en grande quantité, c'est même ce qui avait lieu le plus souvent ; tantôt il en sortait fort peu ; mais toujours il était lancé par jets non soutenus. Tant qu'il conservait son même aspect, il y avait tout à craindre ; quand il changeait, on devait beaucoup espérer. Il fallait porter spécialement son attention sur celui qui était rendu par les selles ; car les médicaments introduits dans l'estomac altéraient presque toujours celui qui provenait des vomissements.

Suppression des urines. Ce n'était ordinairement qu'après vingt-quatre ou quarante-huit heures que l'on s'apercevait que les urines diminuaient de quantité et se supprimaient entièrement. Quoique un des plus constants, ce symptôme a manqué sur plusieurs cholériques : nous avons vu à Toulon une femme ayant tous les signes de la maladie régnante, étant à son troisième jour et en danger de mort, chez laquelle il n'y avait pas même diminution dans l'excrétion de ce fluide. Des fait semblables s'étaient présentés partout. La sécrétion des urines était un des signes les plus favorables, surtout quand elle se rétablissait après avoir été suspendue pendant quelque temps.

Douleurs abdominales. Tous les malades ne

les ressentaient pas, ou du moins ne s'en plaignaient pas. Elles précédaient ordinairement le vomissement, et variaient beaucoup dans leur intensité ; la douleur épigastrique était la plus fréquente et la plus aiguë ; nous l'avons vue persister même après la guérison ; les autres étaient plus légères, manquaient plus souvent, et servaient peu au diagnostic ou au pronostic.

Nous devons ajouter que nous avons reconnu des variations, relativement à la fréquence de ce symptôme, entre les localités que nous avons parcourues : la douleur épigastrique ne manqua peut-être chez aucun cholérique à Agde, tandis que les médecins y firent peu d'attention dans quelques villages du Gard et de Vaucluse.

Crampes. Elles variaient par leur intensité et par leur durée ; mais on comptait peu de cas qu'elles n'eussent pas accompagnés. Le plus souvent partielles, elles pouvaient aussi devenir générales et déterminer comme une roideur tétanique de tout le corps. Nous vîmes plusieurs fois des contractions extrêmes des muscles ; les mollets, par exemple, fermes comme la pierre, et les tendons à la jambe et au pied saillants et durs comme des cordes tendues ; on nous dit même qu'il était survenu à la suite de ces contractions excessives des ruptures de fibres musculaires. Ce symptôme était le plus terrible pour les malades qui éprouvaient des douleurs atroces, et bien souvent ne pouvaient s'empêcher de jeter les hauts cris. Il était peu significatif pour l'issue de la maladie.

Aphonie. Elle n'était pas complète ; la voix seulement s'altérait et prenait un timbre tout particulier. Cette altération se déclarait peu d'heures après les vomissements et la diarrhée, quelquefois en même temps ; elle ne cessait pas toujours au moment de la guérison. Elle était un signe de peu de valeur par elle-même ; mais sa disparition permettait un présage favorable.

Respiration difficile. Les opinions des médecins différaient sur la fréquence et sur la valeur de ce symptôme : tandis que les uns prétendaient qu'il ne manquait jamais et le considéraient comme cause essentielle de la mort, d'autres assuraient que dans un grand nombre de cas il ne s'était point montré, ou n'avait joué qu'un rôle secondaire. Nous avons pu reconnaître par nous-mêmes que, quelque respectables que fussent les confrères qui émettaient la première opinion, ils s'étaient trompés, ou du moins avaient trop généralisé des faits non rares d'ailleurs, et que le choléra asiatique ne saurait être convenablement désigné par l'épithète d'*asphyxique*. Nous avons rencontré plusieurs malades présentant les signes les plus évidents de l'épidémie et conservant les mouvements de la respiration assez libres, pour qu'on ne pût apercevoir aucun changement dans cette fonction, et pour qu'eux-mêmes ne se plaignissent d'aucun sentiment de suffocation.

L'air expiré était froid, même dans le commencement de la maladie, ou le devenait plus tard si le refroidissement général se prolongeait; il constituait toujours un signe fâcheux. Si la respiration rentrait dans son état normal, elle annonçait la guérison.

Jactation. Les malades éprouvaient le plus souvent l'impossibilité de rester long-temps à la même place ; ils se tournaient, se retournaient dans leur lit, rejetaient leurs couvertures, et souvent se seraient levés si on n'eût employé la force pour les retenir. La jactation était extrême chez plusieurs ; elle dénotait la gravité de la maladie, surtout si elle ne survenait que vers la fin ; alors elle était généralement regardée comme un signe mortel.

Ralentissement de la circulation. Ce symptôme était un des plus constants. Le pouls devenait petit, faible et rare ; mais est-il vrai que la circulation se suspendait complétement, comme nous le dirent plusieurs médecins ? Nous ne le pensons point, parce que, quoique nous ayons vu des cholériques en grand nombre et dans toutes les périodes de la maladie, nous avons pu toujours distinguer quelques pulsations; si ce n'était dans la radiale, ni dans l'humérale, ni dans les carotides, c'était du moins dans le cœur. Si on se contentait d'appliquer l'oreille sur la région précordiale un seul instant , comme le font la plupart des praticiens, on devait en effet croire le cœur immobile ; mais en l'y laissant pendant quelque temps , on parvenait à apprécier des mouvements de systole et de diastole, dont l'existence ne pouvait être révoquée en doute , quoiqu'ils fussent très-faibles et très-rares. Il nous serait trop difficile , d'ailleurs , d'admettre que lorsque toutes les autres fonctions conservent assez de force, la circulation cesse complétement.

Le ralentissement de la circulation était un signe précieux , en ce que presque toujours la gravité de la maladie était en raison directe de son intensité.

Sang visqueux. Lorsque la maladie était bien caractérisée ; le sang devenait noir et visqueux. Si l'on ouvrait la veine, il sortait goutte à goutte ou même ne coulait pas du tout, pendant les premiers jours. Plus tard , il s'échappait par jet, conservant long-temps l'aspect particulier dont nous venons de parler. Nous ne sachons pas que dans le midi aucun chimiste en ait tenté l'analyse, où qu'on l'ait étudié au microscope.

Amaigrissement. Il n'était pas aussi fréquent que la plupart des autres symptômes ; il n'avait point lieu lorsque la mort survenait promptement , ou que peu de matières étaient rejetées par les vomissements ainsi que par les selles , et

8

toutefois il n'était pas constamment en rapport avec la quantité du liquide évacué. Dans quelques cas il arrivait presque tout-à-coup ; souvent il était extrême ; mais aucun des médecins que nous avons interrogés n'avait eu occasion de voir la paroi antérieure de l'abdomen se rapprocher de la colonne vertébrale et s'y coller en quelque sorte (1). Ce marasme subit, dont ont fait mention certains auteurs, ne s'est point montré bien certainement dans le choléra asiatique du midi de la France.

Conservation des facultés intellectuelles. Elles se maintenaient dans toutes les périodes ; au moment même de l'agonie, les malades entendaient, comprenaient et répondaient avec justesse. Ils étaient fortement affaissés, et néanmoins rien de ce qui se passait autour d'eux ne leur échappait ; ils semblaient, comme on nous le disait presque partout, des cadavres conservant la parole. Cette intégrité de l'intelligence, au milieu des désordres les plus affreux de l'économie, avait étonné dans tous les lieux où s'était montré le choléra asiatique ; partout elle avait effrayé par le contraste qu'elle avait formé avec l'état des autres fonctions.

---

(1) Ce symptôme résulterait plutôt d'une contraction violente des muscles abdominaux. M. Négrin nous dit l'avoir souvent observé dans l'Inde ; il l'expliquait ainsi que nous venons de le faire.

Les symptômes que nous venons d'étudier constituaient, par leur ensemble, une période qu'à l'exemple des médecins qui avaient déjà observé le choléra asiatique, on était convenu d'appeler *algide*, à cause du refroidissement qui en constituait le phénomène caractéristique. Lorsque la mort n'arrivait pas durant cette période, des symptômes d'un ordre nouveau se présentaient. Nous allons les passer en revue, mais sans nous arrêter à en déterminer exactement la valeur, parce qu'ils n'en ont pas une différente, dans le choléra asiatique, de celle qu'on leur a reconnue dans une foule d'autres maladies qu'ils accompagnent le plus souvent.

Chaleur générale. Elle ne survenait ordinairement qu'au deuxième ou au troisième jour. Elle était toujours d'un bon augure, pourvu qu'elle se répandît sur toutes les parties du corps ; car, tant qu'elle ne s'étendait point jusqu'à la langue et jusqu'aux extrémités, on avait à craindre qu'elle ne se maintînt pas. On désirait, en outre, qu'elle ne devînt pas trop forte, âcre, brûlante ; qu'elle ne se concentrât pas sur une des grandes cavités, ce qui aurait fait redouter des congestions. Il fallait enfin qu'elle s'établît peu à peu et se soutînt jusqu'au bout.

Couleur vive de la peau. En même temps que la chaleur revenait aux parties extérieures, on voyait la cyanose ou la pâleur de la peau faire place à une couleur vive, s'étendant sur tout le corps, devenant rouge à la figure. C'était encore là un signe favorable, pourvu que la couleur ne devînt pas trop foncée.

Langue rouge, chaude et sèche. Ce symptôme manquait assez souvent ; il ne se manifestait ordinairement qu'après la période algide ; quelquefois cependant il traversait toute la maladie. S'il existait au début, on ne s'en plaignait point ; mais s'il n'arrivait qu'à la fin ou se prolongeait trop long-temps, on craignait beaucoup pour le malade. Quelquefois, au lieu de l'enduit blanchâtre que nous avons dit se montrer sur la langue dès le début, et être fort insignifiant par lui-même, il se formait un enduit noirâtre et fuligineux, qui, comme dans toute autre affection, était d'un fâcheux augure.

Affaissement général. Ce symptôme souvent se montrait dès le début et persistait jusqu'à la fin. Il n'était point un mauvais signe, tant qu'il coïncidait seulement avec le refroidissement ; mais s'il se joignait à la chaleur, s'il se changeait en stupeur, il était ordinairement mortel. La face devenait rouge et vultueuse, le malade fermait les yeux et faisait le mouvement des lèvres que l'on a désigné sous le nom de *fumer la pipe ;* le *collapsus* était extrême, et pour peu qu'il se prolongeât, la mort ne tardait pas à survenir.

L'affaissement, à cette époque de la maladie, était en général fort différent de celui que l'on observait dans la première période ; il coïncidait dans ce dernier avec une indifférence extrême de la part du malade sur son état, tandis que dans le premier il se joignait souvent à une terreur profonde.

Agitation. Nous avons mentionné la jactation dans la période algide ; elle allait quelquefois en augmentant, et devenait dans la seconde période une agitation extrême, toujours de funeste augure. Ces deux états différaient, en ce que le premier semblait purement vital, tandis que les paroles de terreur qui échappaient aux malades pendant le second, prouvaient que l'intelligence participait au trouble de toute l'économie.

Délire. Il était fort rare ; nous ne l'avons observé que deux ou trois fois, et toujours lorsque les derniers symptômes dont nous venons de parler étaient parvenus à leur plus haut période ; il fut toujours fâcheux.

Quelques médecins avaient pensé que le délire disparaissait chez les aliénés frappés par le choléra asiatique. Nous nous sommes assurés par nous-mêmes, à Montpellier, et par le rapport de nos confrères à Nîmes, à Aix et à Marseille, qu'il n'en était pas ordinairement ainsi ; nous ne l'avons vu cesser que chez deux. Il reparut aussitôt après la guérison chez un, l'autre mourut. Des

médecins, et parmi eux M. le baron Larrey, ont
prétendu que tous les aliénés cholériques, s'ils
ne recouvraient pas la raison, du moins devenaient tranquilles et faciles à soigner; l'expérience
nous a encore démontré qu'il y avait erreur dans
cette opinion.

Ces derniers symptômes formaient par leur
ensemble une autre période, que l'on désignait
sous le nom de *période de réaction,* comme
l'avaient fait les auteurs qui avaient traité de
cette maladie. Elle se terminait par la mort, si les
symptômes acquéraient une trop grande intensité, ou s'ils persistaient trop long-temps, surtout lorsque les vomissements et les déjections
alvines, entraînant le liquide blanc et floconneux,
n'avaient point cessé avec le refroidissement.
Elle ramenait à la santé, si les symptômes que
nous venons d'examiner perdaient de leur force
et se dissipaient. Le liquide vomi devenait bi-
lieux; il était rendu par les selles des matières
excrémentitielles; les urines et les autres humeurs étaient convenablement sécrétées; toutes
les fonctions reprenaient leur libre exercice.

Lorsque la chaleur générale, la couleur vive de
la peau, la langue rouge et l'affaissement général étaient réunis, il en résultait ce que l'on était
convenu d'appeler *forme typhoïde* du choléra
indien, que quelques médecins croyaient se trans-
former alors en vrai typhus. Elle se présenta

fréquemment dans plusieurs localités : nous en vîmes des exemples à Sauve, à Aramon, à Marseille, à Toulon, etc. Beaucoup de malades y succombèrent, ce qui fut cause que des hommes de l'art diminuèrent dans leurs déclarations le nombre des décès par choléra asiatique.

Aux symptômes que nous avons étudiés, en les considérant comme propres à l'épidémie que nous avons observée, il s'en joignait accidentellement quelques autres. Nous allons traiter en peu de mots de ceux qui furent les plus fréquents.

Eruption miliaire. Sur plusieurs cholériques, lorsque la période de réaction était bien établie, il se développait de petits boutons rouges sur tout le corps, ou rapprochés et formant des plaques assez étendues au cou, à la poitrine et aux extrémités. Nous n'eûmes occasion que rarement d'observer ce symptôme. Les médecins auxquels il s'était offert n'y attachaient pas tous une égale importance. M. le professeur Broussonnet le vit sur plusieurs cholériques à l'hôpital Saint-Eloi de Montpellier ; il remarqua que son apparition était ordinairement suivie d'un amendement dans la maladie. MM. Cauvière et Sue avaient fait la même observation à Marseille ; plusieurs médecins l'avaient faite aussi à Toulon.

Sueurs abondantes. Dans quelques localités, elles ont accompagné assez souvent les premiers symptômes du choléra indien, et l'ont fait avor-

ter. C'est là ce que M. Aurias a reconnu à Agde
et dans plusieurs communes des environs ; de
semblables observations ont été faites à Aix et à
Marseille. Les sueurs abondantes n'arrivaient
ordinairement qu'à la seconde période et annon-
çaient une issue favorable, pourvu qu'elles fussent générales. Dans quelques cas cependant,
elles devenaient trop abondantes et réduisaient
les malades à un état de faiblesse dangereux.
Elles coïncidèrent plusieurs fois avec l'éruption
que nous venons de mentionner.

Vers. Nous avons vu plusieurs malades à
l'Hôpital-Général et dans la Maison des aliénés,
rendre des vers lombricoïdes, quelquefois en assez
grand nombre (*obs.* 2 *et* 8). Nos confrères, surtout ceux qui étaient à la tête de grands hôpitaux, nous dirent en avoir vu également. Aucun
cependant ne considérait leur formation comme
résultant du choléra asiatique ; tous pensaient,
ainsi que nous, que lorsque des vomissements et
des déjections alvines se répétaient si fréquemment et avec tant de force que dans cette maladie, il était naturel que tous les corps étrangers
contenus dans le tube digestif en fussent expulsés.
Or, l'on sait que, chez les personnes les mieux
portantes, il peut y exister des lombrics pendant
longues années.

Hoquet. Il n'était point rare qu'il survînt dans
le cours de la maladie : nous l'avons vu, chez un

aliéné, se manifester dès le début et durer jusqu'à la guérison, qui n'eut lieu qu'après plus de
quinze jours. On ne saurait encore, ce nous
semble, lui accorder aucune importance; les
médecins de Toulon le regardaient cependant
comme favorable.

Érection. Chez un grand nombre de cholériques, il existait une érection du pénis assez prononcée, mais bien différente de celle que pro-
voquent les désirs vénériens. Il y avait rigidité
et non développement. Ce symptôme persistait
même après la mort; il coïncidait en général avec
une forte cyanose de la verge et du scrotum. Souvent aussi on a rencontré à l'orifice de l'urètre,
l'excrétion d'un liquide semblable à la liqueur
séminale.

Les observations faites à ce sujet nous paraissent devoir appeler l'attention des médecins sur
l'état des organes génitaux pendant le choléra
asiatique. Elles sont encore trop peu nombreuses
pour avoir quelque valeur.

Gangrène. Elle n'a point été aussi rare dans le
midi que dans le nord de la France, du moins en
s'en rapportant à ce que dit M. Magendie, qu'il
ne l'avait rencontrée qu'une fois sur trois cents
malades. Tant s'en faut cependant qu'elle ait été
commune ! Peu de médecins ont eu occasion de
la voir ; mais elle s'est présentée plusieurs fois à
d'autres. M. Léonard nous l'a montrée sur deux

choloriques à Toulon, dans l'hôpital militaire
dont il faisait le service médical. Elle survenait
presque exclusivement après l'application des
vésicatoires ou des sinapismes, qui laissaient souvent des ulcères fort difficiles à guérir par suite
de cet accident.

Nous terminerons cette symptomatologie, en
disant que les femmes enceintes, qui n'étaient
point épargnées par le choléra asiatique et qui
y succombaient presque toutes les fois qu'elles en
étaient atteintes, avortaient fort souvent ; et que
tous les enfants qui venaient ainsi étaient mort-
nés (1). Nous ne pouvons non plus manquer de
signaler un phénomène très-remarquable, savoir :
que lorsque toutes les autres sécrétions étaient
suspendues chez les nourrices, celle du lait con-
tinuait même jusqu'à la mort. Nous ajouterons
enfin que bien des médecins ont cru reconnaître
une odeur particulière s'exhalant du corps des
cholériques, ainsi que de leurs excrétions. Cette
odeur, d'après la plupart, n'avait de l'analogie avec aucune de celles qui sont connues.
M. Reynaud et plusieurs autres médecins, à
Toulon, la comparaient à celle qu'exhalent les

_____

(1) MM. Rigal et Campmas ont consigné un exemple
contraire, dans leur rapport à M. le préfet du Tarn, sur
l'épidémie du choléra-morbus observée dans le canton de
Lacaune. « M. Sers, disent-ils (pag. 34), termine l'accouchement, opère l'extraction d'un fœtus encore vivant. »

paysans quand ils se lèvent le matin et qu'ils ont mangé de l'oignon la veille ; ils disaient qu'elle avait lieu dans la période algide et dans celle de réaction : nous n'avons jamais su la distinguer.

Les médecins qui ont écrit sur le choléra asiatique, ont presque tous fait de pénibles efforts pour en expliquer les symptômes par l'anatomie ou par la physiologie : nous n'imiterons point leur exemple. Pour nous, la pathologie constitue une science bien distincte ; la botanique, la chimie, la physique, l'anatomie et la physiologie lui fournissent des notions précieuses : l'on peut même dire que sans les deux dernières la science médicale n'existerait pas ; mais seules elles ne sauraient lui servir de base, car elle a des lois qui lui sont propres, et qui résultent essentiellement de l'observation. Il n'est point en effet de praticien qui n'avoue que, dans les maladies, il y a non-seulement excès ou défaut dans les forces de la vie, mais encore perversion. C'est cette dernière qui domine dans plusieurs affections, et surtout dans le choléra-morbus asiatique. Aussi à quoi ont servi toutes les explications hasardées sur ses divers symptômes ? A émettre des hypothèses souvent sans intérêt et toujours inutiles. Nous ne nous arrêterons pas à les discuter ici, encore moins essayerons-nous d'en présenter de nouvelles ; nous croyons la science médicale trop peu avancée pour faire quelque chose de profitable sur ce

sujet. Nous nous contenterons de signaler une circonstance qui ne nous semble pas avoir été encore
bien aperçue, ou qui du moins, à notre connaissance, n'a pas été énoncée d'une manière explicite : c'est l'individualité de tous les symptômes
dans la maladie qui nous occupe. Ils se montrent
isolément, et il n'en est peut-être pas deux entre
lesquels on pût trouver un rapport constant d'intensité, ni même d'existence. Cette circonstance
a été pour nous une des plus remarquables, et
nous croyons qu'elle peut amener à des idées
exactes, relativement à la nature du choléra
asiatique; mais ce n'est pas en ce moment que
nous pouvons nous arrêter sur cette idée.

MARCHE ET DURÉE DE LA MALADIE ET DE L'ÉPIDÉMIE.

La maladie suivait une marche uniforme dans
tous les lieux où nous l'avons observée; sans doute
les symptômes ne se présentaient pas toujours
dans le même ordre et avec la même intensité.
Il résulte de ce que nous avons dit plus haut,
qu'il y avait des anomalies fréquentes; mais on
ne les rencontrait que chez les individus, elles
étaient inappréciables sur les masses.

Les médecins ne distinguaient que les deux
périodes que nous avons fait connaître, et peut-
être aucun, en nous décrivant la maladie, ne
fit mention de prodromes. Nous reconnûmes

qu'en effet la première période mentionnée par
bien des auteurs n'avait lieu que chez peu de
malades , à moins qu'on ne voulût la faire con-
sister dans la seule diarrhée ; car les maux de
tête, les vertiges, les malaises, les lassitudes, etc.,
symptômes avant-coureurs de presque toutes les
maladies , ne précédaient que rarement celle-ci.
Nous imiterons en conséquence nos confrères du
midi, et n'admettrons, dans la maladie que nous
avons étudiée , que deux périodes : la période
algide et celle de réaction. Nous adopterons
cette manière de voir avec d'autant plus de facilité , que chez les cholériques confiés à nos soins,
l'invasion de la maladie s'est faite brusquement.
Il est arrivé plusieurs fois dans la Maison des
aliénés, de voir quelqu'un de ces malheureux se
promenant et criant peu après avoir mangé de
fort bon appétit, s'arrêter, se taire tout-à-coup,
chanceler , tomber , comme s'il était frappé
d'apoplexie, et offrir sur-le-champ tous les symptômes du choléra indien. Sur quarante environ
qui étaient surveillés constamment , deux ou
trois seulement éprouvèrent une légère indisposition avant les symptômes caractéristiques de la
maladie épidémique.

Presque partout les médecins avaient reconnu
qu'elle se déclarait plus souvent pendant la nuit,
et quelques-uns ajoutaient que l'issue alors en était
plus fâcheuse.

L'invasion faite, les symptômes suivaient, dans leur développement , l'ordre qui a été indiqué quand nous les avons examinés séparément ; mais ils se succédaient avec plus ou moins de rapidité. La période algide durait de trois à quatre heures jusqu'à trois ou quatre jours ; celle de réaction se prolongeait pendant une semaine et même pendant quinze jours ; elle n'allait au-delà qu'autant qu'elle se transformait en une autre maladie. Une seule période pouvait constituer tout le choléra asiatique , qui fut parfois terminé , dans la plus courte durée de la période algide , en moins de trois heures. Des cas si violents étaient rares ; ceux dans lesquels la mort arrivait entre six ou dix heures furent fréquents.

Il serait difficile de déterminer, même approximativement, la moyenne de la durée de chaque période et particulièrement de celle de réaction. Pour la période algide , beaucoup de médecins la fixèrent à dix heures ; elle n'a pas dépassé ce terme dans la Maison des aliénés de Montpellier.

La marche de l'épidémie a été à peu près la même dans toutes les communes. Il survenait d'abord des cas isolés qui passaient à peu près inaperçus; plus tard il s'en manifestait plusieurs à la fois, le nombre croissait rapidement et restait à peu près le même pendant plusieurs jours; puis il diminuait brusquement , mais pour se relever encore. Après ce second effort, l'épidé-

mie finissait tout-à-coup dans les petites communes , en laissant toujours une traînée dans les
grandes. Il y a eu à cet égard très-peu de variations , ce qui a fait admettre généralement que ,
quelque violente qu'eût été l'épidémie dans un
lieu , elle n'y avait point fini ses ravages , si elle
n'avait pas eu deux époques d'intensité : la dernière était désignée sous le nom de *récrudescence*.
Nous avons reconnu que cette opinion , vraie au
fond , était exagérée , et que l'on accordait ce
nom de *recrudescence* avec trop de facilité, puisqu'on le donnait à des époques pendant lesquelles
il y avait une augmentation de six à dix décès au
plus par jour dans des communes très-peuplées.
Elle n'eut point lieu partout.

La durée de l'épidémie différait selon les localités : ordinairement elle se prolongeait jusqu'au
vingt-cinquième ou au trentième jour , rarement
elle allait au-delà , du moins en conservant la
forme épidémique.

DIAGNOSTIC ET DIVISIONS.

Le diagnostic était difficile pour les premiers
cas , non que les symptômes fussent douteux ,
mais sans doute parce que les médecins craignaient de reconnaître le mal. D'autre part ,
quelques-uns le redoutant le voyaient bien long-
temps avant qu'il parût ; et de là vint la grande

difficulté que nous éprouvâmes dans les communes, lorsque nous voulûmes y assigner la date
exacte de l'invasion de l'épidémie. La difficulté
fut toujours en rapport de la population des
lieux affectés.

La maladie établie, chaque cas présentait des
symptômes tellement caractéristiques, qu'il était
mal aisé de se tromper sur leur nature ; cependant, quand il fallait en fixer le nombre, on
voyait les médecins différer à l'infini. Tandis que
les uns le réduisaient presque à celui des décès,
les autres le portaient à cinq ou six fois au-delà :
c'est ainsi que, dans une commune où il y avait
eu vingt-neuf décès, un médecin n'admettait
en tout que trente à trente-deux cholériques,
tandis qu'un autre en comptait jusqu'à quatre-
vingts ou quatre-vingt-dix. Ces différences prove-
naient de ce que beaucoup niaient l'existence du
choléra asiatique, tant que tous les symptômes
ne se réunissaient pas et ne devenaient pas intenses, ou de ce qu'ils croyaient devoir cacher une
partie de la vérité, afin de ne pas jeter la terreur
parmi leurs concitoyens ; pendant que plusieurs,
se rejetant sur l'influence épidémique, ou jaloux,
il faut l'avouer, d'annoncer un grand nombre
de guérisons, accordaient le titre de choléra
asiatique aux indispositions les plus légères. Il
s'ensuivait de là que les autorités, qui voulaient
déterminer le nombre des cas pour les faire con-

naître au public, rencontraient à chaque instant les plus grands obstacles. Pour nous, ayant reconnu bientôt l'impossibilité de le faire, même d'une manière approximative, nous y avions entièrement renoncé (1).

Quelques praticiens étaient disposés à admettre plusieurs espèces de choléra asiatique. Ils croyaient pouvoir distinguer celui qui s'accompagne de cyanose, de crampes violentes et de suffocation, de celui dans lequel ces symptômes manquent. Cette division ne nous parut point exacte, parce que ces symptômes ne se liaient point entre eux ; nous fûmes frappés de la même individualité qui existait dans les autres, et dès-lors ils ne pouvaient, à nos yeux, par leur présence ou par leur absence, caractériser des espèces différentes.

Nous croyons aussi devoir rejeter le choléra sec dont on nous a parlé, et qui avait été admis par quelques-uns des médecins de la capitale. Les cas dans lesquels les vomissements et les diarrhées manquaient entièrement, étaient trop rares pour être séparés des autres. On peut d'ailleurs assurer, vu la rapidité de la mort, que si les évacuations n'avaient point eu lieu, ce n'était point que les matières blanchâtres

---

(1) Quelquefois aussi l'erreur était volontaire, les autorités croyant devoir cacher une partie de la vérité.

n'eussent été formées dans l'intestin , mais que le temps ou les forces n'avaient pas suffi aux malades pour les rejeter. Enfin, nous n'avons rien dit de la cholérine , parce que nous ne la considérons que comme le plus faible degré du choléra asiatique, lorsque celui-ci vient à se montrer.

PRONOSTIC.

Le choléra-morbus asiatique a toujours été une maladie grave dans le midi de la France , comme il l'avait été dans tous les lieux où il avait déjà exercé ses ravages. Les médecins étaient réduits à porter un pronostic fâcheux dès le début, et à ne point le changer jusqu'à ce que la convalescence fût parfaitement établie. Tant que la période algide persistait, il y avait danger imminent , et lorsque la réaction avait lieu , les symptômes les plus favorables ne pouvaient encore promettre la guérison. Les médecins, qui voulaient donner des espérances sur des changements de bon augure en apparence, commettaient souvent de cruelles erreurs , et se trouvaient, par la suite, obligés d'user de la plus grande prudence.

En traitant de chaque symptôme , nous avons eu le soin de faire connaître l'importance qu'il pouvait avoir pour le pronostic ; nous aurons donc peu de chose à ajouter sur ce sujet. Nous établirons seulement les propositions suivantes :

Plus la période algide était légère et plus tôt elle faisait place à la réaction , plus il y avait à espérer.

La réaction était d'autant plus avantageuse, qu'elle s'opérait plus lentement.

Au commencement et à la fin de l'épidémie , dans toutes les localités , les cas étaient moins souvent mortels.

Il était durant l'épidémie , dans chaque localité, un court espace de temps pendant lequel on ne devait pas espérer la guérison.

Ces propositions , résultat de l'expérience de tous les médecins dans les communes que nous avons parcourues, se trouvent parfaitement conformes à celles qu'on voit admises par les médecins qui avaient étudié d'autres épidémies de choléra asiatique ; elles ne font donc qu'en sanctionner l'exactitude.

La presque impossibilité de guérir un seul malade atteint du choléra asiatique pendant un court espace de temps , peut sembler extraordinaire , mais ne saurait être révoquée en doute ; nous pourrions le prouver en citant les époques pour chacune des communes dans lesquelles la maladie a pris une forme épidémique bien prononcée : nous nous contenterons de signaler celles des villes principales. Il y eut à peu près autant de décès que de cas à Arles , du 28 juillet au 5 août ;

à Aix , du 18 au 26 juillet ; à Marseille , du 24
au 29 juillet ; à Brignoles, du 4 au 11 août ; et
à Lorgues , du 27 juillet au 3 août.

Pendant toutes ces époques la maladie était
également beaucoup plus courte ; elle ne durait
que cinq à six heures, quelquefois moins ; rarement elle se prolongeait jusqu'à dix. La réaction
s'établissait dans bien peu de cas , et tous les
traitements étaient sans effet. Il se présentait,
au commencement et à la fin , des cas tout aussi
violents , mais en petit nombre , et laissant au
médecin le temps d'agir et d'administrer des
remèdes assez souvent efficaces.

TERMINAISONS.

Rarement le choléra-morbus asiatique se transformait en d'autres maladies. Le plus souvent il
était mortel , et quand il ne l'était point, la guérison avait lieu immédiatement. Est-il possible
de déterminer des proportions entre le nombre
des cas et celui des décès ? Est-il possible de
séparer les décès par choléra asiatique pendant
une épidémie, de ceux qui proviennent d'autres
maladies ? Il est aisé de répondre à la première
question. D'après ce que nous avons dit plus
haut, on ne saurait jamais déterminer , même
d'une manière approximative, le nombre des cas;
donc on ne saurait le mettre en rapport avec

celui des décès. On peut hardiment répondre aussi négativement à la seconde question, en alléguant les mêmes motifs que nous avons exposés, pour faire ressortir les obstacles qui empêchaient de connaître le nombre des cas : soit pour ne point effrayer les populations, soit parce qu'on restait long-temps sans croire à l'épidémie, on diminuait le nombre des victimes qu'il fallait lui accorder ; on l'augmentait, au contraire, soit parce que l'on voulait mettre sa responsabilité à l'abri dans le cas de mort, soit parce que la frayeur ne laissait voir les objets qu'à travers un prisme cholérique. On peut ajouter que, pendant le fort de l'épidémie, les médecins étaient trop occupés pour trouver le temps de faire leurs déclarations aux autorités, du moins avec exactitude (1). Nous avions si bien reconnu, dès le commencement de notre mission, qu'il n'y avait pas possibilité de poser même des nombres approximatifs sur ce point, d'après les déclarations des médecins ou des autorités, que nous y avions renoncé, tout aussi bien qu'à déterminer le nombre des cas. Il nous semble qu'il est un moyen beaucoup plus certain pour parvenir au chiffre vrai des victimes qu'a faites une épidé-

---

(1) A Toulon, il y a eu au moins 200 décès enregistrés de plus que de cas déclarés.

mie : c'est de fixer d'abord le jour de son invasion , celui de sa disparition, et de compter les
décès survenus dans le temps qui s'est écoulé de
l'un à l'autre, quelles qu'en aient été les causes ;
d'établir ensuite la moyenne des décès de plusieurs années précédentes , de dix par exemple ,
durant la même époque ; et enfin de retrancher
le dernier chiffre du premier. Il est évident que,
l'un représentant la mortalité qui aurait dû avoir
lieu en temps ordinaire , ce qui reste de l'autre
constitue la somme la plus probable de la mortalité épidémique.

On a reproché à ce mode de calcul de diminuer le nombre des décès amenés par la maladie
régnante, et l'on a eu raison, en ce sens que
l'expérience démontre que , pendant l'existence
d'une épidémie , la moyenne des autres maladies , et par conséquent celle des décès qui en
sont la suite, diminue sensiblement ; mais, d'autre part, l'on a eu tort , en ce que l'on ne saurait douter que les décès retirés à la maladie
régnante ne fussent survenus tout de même en
son absence ; que dès-lors en les rapportant aux
maladies ordinaires , on ne fait que leur resti-
tuer ce qui leur appartient légitimement. En
définitive , par ce mode de calcul , on laisse à
l'épidémie tous les décès dont on doit la considérer comme la cause réelle, et nous persistons à
le croire préférable à tout autre. Nous allons en

faire l'application pour déterminer la mortalité dans les communes que nous avons parcourues.

NOMS DES COMMUNES.	TOTAL DES DÉCÈS pendant l'épidémie.	MOYENNE DES DÉCÈS pendant la même époque dans les dix années précédentes.	VRAI CHIFFRE DES DÉCES par l'épidémie.
Sauve.	31	2 1/2	28 1/2
Saint-Gilles.	—	—	—
Montfrin.	6	1 1/6	3 1/2
Aramon.	36	6	30
Vallabrègues.	47	6 2/3	41 1/3
Beaucaire.	200	26 1/2	173 1/2
Fourques.	27	4	23
Arles.	498	133	365
Aix.	540	140	400
Saint-Chamas.	93	19	74
Marseille.	2,923	669	2,254
Toulon.	2,025	390	1,635
Brignoles.	137	18	119
Ampus.	54	3 1/4	50 3/4
Lorgues.	210	11 1/2	198 1/2
Cadenet.	41	4 1/2	36 1/2
Lourmarin.	20	— 1/12	18 1/2
Avignon.	521	—	—
Nîmes.	532	167	365

Ce tableau n'a point été dressé d'une manière régulière, les chiffres des décès de plusieurs communes ayant été pris pendant notre mission lorsque l'épidémie sévissait encore ; ceux de plusieurs autres nous ayant été communiqués quand la santé publique était rétablie : nous ne l'avons inséré ici que parce que nous devons rendre compte des résultats de toutes nos recherches. Si le gouvernement jugeait convenable de connaître exactement le nombre des victimes du choléra asiatique dans le midi ; et nous pensons que ce serait un travail utile (1), il devrait le confier à une commission spéciale, qui, se transportant dans toutes les villes, dans tous les villages, compulserait avec soin les registres de l'état civil et ferait ses calculs sur les lieux mêmes. Pour arriver à des chiffres exacts, elle se rappellerait que tous les décès qui ont eu lieu pendant une épidémie ne lui appartiennent pas, même après en avoir déduit la moyenne de la mortalité ordinaire, puisque, lorsqu'elle a cessé, on voit la santé publique se relever plus ferme et plus brillante pendant plusieurs mois. C'est ainsi qu'à Marseille, on voyait peu de maladies après que le choléra asiatique de décembre y eut fini ses ravages ; un jour s'écoula sans qu'aucun décès fût enregistré, ce qui n'avait pas eu lieu depuis quarante ans.

(1) Nous donnerons, à la fin de ce rapport, un relevé des décès cholériques dans les six départements du midi les plus maltraités, mais basé uniquement sur les déclarations des médecins.

CONVALESCENCE.

Nous avons dit que rarement le choléra asiatique se transformait en d'autres maladies ; c'était
la convalescence qui lui succédait immédiatement. Elle était en général longue et difficile. La
faiblesse, la maigreur, une grande disposition
aux vomissements et à la diarrhée persistaient
long-temps. Ce n'était que peu à peu, et en se
soumettant à une hygiène rigoureuse, que les
malades parvenaient à recouvrer la santé.

Les praticiens de Marseille s'accordèrent à
nous dire que la convalescence se prolongeait
bien moins dans la seconde épidémie qu'elle ne
l'avait fait dans la première.

RECHUTES ET RÉCIDIVES.

Par cela même que la santé revenait lentement,
les rechutes étaient aisées ; aussi presque partout
les médecins eurent-ils l'occasion d'en voir souvent, principalement dans la classe pauvre, qui
ne pouvait garder les ménagements convenables.
Elles étaient le plus ordinairement mortelles.

On observa aussi plusieurs cas de récidive. Des
malades qui avaient été guéris du choléra asiatique, lors de la première épidémie de Marseille,
en furent encore atteints à la seconde. Nous avons

cité l'exemple d'une dame qui , ayant eu cette maladie à Paris, et se trouvant à Toulon lorsqu'elle s'y déclara, s'enfuit sans pouvoir l'éviter, puisqu'elle en fut frappée à Villeneuve près d'Avignon, et y succomba.

CHAPITRE TROISIÈME.

ANATOMIE PATHOLOGIQUE.

Si dans le choléra asiatique l'étude du cadavre
ne peut servir à l'interprétation des symptômes,
si elle ne nous révèle point ce qu'il y a de mysté-
rieux encore relativement au siége et à la nature
de cette maladie, elle offre toutefois de l'intérêt
au médecin, quant à l'appréciation de certains
phénomènes qui lui sont propres et qu'il importe
de signaler, sans leur accorder plus de valeur
qu'ils n'en ont réellement.

Les recherches anatomo-pathologiques suivantes sont le résultat de plus de quarante autopsies cadavériques. Vingt ont été faites par nous-
mêmes ou sous nos yeux, les autres par des
élèves internes dignes de toute confiance. Les
sujets ont été ouverts douze, quinze, vingt et
vingt-quatre heures après la mort, survenue le
plus souvent durant la période algide.

Habitude extérieure. Alors que le corps humain
tombe sous l'empire absolu des agents physiques
qui l'environnent de toutes parts, la chaleur

l'abandonne ; mais un cholérique succombe-t-il dans la période algide, le cadavre glacé à l'extérieur se réchauffe, et la température plus élevée va se continuer plus ou moins selon des circonstances non appréciées. Cette observation s'applique même aux cadavres des vieillards. Dans l'état de concentration, et par suite d'une lésion probable dans le mode de vitalité du système nerveux ganglionnaire, le calorique est inégalement réparti dans l'organisme ; il a quitté la périphérie pour se porter vers les viscères, où il se maintient plus long-temps après la mort.

A la mort, les forces physiques et chimiques cessent d'être contrebalancées par celles de la vie ; le calorique tend à l'équilibre, et, à mesure qu'il se répand sur toute la surface du corps, le plus souvent la cyanose diminue. Elle persiste quelquefois sur le cadavre (nous l'y avons rencontrée fort rarement générale) ; comme pendant la vie, elle est bornée aux membres, au cou, à la face, au pourtour des orbites : les ongles sont livides, violacés ; la peau des doigts, vers leur face dorsale, est plissée, flétrie comme après une longue macération ; si le sujet succombe au commencement de la réaction, on trouve encore répandues sur diverses régions des plaques marbrées, traces évidentes de la suffusion cholérique.

Pendant la vie, la physionomie des cholériques

porte une empreinte vraiment caractéristique , il n'en est pas ainsi après la mort : alors , en effet , les traits de la figure sont ordinairement calmes ; et cette frappante opposition a fait dire et répéter que dans le choléra asiatique les vivants ressemblent aux morts et les morts aux vivants. L'œil , qui forme une des parties les plus importantes du tableau physiognomonique , est terne , enfoncé dans l'orbite : ce retrait du globe oculaire ne provient pas de la fonte du tissu adipeux orbitaire , mais plutôt d'une diminution dans les humeurs de l'œil , ainsi que nous nous en sommes assurés maintes fois. Des vaisseaux variqueux recouvrent la sclérotique flétrie , amincie , surtout dans la portion de cette membrane en rapport avec la paupière inférieure ; et telle est même l'espèce d'amincissement, d'usure de la cornée opaque , que l'on a pu quelquefois à travers celle-ci distinguer la couleur noire de la choroïde. Il semble qu'il s'est opéré , dans la nutrition des parties constituantes de l'œil , une altération profonde , de la nature de celle qui a lieu chez les animaux carnivores soumis pendant un certain temps à une nourriture non azotée. Si des symptômes typhoïdes ont succédé au choléra indien, une matière ténue, pulvérulente, recouvre la conjonctive oculaire. Ces altérations ne sont pas constantes. Sur deux soldats du 26ᵉ de ligne qui périrent peu d'heures après les premiers symptômes, les yeux avaient conservé l'éclat de la vie, et les humeurs n'avaient point éprouvé de diminution sensible.

Les cadavres des cholériques sont d'une roideur remarquable : comme si la mort les avait saisis dans un moment de contraction des muscles, ceux-ci forment sous la peau des reliefs saillants. Les membres sont le plus souvent dans la pronation ou dans la flexion : on les a vus, dit-on, exécuter des mouvements comme par l'effet de la volonté. Il n'en fallait pas tant, dans une circonstance calamiteuse où l'art a été impuissant, pour méconnaître, calomnier le dévouement des médecins, donner matière chez le peuple à des contes absurdes, et servir même de prétexte à des scènes violentes. Nous n'avons pas constaté des mouvements si prononcés ; mais il nous est arrivé d'apercevoir, à travers la peau, d'évidentes oscillations fibrillaires dans les muscles superficiels. L'irritabilité musculaire se prolonge donc ici après la cessation de la vie.

Les corps des cholériques se putréfient-ils promptement ? Notre réponse ne saurait être absolue : la putrescibilité est d'autant plus hâtive, qu'il contient plus de liquides. Si la mort arrive, l'estomac et les intestins étant surchargés de matières cholériques, la fermentation putride ne tarde pas à se développer dans l'abdomen : alors *le ventre bout*, selon l'énergique expression des fossoyeurs ; mais, à part les circonstances de plénitude du tube digestif, le cadavre se conserve plus long-temps qu'à la suite des maladies aiguës ordinaires.

Système locomoteur. Nous avons trouvé des épanchements sanguins circonscrits dans l'épaisseur des fibres charnues, et spécialement dans le biceps brachial, le droit abdominal et le crural antérieur. D'autres ont signalé des ruptures des triceps fémoral, droit antérieur de la cuisse et triceps brachial (1).

Dans le choléra asiatique, le tissu cellulaire et la graisse sont moins humides, moins abreuvés que dans les circonstances ordinaires.

L'examen des organes passifs de la locomotion les montre assez souvent rouges, ainsi que l'a avancé le professeur Bégin. Cette coloration est d'autant plus solide, que le sujet est moins avancé en âge. M. Dubrueil possède, dans sa collection anatomique, la tête d'un tambour, âgé de 23 ans, mort à l'hôpital Saint-Eloi, dix heures après

(1) Voir l'intéressante relation de l'épidémie de choléra-morbus qui a régné à Marseille, pendant l'hiver de 1834-1835, par M. le docteur Sue. Les recherches anatomico-pathologiques ont été faites avec beaucoup de soin, sous les yeux de cet honorable confrère, par M. Coudougniès, chirurgien-interne à l'Hôtel-Dieu de Marseille.

l'invasion du choléra asiatique. Cette tête, qui
lui a été donnée par M. Bermond, chirurgien-
interne de cet hôpital, n'est pas également rouge
dans toutes les régions : une teinte garance se fait
remarquer aux os sus-maxillaires, malaires, pa-
riétaux et coronal. Quinze jours d'immersion les
ont pâlis ; ils conservent à peine aujourd'hui une
légère teinte rosée. Il s'en faut néanmoins que
chez tous les cholériques les os soient rouges ;
ainsi, après avoir scié plusieurs fémurs et tibias
nous avons vainement cherché cette coloration
qui n'existait pas plus à l'intérieur qu'à l'extérieur. Dans les canaux médullaires des os longs,
nous avons parfois reconnu des épanchements
d'un sang noirâtre, mêlé au tissu adipeux. Chez
des vieillards cholériques, le tissu diploïque a une
couleur noir de jais. Ces teintes diverses du système osseux s'expliquent par la stagnation du sang
dans les capillaires artériels ou veineux.

Sur le jeune cholérique dont nous conservons
la tête, les dents sont d'un beau rouge au collet
et sur la partie émaillée, sans que la couleur
pénètre jusqu'à la pulpe. Ces dents offrent, pour
leur coloration, sauf la teinte qui est ici moins
foncée, quelque ressemblance avec celles d'un
chien dans les aliments duquel on ajoutait de la
garance. (Nous avons sous les yeux les objets de
comparaison.)

Le professeur Balard a soumis les dents du

même cholérique à l'analyse chimique, et après avoir successivement employé la potasse caustique, le chlorure de soude et l'acide nitrique, il s'est convaincu que la matière colorante n'avait subi aucune altération. Comme l'émail des dents pouvait être cause de cette impuissance d'action des réactifs, on en a gratté une de manière à mettre la portion osseuse à nu, sans que l'action des chlorures alcalins ait été plus efficace.

Ces dents doivent-elles leur aspect à la matière colorante du sang? En admettant cette opinion pour l'ivoire que l'on suppose vasculaire, sans que néanmoins on soit jamais parvenu à l'injecter, il répugnera peut-être de l'adopter pour l'émail; cependant nous opposons un fait positif à l'assertion de ceux qui prétendent que la garance ne saurait colorer cette substance en rouge. Nous présumons que la teinte rouge des dents observée chez quelques cholériques, bien qu'inaltérable par les agents chimiques, ne résiste pas autant à l'action de l'air : soumises à cette épreuve, les dents en question sont déjà sensiblement décolorées.

Système nerveux. Les sections nécessaires pour diviser le crâne amènent l'écoulement d'un sang noir : les sinus de la dure-mère en contiennent une assez grande quantité. L'arachnoïde conserve l'aspect lisse et poli qui distingue les membranes séreuses dans leur état normal. Ce caractère opposé à l'apparence que les autres membranes

de même nature présentent dans le choléra asiatique, nous a conduits à examiner la chose avec
attention, et voici le résultat de nos recherches :
le feuillet arachnoïdien externe tapissant la dure-
mère est moins lubrifié, plus sec que le feuillet
cérébral, qui, par contiguité et par une sorte
d'imbibition, reçoit la sérosité existant dans la
pie-mère, avec laquelle on sait qu'il adhère au
niveau de toutes les saillies cérébrales extérieures.
Celle-ci est toujours infiltrée, épaissie : en la
séparant du cerveau, on est frappé de la plénitude des vaisseaux qu'elle contient, et cette
surcharge vasculaire nous a paru ici un phénomène constant. Lors des premières autopsies
cadavériques que nous fûmes appelés à faire,
nous plaçâmes surtout dans le système veineux
le siége de cet engorgement sanguin, porté au
point de déterminer une sorte d'*apoplexie par
congestion*; néanmoins, des coupes pratiquées en
divers sens dans le cerveau nous firent découvrir
le pointillé rouge répandu dans les deux substances : la moindre pression laissait suinter des
gouttelettes rosées. Pour nous assurer de l'engorgement comparatif des artères et des veines
encéphaliques, nous répétâmes les dissections ;
elles nous démontrèrent que les artères cérébrales étaient plus engorgées, plus distendues
par le sang que les veines. Nous avons plus d'une
fois rencontré dans celles-ci des bulles d'air.

La substance cérébrale ne s'est pas distinguée seulement par la vascularité, mais ordinairement encore par sa plus grande consistance. Les ventricules ne contiennent que très-peu ou point de liquide ; cependant, chez une folle jeune et enlevée en quelques heures par le choléra asiatique, il existait près d'une demi-once de liquide dans les ventricules latéraux. Nous n'en avons jamais trouvé une plus grande quantité dans les autres ouvertures de cadavres.

Chez des cholériques succombant soit à une congestion cérébrale, soit même à des symptômes typhoïdes, nous avons vu du sang épanché entre les circonvolutions cérébrales. La pie-mère épaissie était devenue quelquefois le siége d'une infiltration séro-sanguine : une immersion prolongée ne rendait point à cette membrane la couleur et la transparence qui lui sont propres.

Les méninges rachidiennes et la moelle ne nous ont rien présenté d'anormal. Prévenons aussi que sur trois sujets seulement nous avons examiné le fluide cérébro-spinal : chez deux qui avaient succombé dans la période de concentration, il était en moindre quantité que de coutume, tandis que, chez un cholérique mort pendant la réaction, il nous a paru plus abondant.

Il est une illusion dont on peut ici facilement être la dupe ; elle a lieu dans la préparation des nerfs rachidiens : mis à nu vers leur point d'insertion à la moelle , ils apparaissent d'une couleur rouge insolite , et que , au premier aspect , on supposerait morbide ; mais, le névrilème enlevé , on s'assure que cette coloration n'est due qu'à la congestion cadavérique du sang dans les vaisseaux de la gaîne fibreuse et celluleuse des cordons nerveux.

C'est avec un intérêt auquel n'a pas répondu le résultat de nos investigations , résultat tout négatif , que nous nous sommes livrés à des dissections attentives et répétées du système nerveux ; nos principales recherches ont porté sur les nerfs pneumo-gastriques , diaphragmatiques et laryngés : après cet examen , nous n'avons même pas dû soupçonner la moindre lésion apparente dans ces nerfs.

Dans la préoccupation qu'un mode morbide , appréciable dans ses effets , laisserait peut-être quelques traces dans le système ganglionnaire , que l'on a supposé avoir l'initiative dans le choléra asiatique, nous avons disséqué , engagé des anatomistes experts à disséquer, pour avoir ainsi le jugement de plusieurs ; et en dernière analyse, les explorations sur le tri-splanchnique ne nous ont nullement révélé ce que nous étions si désireux de connaître. Nous avons dû ici être d'autant plus en garde contre les résultats cadavériques, que des autorités graves , qu'un homme qui a honoré la chirurgie française , notre Delpech , s'étaient efforcés d'établir comme une vérité importante et démontrée, que l'altération matérielle des ganglions semi-lunaires est toujours facile à découvrir sur le cadavre, et devenait comme la traduction fidèle de la plupart des phénomènes cholériques.

Dans l'impossibilité de constater ce que d'autres ne mettaient point en doute, mais affirmaient, nous avons dû chercher la cause de l'erreur, si toutefois elle a eu lieu. N'est-il pas difficile de reconnaître, de distinguer par leur physionomie propre, les nombreux ganglions qui président à l'innervation de la vie organique, pour saisir les diverses sortes d'altérations dont ils deviennent passibles ? Dans les ouvertures de cadavre, on néglige ordinairement l'examen du grand sympathique, et ne dirait-on pas qu'il a fallu l'arrivée du choléra asiatique pour que ce nerf fixât plus spécialement l'attention ? Ce qui a pu encore abuser les médecins anatomistes, c'est que, dans le plus grand nombre de circonstances, on n'en vient à mettre à découvert le tri-splanchnique qu'à la suite des sections, des déchirures indispensables pour étudier d'autres organes. Après des délabremens peu propres à faciliter la découverte de l'état d'integrité de ce nerf, le sang s'infiltre dans le tissu cellulaire voisin et lui donne une apparence insolite.

Pour les cholériques, n'est-ce point encore la

congestion sanguine sous-névrilématique qui a
dû tromper en ce qui concerne le système ganglionnaire? Que l'on examine, après avoir préa-
lablement enlevé la plèvre costale , les ganglions
thoraciques d'un cholérique dont la mort a été
prompte : on les trouvera d'une teinte rouge
foncée, comme s'ils étaient macérés dans le sang,
teinte qu'ils partagent avec le tissu cellulaire
post-pleural. Eh bien! le plus léger frottement
fera disparaître la coloration , et démontrera
que les ganglions sont sains dans leur substance
propre.

Préparant sur plusieurs cadavres les grands
nerfs splanchniques au-dessus et à peu de distance
des piliers du diaphragme, et suivant les cordons
nerveux jusqu'à leur terminaison dans les ganglions semi-lunaires, nous avons vu et fait voir
que le tissu cellulaire placé derrière le péritoine
était humecté par une sérosité sanguinolente qui
imbibait, pour ainsi dire, le névrilème ganglionnaire, mais rarement la pulpe médullaire. C'est
sous l'eau et à l'aide de la loupe que nous avons
distingué des injections , des arborisations élé-
gantes formées par des vaisseaux moins apparents
dans les circonstances ordinaires. Nous avons
conservé pendant dix jours et dans de l'eau pure
les ganglions semi-lunaires d'un aliéné qui fut
comme sidéré par le choléra asiatique. Certes, à
l'instant de la nécropsie, ils paraissaient atteints

de phlegmasie, si la rougeur suffisait seule pour constituer l'inflammation. Au bout de deux heures d'immersion, les ganglions décolorés parurent sains à ceux même qui les avaient supposés profondément altérés. Loin d'être enflammés, ramollis, ils avaient cette résistance que Lobstein a signalée dans son excellente Monographie sur le nerf grand sympathique, par ces mots: « *Ganglia semi-lunaria, omnium durissima.* » Et il ajoute : « *Figuræ inconstantis, frequentissime foraminibus præedita sunt, quo insularum specimen exhibent. Eumdem intus ostendunt colorem, ac cutis humana vel glandulæ salivales in statu sano consideratæ.* »

L'habitude des dissections n'a-t-elle pas, en effet, appris aux anatomistes que les molécules constituantes des ganglions semi-lunaires, au lieu d'être rapprochées, condensées en une masse unique, sont quelquefois séparées par de petites ouvertures que signale Lobstein. Or, si du sang ou un fluide quelconque stagne après la mort dans ces vacuoles, celui qui n'a pas eu de fréquentes occasions d'examiner ces organes, ou qui néglige de tenir compte du genre de mort, n'est-il pas sujet à se tromper ? Ainsi, dans les asphyxies, spécialement celles par submersion, dans le tétanos, trouve-t-on les ganglions nerveux et leurs enveloppes teints d'un rouge aussi marqué que dans le choléra ?

Autant vaudrait prendre pour état pathologique, les variétés de forme et d'étendue que présentent les ganglions semi-lunaires chez les divers
individus. Si l'on prétendait donner à ce phénomène général de congestion sanguine , d'hypérémie , une valeur que nous ne pouvons lui
accorder , il n'y a pas de raison pour que , chez
tous les cholériques , on ne trouve les vestiges
d'une vaste inflammation répandue dans tous les
systèmes. Les maladies inflammatoires occupent
une place assez étendue dans les cadres nosogra-
phiques, pour ne pas réduire, subordonner arbi-
trairement la médecine à une sorte d'unité morbide , traduite par le seul mot d'*inflammation*.

Système circulatoire. La cavité du péricarde
est presque toujours dépourvue de sérosité. La
période æstueuse a-t-elle succédé à celle de concentration ; la siccité du péricarde est moindre , sans
que la sérosité y soit jamais abondante. Le cœur
est d'un volume ordinaire et parfois au-dessous
de l'ordinaire, les cavités droites contiennent
du sang sans être distendues par ce liquide ; les
gauches , sans être dans un état de vacuité complète, semblent en contenir d'autant moins que
la mort a été plus prompte. Alors même que le
ventricule aortique est vide , il n'est point contracté et revenu sur lui-même : nous n'avons
jamais vu sa cavité presque entièrement effacée,
comme l'ont indiqué quelques auteurs. L'endo-

carde de la partie droite du cœur offre parfois une couleur noire foncée, que nous rapportons à l'imbibition sanguine, et qu'il faut se garder de prendre pour une endocardite. La consistance des parois musculaires de l'organe est moindre que dans l'état normal, surtout à droite; le sang des cavités veineuses est plus fréquemment liquide et contient quelquefois des bulles d'air; on trouve rarement des caillots, tandis qu'il en existe dans le ventricule gauche.

Nulle altération dans le système veineux ou artériel. Les artères périphériques renferment plus de sang que celles situées profondément. La masse de ce liquide, considérée en général, est évidemment diminuée, et le déficit semble surtout s'être opéré aux dépens du sang artériel. Nul doute qu'il n'y ait quelque chose de morbide dans les propriétés physiques et l'organisation du sang chez les cholériques. Ne remarque-t-on pas la similitude apparente des sangs veineux et artériel? Le sang a un brillant particulier: privé de sérosité, il n'est plus de la chair coulante, mais stagnante. Le sang de deux fœtus, provenant de femmes cholériques, nous a offert les mêmes caractères que chez l'adulte; et surtout une grande viscosité. Malgré des travaux estimés, la science réclame une analyse chimique du sang, pendant les diverses périodes du choléra indien.

A l'occasion de l'air que l'on trouve dans le

sang chez les cholériques , et pour prouver que
ce n'est point ici un phénomène cadavérique ,
nous mentionnerons des faits qui nous ont été
communiqués. Notre confrère, le docteur Ducros
aîné, praticien distingué de Marseille, a vu, chez
quelques cholériques saignés au bras , des bulles
d'air s'échapper de la veine et être contenues dans
le vaisseau en dessous de l'endroit piqué , formant
de distance en distance des nodosités qui donnaient
à la veine une apparence de chapelet. Cette disposition ne s'observe guère que dans le choléra
foudroyant. A l'Hôtel-Dieu de Marseille , un
élève pratique la phlébotomie de la jugulaire, et
n'est pas peu surpris de voir , après la sortie de
quelques gouttes de sang , de l'air s'échapper de
la veine : effrayé d'un accident dont il redoute
les suites , il se hâte d'arrêter le sang ; l'opération
n'a aucun inconvénient.

Les bulles d'air préexistent-elles à l'ouverture
de la veine, ou la saignée est-elle la cause de leur
introduction dans le vaisseau? Nos recherches
cadavériques nous porteraient à admettre la première opinion.

On a aussi constaté la présence de l'air dans le
canal thoracique (1). Quant à nous, nous n'avons
examiné que sur deux sujets le canal thoracique ;

(1) Voir à ce sujet l'ouvrage de M. Sue, déjà cité.

il n'offrait rien de particulier. D'autres, qui l'ont
découvert un plus grand nombre de fois, affirment l'avoir toujours trouvé dans l'état sain.

Appareil respiratoire. La cavité des plèvres est
privée de sérosité ; elles sont partout desséchées
et comme parcheminées. Les poumons sont en
général peu développés, sans être néanmoins
affaissés sur eux-mêmes ; et, quoi qu'en aient dit
ceux qui ne voient dans le choléra asiatique qu'une
sorte d'asphyxie, les organes pulmonaires contiennent peu de sang et de sérosité : aussi leur
couleur est-elle d'un blanc grisâtre et non d'un
bleu ardoisé. Ils portent à leur partie postérieure
l'empreinte des sugillations cadavériques. Partout
ils sont crépitants ; mais, en comprimant les vésicules aériennes, on les déchire aisément, et l'on
détermine un emphysème sous-pleural partiel.
Pressés durant un certain temps, ils conservent
l'impression du doigt. On dirait, et cette observation a déjà été faite, qu'ils ont perdu en partie
leur élasticité. Si nous jugeons d'après ce que
nous avons vu, les congestions et les inflammations du parenchyme pulmonaire se manifestent
rarement dans la période de réaction : une seule
fois nous avons trouvé une péripneumonie double
chez un sujet jeune et vigoureux, qui succomba
trente-six heures après l'apparition de la période
algide. L'état de la respiration n'indiquait point,
durant la vie, l'étendue de l'hépatisation.

Examinée depuis le larynx jusqu'à la terminaison des bronches, la membrane muqueuse
des voies aériennes est saine. Nous ajoutons
néanmoins que, quand les symptômes d'asphyxie
prédominent et acquièrent une certaine intensité,
la muqueuse est d'un rouge vif dans la trachée-
artère : cette couleur devient d'autant plus foncée
ou plus livide, que l'on s'approche davantage des
vésicules bronchiques.

Sur les cholériques qui ont servi à nos recherches d'anatomie pathologique, nous n'avons
point de phthisiques ; c'est un fait qu'il nous suffit
de citer, sans prétendre en tirer aucune induction.

Appareil digestif. Examinant, scrutant cet
appareil, nous avons usé de la plupart des moyens
que possède l'anatomie pour éviter de faciles
déceptions, et distinguer le résultat évident de
la maladie d'avec le phénomène cadavérique.
Quand, au moment de l'autopsie, les pièces que
nous avions sous les yeux nous inspiraient quelque
doute, avant de nous prononcer sur leur véritable
signification, nous ne négligions point de les
conserver pour les soumettre à une nouvelle analyse anatomique.

Il est assez ordinaire que les vaisseaux de la
muqueuse du pharynx et de l'œsophage soient
injectés, surtout si le sujet succombe à la suite
de vomissements répétés : jamais nous n'avons
trouvé la muqueuse altérée. On rencontre des

cryptes isolés sur la membrane qui tapisse ces conduits.

Il est rare que l'on retrouve quelques traces de sérosité (1) dans la cavité abdominale ; la sécheresse du péritoine est surtout marquée dans son feuillet pariétal ; il se casse plutôt qu'il ne se déchire : il en est ainsi du grand épiploon. Le tissu cellulaire sous-séreux est moins abreuvé de liquides. Le péritoine intestinal a perdu de sa blancheur, et présente par intervalles les traces d'une vive injection. Quelquefois il existe sur les circonvolutions intestinales un fluide albumineux, collant, et que l'on a avec raison comparé à de la glu. Nous crûmes au premier abord rencontrer cette couche mince, pseudo-membraneuse, qui se forme au début des phlegmasies séreuses sur-aiguës ; mais, après avoir avec le manche du scalpel détaché cette matière visqueuse, nous pûmes nous convaincre qu'il n'y avait point analogie. Les régions du péritoine sur lesquelles elle était appliquée, n'offraient rien de particulier. La couleur du feuillet périto-

(1) Nous connaissons l'histoire d'un individu qui languissait depuis long-temps atteint d'hydropisie ascite ; aux premiers symptômes du choléra asiatique, dont il ne tarda pas à être victime, toute l'eau qui remplissait l'abdomen disparut, et à l'ouverture du cadavre, il n'en restait pas une goutte dans le ventre.

néal qui revêt les intestins, n'a pas de caractère
constant.

L'estomac est à l'extérieur d'un blanc mat,
voire même à l'extrémité splénique ; il est vide,
ou contient de la matière cholérique. Dans le
premier cas, et après des vomissements souvent
incoercibles, nous ne l'avons jamais vu contracté
sur lui-même, de manière à effacer le grand
cul-de-sac. Ouvert et renfermant du liquide cholérique, l'estomac se présente sous deux états : ou
le liquide vient d'être sécrété, et il adhère peu
aux parois de l'organe ; ou il y a séjourné pendant
quelque temps, et il adhère à la muqueuse,
offrant une couche membraniforme pulpeuse
qui pourrait en imposer pour un ramollissement
de la membrane elle-même. Par un léger frottement, cette couche disparaît et permet d'apercevoir intacte la tunique interne du ventricule. Il
n'est presque jamais distendu par des gaz ; des plis
se remarquent parfois, suivant la direction de la
grande courbure. La couleur de la muqueuse
gastrique varie, considérée dans la portion splénique ou cardiaque. Vers cette dernière, la congestion des vaisseaux sanguins peut lui imprimer
une couleur d'un rouge hortensia, irrégulière-
ment répandue, tandis qu'elle est blanchâtre au
pylore. Par une dissection attentive, des lambeaux
de la tunique interne, détachés dans la partie
droite de l'estomac, nous ont montré ces portions

membraneuses transparentes, tandis qu'elles l'é-
taient moins du côté opposé. Ne sait-on pas que,
même dans l'état hygide, il n'y a pas identité
d'épaisseur et de coloration aux deux extrémités
du ventricule? Le tissu cellulaire sous-muqueux,
dont les vaisseaux se dessinent d'un manière apparente, n'est ni plus humide ni plus fragile qu'il
n'a coutume de l'être. Rien de particulier dans
le mode de cohésion des membranes entre elles;
toutefois il est une remarque que nous ne passe-
rons pas sous silence: quand les cholériques succombent dans la période de concentration, quand
les liquides ingérés séjournent dans le grand cul-
de-sac de l'estomac, l'absorption ne pouvant probablement pas s'opérer alors, la muqueuse qui
le tapisse s'enlève par parcelles, et ce n'est encore
là qu'un résultat cadavérique. Si l'on observe la
muqueuse gastrique sous l'eau, cette membrane
offre d'espace en espace des arborisations; mais
on s'assure facilement qu'elles sont produites
par l'injection des vaisseaux capillaires du tissu
aréolaire, placé entre la tunique muqueuse et la
musculaire.

Si les follicules ou cryptes mucipares sont rarement apparents dans les circonstances ordinaires, il n'en est pas toujours ainsi chez les individus
qui meurent victimes du choléra asiatique. Cette
observation n'a point échappé à l'esprit judicieux
et investigateur de notre collègue le professeur

Cruveilhier. Pour que les cryptes soient mis en
évidence, il faut plonger l'estomac dans l'eau
froide : ils apparaissent agminés ou en groupe, et
situés principalement vers l'extrémité pylorique
de l'organe ; d'un blanc grisâtre, ils ressemblent
à des granulations miliaires. Nous n'avons jamais
trouvé d'occasion plus favorable d'étudier ces
petits organes lubrifiants ou sécrétoires que dans
le choléra indien. Sont-ils dans un état anormal?
Nous n'avons reconnu aux environs des cryptes
aucun signe justifiant cette opinion ; il nous a été
impossible de distinguer, même à la loupe, ces
couronnes vasculaires qui, dans quelques cas de
gastrite aiguë, circonscrivent les cryptes mucipares, participant à la phlegmasie membraneuse.

Ce que nous venons de rapporter de l'estomac,
nous l'avons constaté dans le plus grand nombre
de cas, mais nous avons aussi trouvé des inflammations sur-aiguës de ce viscère : elles se manifestent sous l'influence de médications toniques,
fortement excitantes, administrées dans l'intention de ranimer le malade ou de rappeler la
chaleur de l'intérieur à l'extérieur. Nous n'avons
pas laissé échapper l'occasion de nous livrer à
quelques études anatomico-pathologiques com-
paratives, sur les organes des cholériques traités
par des moyens peu actifs, ou soumis à un traitement pour le moins très-énergique. Chez ces
derniers, la couleur rouge foncée de la muqueuse

gastrique, sa densité, son opacité, son ramollissement et l'imbibition sanguine du tissu cellulaire
sous-jacent, ne permettaient pas de méconnaître
le cachet inflammatoire. (*Voy. Obs.* 10 *et* 11.)

Le résultat de nos travaux nous porte donc
à avancer que la gastrite n'est que consécutive,
accidentelle dans le choléra asiatique, loin de
constituer son essence. Ce que nous disons ici de
l'estomac, trouve également son application pour
le tube digestif. L'ouverture des intestins grêles
nous y montrait le fluide cholérique plus séreux
que dans l'estomac. Avait-il séjourné dans les
intestins, il offrait moins souvent cette couleur
blanche qui l'a fait comparer à du riz ou à du
gruau, il était d'un gris foncé tirant sur le rouge.
La cavité intestinale ne contenait point de gaz.

Accru dans son calibre, le duodénum renferme
ordinairement plus de fluide cholérique que les
autres intestins grêles. Quoique, dans le choléra
indien, il n'y ait point habituellement de bile dans
les intestins, sur un homme âgé, chez lequel la
période de réaction se manifesta d'une manière
trop brusque pour être de bon augure, nous
trouvâmes le fluide biliaire répandu en grande
abondance dans le duodénum. Le sujet sur lequel
nous constatâmes ce fait, vraiment exceptionnel,
avait été traité par l'ipécacuanha administré à
dose vomitive.

La muqueuse duodénale est d'un blanc cendré

11

dans l'intervalle des valvules, et d'un rouge ten-
dre sur ces replis qui ont fixé notre attention
dans toute la continuité de l'intestin grêle. Les
valvules, au lieu d'être imbriquées l'une sur
l'autre, sont quelquefois isolées, dans un développement exagéré facile à apprécier, même
sans rendre à l'intestin ses courbures naturelles.
Décrivant près des trois quarts d'un cercle au
duodénum, les valvules offraient à leur partie
moyenne une longueur que nous avons vue s'élever
à trois lignes et demie : leur bord libre était généralement dirigé en haut. En pressant les valvules
pour nous assurer de leur épaisseur, nous fûmes
surpris de sentir de la crépitation. L'augmentation de volume n'était qu'apparente et provenait
de l'emphysème (1). L'air était infiltré dans ce
tissu cellulaire lâche placé sous la muqueuse.
La compression rendait aux valvules conniventes
leur dimension ordinaire. Le cadavre ne présen-

---

(1) Cette hypertrophie apparente des valvules conniventes, due à l'emphysème du tissu aréolaire sous-muqueux,
est loin d'être un fait exceptionnel, puisque nous l'avons
rencontrée sur plusieurs cadavres. M. Dubrueil pensait
même être le premier à l'avoir observée ; mais M. Coudougniès, déjà cité, nous a assuré avoir fait la même remarque sur deux sujets. Depuis que nous avons fixé son
attention sur ce point d'anatomie pathologique, il nous a
écrit qu'il l'avait retrouvée sur cinq cadavres, et même
dans toute la continuité des intestins grêles.

tait aucun signe de putréfaction. La membrane interne du duodénum offrait, dans l'épaisseur du tissu aréolaire sous-muqueux, ces corpuscules ronds, isolés, décrits sous la dénomination de glandes de Brunner : vrais cryptes mucipares, parce qu'elles constituent l'état le plus simple des glandes. On ne trouvait point à la circonférence de ces cryptes d'injection vasculaire ; leurs ouvertures étaient peu ou point apparentes, même après l'essai de plusieurs modes de préparation. Quant aux villosités duodénales, la simple immersion dans l'eau les rendait visibles.

La muqueuse de l'iléon est plus rouge que celle du jéjunum, et ce caractère ne peut être attribué qu'à une congestion sanguine. Ces deux intestins nous paraissent remarquables chez les cholériques, par le nombre comme par la saillie des cryptes dits glandes de Peyer. Ces corps isolés dans le jéjunum, où ils simulent une éruption miliaire, existent agglomérés vers la fin de l'iléon, où ils apparaissent, dans quelques circonstances assez rares, il est vrai, sous forme de plaques ovales, dirigées suivant la longueur de l'intestin, et ayant une analogie parfaite avec celles que l'on rencontre dans la dothinentérite. Ces cryptes réunis présentent au sommet un point noir. On pourrait, avant l'autopsie, annoncer que les cryptes seront d'autant plus saillants, que la maladie aura duré un temps plus long. Nous sommes

portés à présumer avec le professeur Andral, que
les cryptes intestinaux, isolés ou réunis vers la
partie inférieure de l'iléon, et constituant les
plexus de Peyer, peuvent, chez l'adulte, être tantôt
apparents, tantôt invisibles, sans que ni l'un ni
l'autre de ces cas soit véritablement un état morbide, en ce sens que tous deux peuvent avoir lieu
sans qu'il en résulte aucun désordre des fonctions
digestives. Nous avons vu plus d'une fois le développement des cryptes en question, se manifester chez des individus morts subitement par
des lésions traumatiques, individus qui durant la
vie n'avaient pas éprouvé le moindre symptôme
du côté de l'abdomen. Pour terminer ce qui est
relatif à l'intestin grêle, faisons observer que la
partie inférieure de l'iléon offre une épaisseur
augmentée de la muqueuse, par le seul fait de
l'engorgement des vaisseaux, et cependant celle-
ci est saine. Si l'on veut acquérir cette conviction, il ne faut pas se borner à un simple et
rapide examen, mais, après avoir isolé, détaché la membrane, la placer entre l'œil et une
vive lumière.

Il n'est pas rare de trouver des vers lombricaux
dans le tube digestif. Quant aux gros intestins,
leur volume est aussi sujet à des variétés que celui
des grêles, et nous ne saurions ici rien indiquer
d'absolu.

La matière cholérique semble plus claire,

moins épaisse que dans l'autre portion du tube digestif. Nous ne pourrions signaler les variétés de nuance de la muqueuse considérée dans les gros intestins. Contentons-nous d'avancer que, plus fréquemment que pour les grêles, nous l'avons vue être le siége d'arborisations, de congestions plus ou moins étendues et n'occupant que des points limités. Le plus souvent, la membrane qui tapisse la valvule iléo-cœcale offre un changement brusque d'aspect, considérée dans la portion iléale et dans celle du cœcum : dans la première, deux fois seulement nous avons pu constater un état pathologique réel, une *iléo-déclivite*. Enfin, dans le plus grand nombre de circonstances, il n'y avait aucun indice de phlegmasie dans les gros intestins, sauf les cas déjà indiqués, pour l'estomac, où des médicaments sur-excitants avaient été administrés dans le cours de la maladie.

Rappelons un principe important, alors qu'il est l'expression de faits bien observés et déjà signalés à l'attention des praticiens (1) : c'est que, lorsque les intestins sont enflammés, malades dans une grande étendue, ils ne sont plus baignés par le fluide cholérique, mais par un mucus rougeâtre et adhérent.

_____

(1) Voir le rapport de la commission médicale envoyée à Paris par l'administration municipale de Marseille, rapport publié par les docteurs Cauvière, Rey et Rousset.

Le foie a un volume ordinaire , plutôt même diminué qu'augmenté. Sa couleur n'est pas uniforme ; celle qui domine est le jaune pâle : on distingue des marbrures disséminées à l'extérieur et produites par des stases sanguines partielles. Des coupes faites dans la profondeur du viscère démontrent que les deux substances qui le composent sont moins distinctes , moins tranchées que dans l'état ordinaire. Ainsi ce tissu cellulovasculaire , doué d'érectilité et qui peut faire considérer le foie comme organe d'hématose , n'a plus cette couleur brun foncé qui le caractérise : il est pâle , grisâtre , flétri et comme dans un état d'atrophie commençante , effet probable de la diminution des liquides qu'il a coutume de recevoir. Le parenchyme hépatique , destiné à la sécrétion de la bile et formé par les grains glanduleux (*acini*) , est moins consistant qu'à l'ordinaire : ceux-ci légèrement décolorés ne laissent point exsuder de bile quand on les presse. Nous avons rarement , bien qu'on ait avancé le contraire , remarqué l'engorgement de la veine-porte hépatique. Chez les cholériques , et proportionnellement au système veineux général , le sang du système veineux abdominal est plus abondant. La vésicule est distendue par une bile épaisse, noirâtre, poisseuse : pressant le réservoir de la bile, du fond vers le sommet, on ne fait passer qu'avec peine quelques gouttes de ce fluide dans le canal cystique. Quoique vides, les canaux excréteurs de la bile sont remarquables par leur calibre (1).

La rate se distingue par sa petitesse ; on comprend qu'il doit en être ainsi puisqu'il y a soustraction dans la masse sanguine, et que l'organe, sorte de *diverticulum*, paraît avoir pour usage de recevoir le sang, hors le temps de la digestion. La rate est sèche, racornie et assez résistante dans son tissu pour se laisser difficilement entamer.

L'analogie, du moins pour l'aspect extérieur, du fluide cholérique avec celui sécrété par le pancréas, nous avait fait supposer que ce viscère pouvait être le siége de quelques altérations, et cependant nous l'avons toujours trouvé sain.

Les reins petits, injectés, mous, ne contiennent pas d'urine.

La vessie, contractée au point d'effacer la cavité, est complétement vide. La muqueuse n'est point le siége de lésions apparentes ; souvent elle est tapissée d'une couche de mucosité épaisse.

Quant aux organes générateurs, examinés

---

(1) M. Dubrueil conserve des canaux biliaires trouvés à l'ouverture du corps d'un cholérique ; ils renferment une incrustation formée par de la bile concrétée, incrustation ressemblant, comme l'a dit M. Magendie, à des tuyaux où coulent les eaux qui charrient du carbonate calcaire.

dans les deux sexes, ils n'ont rien présenté qui méritât d'être mentionné.

Nous avons disséqué, étudié la matrice de deux femmes cholériques, mortes après l'accouchement survenu dans la période algide : l'une de ces femmes était à terme, l'autre était parvenue au huitième mois de la gestation ; elles succombèrent dix heures et douze heures après la parturition. L'utérus n'était point revenu sur lui-même, il offrait une mollesse remarquable ; les sinus utérins étaient béants : l'on sait que, lorsque les femmes en couche sont enlevées rapidement par des convulsions ou autres accidents, la matrice est fréquemment ramollie. Nous avons examiné les mamelles de deux femmes mortes pendant l'allaitement, la sécrétion du lait n'avait pas été suspendue et les glandes mammaires n'offraient rien de particulier.

Nous demandons grâce pour ces longs détails nécropsiques que nous terminons enfin, mais qui nous semblaient indispensables pour établir la proposition suivante :

Le choléra-morbus asiatique n'a point de siége anatomique déterminé.

L'investigation cadavérique la plus scrupuleuse n'a pu nous mettre sur la voie, quant à la solution du double problème relatif à la nature et au siége de cette cruelle maladie : sa marche si rapide, alors que la mort est voisine de l'invasion , suffirait-elle pour justifier l'absence de traces matérielles aidant à l'interprétation des symptômes ? Tout semble néanmoins annoncer l'état morbide du sang ; mais ce n'est là qu'une supposition , et il appartient à la chimie organique de la placer hors de doute. Les données cadavériques , toutes négatives, nous conduisent à soupçonner que , dans le choléra asiatique , il faut plutôt admettre une lésion dans les conditions, les propriétés dynamico-vitales de nos organes, qu'une altération dans leur texture.

N'en serait-il pas du choléra-morbus asiatique, comme de certains cas d'empoisonnement, dans lesquels le professeur Orfila a démontré que les lésions de tissu ne doivent être regardées que comme des preuves accessoires? Emise par l'un de nous, professeur d'anatomie, et qui, sans être organicien absolu (1), n'en est pas moins par conviction organicien, cette assertion ne saurait être suspecte.

Une puissance irrésistible, celle des faits, nous entraîne malgré nous ; et, s'il faut le dire, à l'époque où nous n'avions pas encore le triste privilége de raconter ce que nous avons vu depuis

(1) Par organicien absolu, nous entendons celui qui ne voit que les organes et seulement que les organes, sans admettre cette force, cette impondérable biotique qui les anime.

à l'occasion du choléra asiatique, parcourant avec une inquiète curiosité les monographies publiées sur les diverses épidémies qui ont éclaté à l'étranger ou dans notre France, nous éprouvions une certaine tendance à voir dans la maladie le résultat d'une sorte d'inflammation spéciale, maligne. Eh bien ! ce que nous avons évidemment constaté par nous-mêmes et fait constater par d'autres, n'étant pas ce que nous avions présumé, notre conviction n'est est aujourd'hui que plus ferme et plus profonde.

Appuyés sur nos recherches et sur des observations inédites communiquées par d'habiles et obligeants confrères, nous pensons que le fait anatomico-pathologique qui domine dans le choléra asiatique et qui en a peut-être imposé, est relatif aux phénomènes d'injection et de congestion sanguines. L'hyperdiacrisie intestinale ne saurait être considérée comme de nature inflammatoire. D'accord avec la théorie, l'expérience ne nous apprend-elle pas que l'hypérémie est provoquée par les troubles de l'innervation, et qu'alors l'hypérémie n'est qu'un simple effet ? Il y a cyanose des membranes muqueuses et de quelques séreuses, comme il y a cyanose de la peau. L'inflammation des voies digestives peut devenir consécutive au choléra indien lui-même, mais encore une fois il s'en faut qu'elle soit lui.

Une pensée nous occupe et a dû nous rendre

circonspects, avant de nous prononcer : résumant les nombreuses publications sur le choléra-morbus asiatique, on voit des hommes graves et placés haut dans la science affirmer l'existence d'une irritation, d'une phlegmasie dont ils placent le siége principal dans la muqueuse gastro-intestinale. La vérité ne serait-elle donc point une et la même pour tous ? ou bien le choléra asiatique présenterait-il, suivant les lieux, les saisons, les épidémies, des nuances assez tranchées pour justifier les résultats si divers proclamés par les médecins ?

Ce serait peut-être ici le lieu de poursuivre la discussion des opinions émises sur le siége et sur la nature du choléra-morbus asiatique ; mais cette tâche a été souvent remplie, et nous serions réduits à répéter ce que tant d'autres ont dit. Nous pensons d'ailleurs qu'il suffit, dans un travail tel que celui-ci, d'avoir discuté les deux principales théories de la maladie qui nous occupe et d'avoir exposé la nôtre. Aussi, en terminant cet article, poserons-nous encore les propositions suivantes :

Le choléra-morbus asiatique n'a point de siége anatomique déterminé.

Il n'est pas de nature spécialement nerveuse ou spécialement inflammatoire.

Il ne consiste pas uniquement en une viciation des humeurs.

Il est le résultat d'une entoxication agissant sur tout l'organisme, il constitue une maladie de nature spécifique.

Ces propositions résultant déjà de l'individualité signalée dans les symptômes et de l'absence avérée de toute lésion organique constante, trouveront un nouvel appui dans les notions que nous fourniront l'étude du traitement et celle des causes.

CHAPITRE QUATRIÈME.

TRAITEMENT.

Nous n'avons rencontré dans aucun lieu un mode de traitement généralement adopté contre la maladie épidémique ; chaque médecin avait le sien, auquel il restait rarement fidèle. Il en est résulté pour nous la confirmation de ce principe de thérapeutique, que dans le choléra-morbus asiatique, comme dans presque toutes les autres maladies, il n'existe pas de médication directe à lui opposer, mais seulement des indications curatives à remplir. Nous allons passer en revue les principaux remèdes que nous avons vu mettre en usage, ou dont on nous a vanté l'efficacité. Nous essayerons d'en déterminer la valeur, en exposant les résultats de notre propre expérience ; et en finissant, nous tracerons, d'une manière rapide, les règles qu'il convient de suivre pour guérir le plus souvent possible une maladie trop constamment rebelle à toutes les ressources de l'art.

Anti-phlogistiques. Si l'on devait juger de

l'efficacité d'un mode de traitement par le nombre des médecins qui le prônent, on accorderait, sans hésiter, toute confiance aux anti-phlogistiques. Ils ont compté beaucoup de partisans dans tous les pays qu'a parcourus le choléra asiatique, et il nous serait impossible de citer un seul petit village dans lequel nous n'ayons trouvé des confrères qui en exaltaient la puissance ; mais hâtonsnous de dire que partout aussi il s'est rencontré quelques praticiens qui les ont repoussés avec force. Les uns et les autres se laissaient entraîner dans des extrêmes, qui paraîtraient ridicules s'ils n'étaient dangereux. Nous pourrions signaler des hommes d'un vrai mérite d'ailleurs, qui étaient sur ce sujet dans l'égarement le plus complet ; puisque, tandis que l'un nous déclarait, en pleine assemblée médicale et devant les autorités du lieu, que quiconque prétendait avoir guéri le choléra asiatique par la saignée en avait menti, un autre, dans une commune voisine, assurait avoir traité quatre cents personnes offrant les prodromes de la même maladie, les avoir saignées toutes et n'en avoir perdu qu'une. Nous devons ajouter, pour être justes, que ces propos avaient été arrachés sans doute par la discussion, et qu'il ne s'est présenté à nous que bien peu d'hommes de l'art qui se hasardassent à énoncer des principes aussi exclusifs.

Les médecins qui admettaient l'utilité de la

saignée, ne s'accordaient nullement sur l'époque à laquelle il convient de la pratiquer. La plupart la vantaient contre la période de réaction ; plusieurs la donnaient comme avantageuse dès le début de la maladie, lorsque le refroidissement, la cyanose et le ralentissement de la circulation ne se sont pas encore manifestés ; quelques-uns la conseillaient même pendant la période algide.

Ils ne variaient pas moins sur la quantité de sang qu'il fallait faire couler. Les uns, craignant toujours de trop affaiblir, recommandaient de ne faire qu'une saignée légère ; les autres, supposant une inflammation intense, ou redoutant des congestions sur les principaux viscères, voulaient qu'on saignât jusqu'à ce qu'une extrême faiblesse s'ensuivît.

Il y avait encore dissentiment entre les médecins, sur la préférence à accorder aux saignées générales ou aux saignées locales. Beaucoup se prononçaient en faveur de ces dernières, qu'ils pratiquaient, soit au moyen des sangsues (et c'était le plus grand nombre), soit au moyen des ventouses scarifiées, prescrites par quelques-uns avant l'arrivée de M. le baron Larrey, par plusieurs après son passage.

Des discussions s'élevaient enfin pour déterminer sur quelle partie il convenait de pratiquer les saignées locales. La plupart voulaient que ce fût sur l'épigastre ; quelques-uns sur tout l'abdomen, ou au périnée, ou sur la poitrine ; très-peu prescrivaient de les appliquer sur la tête et moins encore sur la colonne vertébrale.

Il est facile de juger, d'après ces dissentiments, que si ce moyen curatif peut convenir dans toutes les périodes du choléra indien, il doit devenir nuisible dans toutes, lorsqu'on y a recours mal-à-propos. Il importe de donner quelques développements à cette proposition.

Nous avons déjà dit que les prodromes manquaient le plus souvent, ou passaient inaperçus dans l'épidémie que nous avons observée. Il est devenu dès-lors extrêmement difficile de décider, par l'expérience, quel mode de traitement était le plus avantageux pour les combattre. Nous croyons cependant pouvoir avancer, d'après plusieurs faits bien constatés, que la saignée générale réussissait chez les sujets jeunes et vigoureux, avec pléthore sanguine et tendance aux inflammations, lorsque d'ailleurs il ne se présentait pas de contre-indication à son emploi. C'est par elle que M. Rech a enrayé, du moins il en est persuadé, le développement du choléra asiatique, chez plusieurs aliénés et chez deux infirmiers.

Quand la période algide était déclarée, la saignée nous a semblé presque toujours sans effet, souvent même dangereuse. Plusieurs médecins ont assuré avoir vu survenir un collapsus ex-

trême, aussitôt après la perte de quelques onces
de sang, et nous avons recueilli plusieurs faits
de même nature. Il faut d'ailleurs remarquer
que, pendant cette période, la circulation étant
extrêmement ralentie, le sang ne coule de la
veine ouverte que goutte à goutte, que quelquefois il n'en sort pas du tout, et que dès-lors les
saignées deviennent à peu près impraticables.
Leurs partisans outrés engagent bien alors à
frictionner fortement le bras, à le tremper dans
l'eau chaude pour y rappeler la circulation; mais
les efforts que l'on fait dans ce but, sont ordinairement inutiles. L'un de nous avait prescrit
une saignée chez un sujet dont l'artère radiale
battait encore, très-faiblement il est vrai ; le
chirurgien interne ouvrit deux fois la veine du
bras, à peine quelques gouttes de sang s'échap-
pèrent. L'autre membre de la commission voulut
voir s'il serait plus heureux ; il fit faire de fortes
frictions sur tout le membre pendant assez long-
temps, il serra et relâcha les ligatures, piqua la
veine quatre fois, et ce fut tout aussi vainement.

Les saignées locales ne conviennent pas davantage dans cette période, le plus souvent aussi
on les tenterait sans succès. Nous avons reconnu
plusieurs fois que les sangsues ne mordaient pas,
ou tombaient après avoir sucé quelques gouttes
de sang. Plusieurs praticiens nous ont assuré avoir
vu des scarifications rester sans effet au moment

où on les pratiquait, et se rouvrir plus tard, si la réaction s'établissait. Nous n'avons garde cependant de proscrire ces applications, d'une manière absolue, dans la période algide : le refroidissement peut n'être pas général, la chaleur de l'épigastre ou même de tout l'abdomen est quelquefois augmentée; dans ces cas, les saignées ou les ventouses scarifiées, appliquées sur les parties qui semblent être le siége d'une forte irritation, doivent produire d'heureux résultats, surtout si les malades y accusent de vives douleurs. Une seule fois, M. Rech les a fait appliquer en pareille circonstance, et la guérison est survenue. Comme il avait employé d'autres moyens presqu'en même temps, il craindrait d'avancer que la guérison a été due à celui-là seul.

Durant la seconde période les saignées sont ordinairement indiquées ; car il y a à craindre un état fluxionnaire général, ou des congestions sur les principaux viscères de l'économie. La plupart des médecins ont été d'accord sur ce point, et nous avons vu les plus malheureuses conséquences résulter de la crainte qui en retenait quelques-uns. A Agde, MM. Caizergues et Rech avaient trouvé un homme robuste, âgé d'une trentaine d'années, dans un état de réaction bien prononcée ; l'agitation était extrême, la face vultueuse, le pouls grand et plein ; il s'écriait sans cesse qu'il allait mourir. La saignée leur

avait paru indiquée ; mais ils connaissaient encore trop peu le choléra asiatique, pour prendre
sur eux de faire une prescription sans l'assenti-
ment du médecin qui traitait le malade et qui
était en ville. Ils recommandèrent qu'on le priât
de venir le plutôt possible. On ne le trouva pas
sans doute, et une heure après le cholérique était
mort. Son aspect annonçait une congestion vers
la tête ; les parents s'opposèrent à la nécropsie.

Quelques jours après, à Montpellier, MM.
Rech et Fave avaient traité du choléra asiatique
un conducteur de diligence, qui, venant d'Agde
et de Béziers, y avait sans doute puisé le germe
de sa maladie. La réaction avait eu lieu au moyen
de l'opium à l'intérieur et des excitants à l'extérieur, mais n'avait été que momentanée ; l'agitation était devenue extrême ; le froid s'était
répandu encore sur les extrémités et sur la
face. Effrayés par la réapparition des symptômes
algides, ils n'avaient pas osé saigner et le malade
était mort.

Plus tard, M. Rech fut appelé en consultation
à Cette, pour un confrère menacé de succomber aux atteintes du choléra asiatique. Lorsqu'il
arriva à onze heures du soir, le malade vomissait
encore de loin en loin, et rendait par les selles les
matières rizacées ; mais la réaction s'établissait,
le pouls quoique mou était développé, la chaleur
était générale sans être trop forte, il y avait

agitation et somnolence. L'on ne crut pas devoir troubler l'ordre des mouvements vitaux, car il y avait lieu d'espérer que la réaction se compléterait. Il n'en fut point ainsi ; à trois heures du matin, les vomissements, les selles, l'affaissement et l'agitation se continuèrent et le froid s'empara des extrémités. On avait fait appliquer aux jambes des cataplasmes sinapisés, dont l'action resta impuissante ; le refroidissement augmenta et s'étendit ; l'agitation du malade, son état de somnolence, amenèrent à craindre une congestion cérébrale ; les battements de l'artère étaient appréciables, et cela décida M. Rech, qui n'avait pas oublié les deux faits précédents, à conseiller la saignée. Des deux confrères qui donnaient leurs soins habituels au malade, l'un approuva, l'autre ne fit qu'une légère opposition. La phlébotomie fut pratiquée, et l'on appliqua en même temps deux sinapismes aux mollets. Avant que ceux-ci eussent le temps d'agir, la réaction se rétablit entièrement ; bientôt les symptômes désignés disparurent, et le malade, d'un tempérament sanguin, mais d'une faible constitution, recouvra promptement une santé plus forte que celle dont il jouissait avant le choléra indien.

Enhardis par ce succès, nous n'avons pas craint de saigner par la suite presque constamment, quand la réaction était complète, et même quand elle ne l'était point, pourvu qu'elle fût com-

mencée et que les battements de l'artère fussent
bien sensibles. Nous avons eu presque toujours à
nous en louer, et la saignée générale est regardée par nous comme un moyen puissant, pendant la seconde période du choléra asiatique,
spécialement quand il y a oppression, grande
agitation ou somnolence. La plupart des confrères avec lesquels nous en avons causé, se
sont loués de ce moyen mis en pratique dans
les mêmes circonstances. Nous recommandons
toutefois de ne point en abuser.

Si les sujets sont faibles, si surtout il y a des
signes de congestion vers une des grandes cavités,
les saignées locales doivent être préferées à la
phlébotomie. Le lieu de leur application variera
selon les individus et surtout selon l'organe qui
paraît le plus vivement affecté. Nous avons presque toujours employé les sangsues dans ces cas-là;
d'autres ont préféré les ventouses scarifiées. Nous
ne pensons pas qu'il soit possible de prononcer
en faveur de l'un ou de l'autre de ces moyens.

Nous n'avons jamais eu recours à l'artérioto-
mie, nous ne connaissons aucun confrère qui
l'ait pratiquée.

Quant à la quantité de sang qu'il convient
d'extraire, on ne saurait la déterminer d'une
manière générale; les forces du malade, son
âge, sa constitution, l'intensité de la maladie,
doivent diriger le médecin.

Excitants internes. La plupart des médecins les
ont employés, dès le début de leur pratique,
contre le choléra asiatique ; mais des revers
nombreux les en ont promptement dégoûtés.
Nous pensons encore qu'ils avaient tort d'y avoir
une grande confiance avant de les avoir essayés,
et qu'ils ont été ensuite trop loin dans la répugnance qui leur est survenue, et qui a été certainement augmentée par des idées théoriques dont
la justesse ne nous est point démontrée.

On a dit que les excitants internes devaient
être nuisibles contre cette maladie dans l'invasion, parce qu'il y a irritation, inflammation du
tube digestif ; inutiles durant la première période, l'absorption de la muqueuse gastro-intestinale cessant entièrement ; mortels dans la seconde, l'irritation et l'inflammation de la même
membrane se développant avec plus de force.
Ces trois propositions si souvent répétées sont
beaucoup trop absolues. En premier lieu, l'irritation et l'inflammation du tube digestif sont
loin d'être constantes dans l'invasion. Rien ne
démontre leur existence : ni les causes dont la
nature nous est inconnue, ainsi qu'on le verra
dans le chapitre suivant ; ni les symptômes qui
varient beaucoup dans leur essence ; ni le traitement qui n'est point fixé ; ni enfin l'anatomie
pathologique, puisque ce n'est point à cette
époque que l'on voit la mort survenir.

En second lieu, il nous semble peu raisonnable d'affirmer que l'absorption de la membrane muqueuse ne peut se faire pour aucun médicament. S'il est vrai, en effet, que la plupart sont rejetés sur-le-champ par le vomissement, il l'est également que tous finissent par séjourner dans l'estomac, pendant quelques moments au moins, lorsqu'ils sont donnés à doses répétées ; et dèslors comment nier *à priori* qu'aucun puisse modifier convenablement la surface de cet organe, et être pompé par les nombreuses bouches absorbantes qui y sont répandues ?

Enfin, l'irritation et l'inflammation gastro-intestinales, quoique survenant non rarement pendant la seconde période, manquent souvent, comme le montrent de nombreuses nécropsies. Ce sont surtout les congestions que l'on doit craindre ; et pourquoi les excitants, introduits dans le tube digestif, ne seraient-ils pas quelquefois utiles pour les prévenir et pour les combattre ?

Ainsi donc, nous ne croyons pas à une inflammation constante dans l'invasion ; nous considérons l'absorption comme difficile, mais comme possible dans la première période ; nous ne pensons pas que la gastro-entérite caractérise la troisième, et nous admettons en conséquence, que les excitants internes peuvent être sagement conseillés dans toutes les époques du choléra asiatique. C'est surtout pendant la période algide qu'il nous semble convenable de les essayer, nous fondant sur la difficulté même de l'absorption. Si, en effet, la surface gastrique ne pompe qu'avec peine les substances introduites dans l'estomac, les excitants internes ne doivent que bien difficilement devenir nuisibles. Nous avons entendu répondre à ce raisonnement, que les excitants internes ne nuisent pas sur le moment, il est vrai, mais qu'ils peuvent le faire aussitôt que la réaction commence, l'absorption alors acquérant une grande activité. C'est-à-dire que l'on suppose que des corps étrangers doivent rester dans l'estomac, qui rejette à chaque instant et avec violence tant de matières liquides, sans subir des modifications dans leurs propriétés médicamenteuses, sans en imprimer à l'estomac dans son mode de vitalité, et que si la réaction s'établit, ils n'ont nullement contribué à la développer. Nous ne pouvons admettre de pareilles suppositions, et nous persistons à croire que, contre une maladie aussi violente que le choléra asiatique, qui jusqu'à ce jour, pendant la période algide, a été le plus souvent rebelle aux divers moyens employés contre elle, il doit être au moins permis de revenir sur les remèdes que l'on a vantés, et d'en essayer de nouveaux. Les excitants ne sauraient être exceptés. Nous allons dire quelques mots sur chacun de ceux que nous avons vu mettre en usage.

Menthe. On sait que les anciens attribuaient à cette plante des propriétés puissantes contre la morsure du serpent ; le peuple, dans le midi de la France, l'emploie habituellement comme stomachique et comme anti-spasmodique ; par tous ces titres, elle ne pouvait que mériter la confiance dans le traitement du choléra-morbus asiatique. Elle a été fort usitée en infusion et en hydrolat ; on en a pris à des doses assez élevées et souvent répétées. Il nous a été impossible d'en déterminer les effets, car nous n'y avons jamais eu recours, et nous ne connaissons aucun médecin qui l'ait prescrite sans y joindre des remèdes plus actifs. Nous n'avons pas cru toutefois pouvoir nous dispenser d'en faire mention, parce que dans plusieurs lieux, et particulièrement dans la ville d'Agde, le peuple en a fait un très-grand usage, sans qu'on se soit aperçu qu'il ait eu des suites fâcheuses.

Thé. L'infusion de cette plante, si souvent prônée comme préservative et même comme curative du choléra asiatique dans le nord, n'a pas été oubliée dans le midi. Il est des personnes bien portantes qui se sont soumises à en prendre plusieurs tasses par jour, et qui n'ont point été pour cela à l'abri de l'épidémie ; il en est d'autres qui s'en sont gorgées dès qu'elles ont éprouvé une légère indisposition, ce qui n'a point empêché la période algide de se déclarer et de devenir mortelle. L'infusion de thé est un faible excitant, qui a favorisé la réaction dans quelques circonstances, mais dont les propriétés ne sont point assez développées pour qu'on doive lui accorder la moindre confiance dans les cas graves.

Éther sulfurique. On l'a fait entrer souvent dans des potions administrées à doses fortes et répétées. Plusieurs médecins nous ont dit avoir obtenu par ce moyen des réactions inespérées. Nous n'avons jamais vu qu'on l'administrât seul.

Punch. Tous les médecins savent qu'il a été fortement recommandé par M. Magendie. On l'a essayé dans le midi et quelquefois avec succès ; c'est à lui que M. Rech rapporte plusieurs des guérisons survenues dans la Maison des aliénés. (*Voy. Observ.* 3 *et* 4.) Il échoua chez les premiers sujets auxquels il fut prescrit, lorsqu'il était préparé seulement avec du rhum ou de l'eau-de-vie. Pour le rendre plus actif, on remplaça le rhum par l'alcool (un tiers sur deux tiers de décoction de thé) et il amena d'heureux effets. Nous ne saurions taire qu'après la réaction tous les symptômes de gastro-entérite se sont manifestés plusieurs fois, et n'ont été dissipés que par des anti-phlogistiques réitérés. Dans l'hôpital St-Eloi de Montpellier, on en a fait boire en assez grande quantité pour causer l'ivresse, et seulement alors son emploi a été suivi de quelques guérisons. Nous avons reconnu que bien

des malades né le supportaient pas du tout, ou
en étaient promptement dégoûtés et ne pouvaient plus l'avaler.

Vins généreux. Quelques praticiens de Marseille les prescrivirent pendant la période algide.
Ils ne regrettaient pas d'en avoir fait l'essai,
mais ne leur attribuaient pas une vertu différente
de celle des autres excitants.

Acétate d'ammoniaque. (*Esprit de Mindé-
rérus.*) Il a été employé à Marseille, dans quelques cas avec succès, ordinairement sans résultat ; presque toujours il était associé à d'autres
excitants.

Café. Il a été administré à l'hôpital St-Éloi,
à Montpellier, par M. Franck, chirurgien-
interne, qui a obtenu deux guérisons ; mais
c'était vers la fin de l'épidémie et dans deux cas
peu graves.

Chlore liquide. L'essai en fut fait à la Maison
des aliénés, d'après la proposition de M. le professeur Dugès, sur deux femmes qui offraient
tous les caractères du choléra algide. Une mourut
après que la réaction fut établie, l'autre guérit.
(*Voyez Observ.* 9 *et* 10.) Quinze gouttes de la
solution aqueuse de chlore avaient été étendues
dans deux onces d'eau pure et froide. Cette dose
était prise en une fois et renouvelée de demi-
heure en demi-heure ; on en suspendit l'emploi
aussitôt que la réaction commença. M. Dugès

avait proposé de l'administrer aussi en lavement,
mais cela fut impossible. La réaction s'étant
établie chez les deux cholériques soumises à son
usage , on doit l'essayer encore , mais en n'ou-
bliant pas que, chez l'une, il est survenu les symptômes d'une violente irritation pulmonaire , et
que , chez l'autre , on a trouvé des traces profondes d'inflammation dans le tube digestif.

Anti-spasmodiques. Le choléra asiatique a été
regardé comme une maladie éminemment nerveuse par un grand nombre de médecins, et a été
souvent traité par cette classe de médicaments.
Le succès n'a pas répondu aux espérances que
l'on avait conçues ; on a été obligé de les essayer
presque tous successivement , et l'on a fini par
n'avoir aucune confiance en aucun. Le musc, le
castoréum , la belladone , le camphre même
ont été promptement abandonnés , ou réservés
pour des indications thérapeutiques purement
accidentelles; l'opium seul et ses diverses préparations ont conservé quelque crédit.

Opium. C'est le plus souvent sous la forme
d'extrait gommeux qu'on l'a prescrit ; la dose en
a été élevée quelquefois bien haut; nous en avons
vu administrer six à huit grains dans l'espace
de quelques heures. On s'en est servi particulièrement dans l'intention d'arrêter les vomissements, les selles et les crampes. Souvent on a
obtenu l'effet désiré , mais ces symptômes ont

reparu aussitôt que l'usage du médicament a été suspendu ; quelquefois il n'a produit aucun résultat, et dans bien des circonstances on l'a accusé d'avoir favorisé les congestions, déjà trop fréquentes pendant la réaction. Nous avons rencontré néanmoins des médecins qui se louaient beaucoup de l'avoir employé, et qui en continuaient la prescription dans presque tous les cas durant la période algide. Ils le donnaient à petites doses, un quart de grain toutes les deux heures, et assuraient que, moyennant cette précaution, il n'était nullement dangereux.

Nous avons ordonné à notre tour l'extrait gommeux d'opium. Il a bien rarement amené les effets que nous désirions, et si la réaction est venue pendant qu'on en faisait usage, elle ne s'est point soutenue. Nous nous garderons bien cependant de le proscrire ; nous pensons, au contraire, qu'on doit l'essayer encore avec précaution, mais aussi avec constance.

L'acétate de morphine, à la dose d'un huitième de grain, toutes les deux, trois ou quatre heures ; le laudanum liquide de Sydenham, à la dose de demi-gros, ou même d'un gros, dans une potion de six onces pour toute la journée ; le sirop diacode administré à peu près de la même manière, sont tout autant de préparations qui ont subi le sort de l'extrait gommeux d'opium. On ne saurait faire une exception en faveur de l'acétate de

morphine, malgré les succès que croit lui devoir
M. Gérard , médecin à Avignon (1). On s'est
servi aussi de l'opium en teinture pour frictionner les parties qui étaient le siége des crampes ;
les effets n'en ont pas été bien prononcés.

Huile animale de Dippel. M. Mercurin pensant
que le choléra asiatique est de nature essentiellement nerveuse , prôna ce médicament comme le
plus puissant que l'on pût lui opposer. M. Beulac
aîné a obtenu une guérison par son usage , à
Marseille ; MM. Moublet et Raget ont réussi
plusieurs fois à Tarascon. D'autres praticiens de
la Provence l'ont administré sans en retirer des
résultats certains.

Toniques. Peut-être aucun médecin n'a songé
à rapporter à la faiblesse le choléra asiatique ,
aussi les toniques n'ont-ils guère été essayés que
pour remplir des indications accidentelles. La
valériane a été plutôt employée comme anti-
spasmodique, et , par suite de ses insuccès, a été
laissée bientôt dans l'oubli. La camomille , la
petite centaurée , etc. , administrées seulement
comme tisanes , ne l'ont été que vers la fin de la
maladie , quand on a supposé qu'il était conve-

---

(1) Notice sur le choléra-morbus observé à Avignon
pendant les mois de juillet , août et septembre 1835 , par
François Gérard , médecin.

nable de relever les forces que de vives douleurs, des pertes considérables et une longue
abstinence avaient abattues. Quant au quinquina,
on lui a attribué des qualités toutes spéciales.

Quinquina. Les praticiens ont prescrit bien
rarement ce médicament en substance ; ils lui
ont préféré le sulfate de quinine. Plusieurs habitants des communes dans lesquelles les fièvres
intermittentes sont endémiques, et où ils ont
souvent occasion d'observer des fièvres pernicieuses, ont cru pouvoir en rapprocher le choléra asiatique, trouver une nature semblable
dans ces maladies, et devoir les traiter de la
même manière. D'autres, sans faire ce rappro-
chement et seulement d'après quelques essais
heureux sans doute, ou d'après des idées théoriques que nous n'avons pas bien appréciées,
ont supposé au plus efficace des remèdes que
possède la médecine, une propriété anti-cholérique. Nous pouvons dire que tous ont bientôt
perdu la confiance qu'ils avaient mise en lui,
puisque nous n'en connaissons aucun qui ait persisté dans son emploi. On l'a administré généralement à la dose de huit à dix grains par jour ;
M. Faure, médecin militaire à l'hôpital Saint-
Éloi de Montpellier, en a prescrit jusqu'à soixante-
quinze dans un jour à l'intérieur, et souvent la
même quantité divisée en trois parties : l'une
donnée le matin à l'intérieur, l'autre au milieu

du jour par la méthode endermique, et la dernière le soir en lavement. Ce praticien n'a pas été plus heureux que ceux qui ne l'ordonnaient qu'à des doses modérées.

Le quinquina ou le sulfate de quinine ne peuvent avoir une juste application contre le choléra asiatique que dans la troisième période. Il peut se présenter alors une adynamie réelle, si l'on veut même un état septique des humeurs, et ces médicaments doivent être préférés, soit à titre de toniques, soit comme anti-septiques.

Astringents. La diarrhée et le vomissement étant deux des symptômes les plus saillants du choléra asiatique, et se présentant presque toujours les premiers, on aurait dû présumer qu'ils auraient conduit à l'emploi des astringents ; c'eût été une erreur. Les médecins n'ont pas plus considéré cette maladie comme le résultat d'une laxité organique que comme celui de l'atonie, et nous n'en connaissons aucun qui soit allé puiser, pour la combattre, dans la classe des remèdes dont nous nous occupons en ce moment. La racine de ratanhia, l'alun, le diascordium ont été mis en usage sans doute, mais seulement dans la dernière période, lorsque les principaux symptômes du choléra asiatique ayant disparu, la diarrhée persistait encore. Quelquefois on les a employés en poudre, en décoction ou dans des potions ; le plus souvent on les a donnés en lavement.

Vomitifs. Ils ont été assez souvent prescrits dans le début de la maladie , pour enlever des symptômes de gastricité, ou pour faire rejeter le poison que l'on supposait introduit dans l'estomac. Quelques praticiens y ont eu recours dans la période algide et même plus tard , lorsque les vomissements se sont arrêtés brusquement. C'est ainsi que des succès assez nombreux ont été obtenus à Arles , à Marseille , à Nîmes , à Toulon. Plusieurs de nos confrères se sont loués surtout de cette médication à Agde , où l'un d'eux la prescrivait dans tous les cas et d'une manière empirique. Enfin , à Montpellier, MM. les professeurs Broussonnet et Caizergues ont , par elle , guéri plusieurs cholériques.

L'ipécacuanha a été généralement préféré ; on n'a guère varié sur les doses, on en a presque toujours prescrit de vingt à trente grains. Le tartrate antimonié de potasse a été employé aussi à dose vomitive et assez souvent avec succès, M. Daniel, à Cette, l'a fait administrer à la plupart de ses malades et s'en est fort loué. Il n'a pas dépassé la dose de trois grains, et ne craignait pas d'y avoir recours pendant la période algide. Nous ne connaissons pas de médecin qui l'ait donné à haute dose ; on s'est méfié de son action déprimante bien prononcée.

Les émétiques , surtout l'ipécacuanha qui est moins irritant, sont indiqués quelquefois avant

13

la période algide, et c'est à cette époque effec-
tivement qu'on les a vu réussir. Peuvent-ils être
administrés plus tard sans danger? Nous ne le
pensons pas. (*Voy. Obs.* 12.)

Purgatifs. Peu de médecins y ont eu recours,
du moins pendant la première période. Les
minoratifs ont été donnés quelquefois avec
avantage, lorsque, la maladie tendant à sa fin,
il existait encore une diarrhée qu'on supposait
muqueuse.

Sudorifiques. Des sueurs abondantes, survenues
au commencement du choléra asiatique, ont paru
assez souvent le faire avorter ; nous n'avons
cependant rencontré aucun médecin qui eût confiance dans les sudorifiques, ou qui ait voulu même
les essayer ; car nous ne considérons pas comme
tels les infusions de thé, de violette, de tilleul,
etc. Les bains de vapeurs employés par M. Sué
méritent seuls ce titre ; nous en mentionnerons
bientôt les effets.

Excitants externes. Le froid cadavérique qui
caractérise la période algide, a engagé les médecins à recourir promptement aux excitants, et
quoique l'ayant fait presque toujours sans succès,
ils n'en ont pas moins persisté dans leur emploi.
On a essayé tour-à-tour des sinapismes, des
vésicatoires, des frictions ammoniacales, de
l'urtication et de la caléfaction artificielle. Pas-
sons rapidement en revue ces divers moyens.

Sinapismes. Dans les pays frappés par le choléra asiatique, il n'est peut-être pas un seul médecin qui ne les ait prescrits souvent. On les a appliqués aux mollets, aux cuisses, au coude-pied, aux poignets et sur la poitrine successivement, et quelquefois sur toutes ces parties en même temps. On a espéré réveiller ainsi la sensibilité assoupie pendant la première période, et ce n'a pas été toujours sans raison, car la réaction a été provoquée plusieurs fois ; mais le plus souvent les sinapismes n'ont pas produit d'heureux effets, ils ont même déterminé une vive douleur qui a augmenté l'agitation sans dissiper aucun des symptômes existants.

Après la première période, les sinapismes ont été rarement mis en usage, dans la crainte d'augmenter encore la sur-excitation générale ; on ne s'en est servi alors qu'à titre de révulsifs.

Nous avons nous-mêmes fait appliquer assez souvent des emplâtres de moutarde, et n'avons eu que très-peu à nous en féliciter ; aussi ne les considérons-nous que comme propres à aider l'action d'autres remèdes pendant la première période, et à prévenir ou à détruire, dans la seconde, des congestions qui menacent d'être mortelles.

Vésicatoires. Le choléra asiatique marche avec une telle rapidité, et présente, dès le début, des symptômes si effrayants, que l'on n'a guère

songé , pour l'arrêter, à des moyens qui agissént
lentement. C'est là probablement ce qui explique
pourquoi les vésicatoires n'ont été employés ,
dans le traitement de cette maladie , que pour
soutenir des médications plus actives , ou pour
remplir des indications accidentelles.

Frictions ammoniacales. On s'est proposé le
même but en y ayant recours , qu'en faisant appliquer des sinapismes. Les effets en ont été semblables, et on les a généralement abandonnées ,
l'emploi en étant moins facile.

Urtication. C'est encore la même idée qu'ont
eue les médecins en la prescrivant. M. C. Belloc
en avait beaucoup vanté les effets , dans une
thèse présentée à la faculté de médecine de
Montpellier, en 1834 ; il assurait en avoir vu
obtenir de nombreuses guérisons. Ce moyen a
été essayé en divers lieux pendant l'épidémie de
1835 ; mais on y a bientôt renoncé. M. Rech a
fait ortier deux cholériques sans succès ; et la
répugnance que l'on montrait autour de lui contre ce mode de traitement , que l'on regardait
comme barbare, l'a déterminé sans peine à le
rejeter dans l'oubli.

Caléfaction artificielle. Dans tous les lieux où
le choléra asiatique s'est montré , on s'est efforcé
de réchauffer les malades pendant la première
période , et l'on a inventé , dans cette intention ,
bien des procédés différents. Le plus simple , sans

contredit, a été d'envelopper les malheureux
qui se sont trouvés dans l'état algide, de linges
convenablement chauffés ; mais, d'une part, le
calorique s'est échappé facilement, et de l'autre,
les enveloppes ont été en peu d'heures entièrement trempées par les matières des vomissements et de la diarrhée. On a pensé alors qu'il
serait plus avantageux d'introduire dans le lit des
corps fortement chauffés et mauvais conducteurs du calorique. Des bouteilles de grès pleines
d'eau chaude ont paru pouvoir remplir l'objet
que l'on se proposait. Comme elles sont restées
ordinairement insuffisantes, on a inventé divers
tuyaux, au moyen desquels on a lancé sous les
couvertures des vapeurs très-chaudes, que l'on a
renouvelées avant qu'elles eussent pu se refroidir.
On a obtenu ainsi quelques effets plus certains,
et on y a néanmoins renoncé encore, parce
que l'on n'a communiqué qu'une chaleur qui
s'est dissipée, dès que le moyen par lequel on
l'avait procurée a été suspendu. On a reconnu,
en outre, que l'on avait déterminé chez les malades une augmentation dans la dyspnée, et un
sentiment de suffocation insupportable. Quoique
nous ayons pu apprécier souvent les inconvénients de cette médication et rarement ses avantages directs, nous ne pensons pas qu'elle doive
être rejetée. Il nous a semblé qu'elle donnait
une plus grande action aux remèdes que l'on

-employait en même temps. Il importe seulement de ne pas trop rapprocher les fusées de vapeurs chaudes, et de les suspendre si la gêne de la respiration devient trop grande.

Ustion. Elle a été peu employée amenant la douleur, des plaies et non la réaction. En définitive, les excitants externes ont été souvent conseillés par les praticiens, et quoique les effets aient été fort douteux, on ne les a pas abandonnés ; on en a seulement restreint l'usage. M. Cauvière, habile praticien de Marseille, a fini par ne plus prescrire que des cataplasmes sinapisés.

On ne s'est point borné, dans le traitement du choléra asiatique, à employer des remèdes dont les propriétés médicinales étaient déjà déterminées ; on a eu recours à un grand nombre d'autres, auxquels on a attribué une propriété spécifique contre cette maladie, ou du moins contre un ou plusieurs de ses symptômes. Le guaco et l'acide carbonique (anti-émétique de Rivière) occupent sous ce rapport la première ligne. Le mercure, le sous-nitrate de bismuth, l'huile d'olive méritent aussi d'être mentionnés.

Guaco. Cette plante, considérée depuis longtemps en Amérique comme l'antidote le plus certain contre la morsure du serpent, en Europe a été tout récemment vantée dans le traitement du choléra asiatique. MM. Chabert et François l'ont donnée comme un spécifique fidèle. Le

gouvernement s'est cru obligé d'en faire ramasser
une grande quantité, et de la distribuer, dans
les villes ravagées par l'épidémie, aux médecins
placés à la tête des hôpitaux. M. Rech a été des
premiers à en faire l'essai sur quatre cholériques ;
il l'a administrée d'abord en décoction et puis en
teinture, celle-ci ayant été fabriquée en Amérique même : il n'en a pas obtenu le moindre
résultat. Soit que la plante fût trop sèche et la
liqueur trop ancienne, l'amertume en était peu
sensible, et l'expérience seule aurait pu lui faire
connaître quelques grandes propriétés ; il n'en a
pas été ainsi. Non-seulement le guaco a échoué
complétement entre ses mains, mais prescrit à
l'Hôpital-Général par M. Bourquenod, à l'hôpital Saint-Eloi par M. Faure, à Agde, à Arles,
à Marseille par un grand nombre de médecins,
il n'a pas compté un seul succès bien constaté,
qui soit venu à notre connaissance.

Acide carbonique. Depuis long-temps on fait
usage en médecine de l'acide carbonique comme
moyen d'arrêter le vomissement, en versant du
suc de citron sur une solution de sous-carbonate
de potasse, et le faisant avaler au moment où
l'acide carbonique se dégage ; ce qui constitue la
potion anti-émétique de Rivière. M. Parkin,
imaginant qu'il pouvait être également avantageux contre le choléra asiatique, essaya d'en
démontrer l'efficacité dans un opuscule écrit en

espagnol, et traduit en français par M. le docteur
Dunal, doyen de la faculté des sciences de Montpellier. Il le prescrivit sous diverses formes, et
s'arrêta de préférence à celle dont nous avons
déjà parlé, en ayant toutefois l'attention de prescrire le bi-carbonate de potasse au lieu du sous-
carbonate, afin que l'acide carbonique se déga-
geât plus facilement et en plus grande quantité.
Dans ce même but, on a eu souvent recours à
l'eau de Seltz, prise en abondance.

Ce remède a subi le même sort que ceux
dont nous avons parlé jusqu'à présent. Amenant
quelquefois la guérison, n'étant le plus souvent
suivi d'aucun succès, il a conservé quelques partisans, mais a été généralement abandonné, du
moins pour le traitement de la maladie, car
beaucoup de médecins s'en servent encore contre
le symptôme.

Mercure. Ce métal ne pouvait être oublié dans
le traitement d'une maladie si souvent rebelle
aux autres secours de l'art, et que plusieurs médecins croient de nature contagieuse. Il a été administré intérieurement à l'état de proto-chlo-
rure par petites doses répétées, ou tout au plus à
doses purgatives ; peu de médecins y ont eu alors
confiance. On l'a employé à l'extérieur, à l'état
d'onguent, et il a trouvé de zélés partisans.
Nous devons distinguer parmi eux M. Robert, de
Marseille : il en avait fait un fréquent usage dans

la première épidémie qui ravagea cette ville, et avait publié quelques observations pour faire connaître les bons effets qu'il en avait retirés ; il s'en est servi encore dans la dernière, et a assuré avoir eu également à s'en louer. L'assertion d'un médecin aussi consciencieux mérite toujours d'être prise en considération. Nous dirons d'ailleurs, pour lui donner une nouvelle force, que M. Carbonnel, médecin de l'hôpital d'Aix, s'est montré fort satisfait d'y avoir eu recours, et que M. Léonard, médecin à l'hôpital militaire de Toulon, nous a montré deux cholériques guéris sous l'action de ce remède.

On devrait peut-être encore ajouter en sa faveur l'observation qui a été faite à Marseille et qui l'avait été déjà à Paris, que les filles publiques ont rarement été atteintes par le choléra asiatique ; mais malheureusement il est des observations toutes contraires : on a vu cette maladie se déclarer chez des sujets soumis depuis assez long-temps au traitement mercuriel.

Sous-nitrate de bismuth. Nous ne connaissons pas de médecins qui l'aient présenté comme anti-cholérique. Ceux qui l'ont employé dans l'épidémie de 1835, l'ont dirigé seulement contre les vomissements. S'il a réussi assez souvent à les suspendre, la maladie n'en a pas moins continué sa marche, et souvent est devenue mortelle. On peut en dire autant de l'acétate de plomb, par l'usage duquel on a espéré resserrer le ventre et arrêter le vomissement et la diarrhée.

Huile d'olive. Un médecin espagnol avait vanté cette huile prise à l'intérieur, en grande quantité, comme spécifique. M. le docteur Félix Grenier l'employa, à Bollène, sur la seule cholérique qu'il y eut dans le pays ; la guérison s'ensuivit. D'autres médecins crurent devoir la prescrire aussi, mais le firent inutilement ; nous sommes du nombre de ces derniers. M. Robert, de Marseille, en a obtenu au contraire les plus heureux résultats, et cite les deux faits suivants : 1° Le brick les *Deux-Sœurs,* parti de Tunis avec cinquante passagers le 12 août, aborda à Alger le 19, reçut à bord deux gardes de santé ainsi que des provisions, et continua sa route après avoir stationné plusieurs jours devant la ville, l'entrée du port lui ayant été refusée. Repoussé encore de plusieurs côtes, il fut enfin admis à Livourne. Depuis son passage devant Alger, il avait eu vingt-quatre cholériques, que le capitaine traita tous par l'huile d'olive à haute dose, unie au jus de citron : cinq seulement succombèrent. 2° Il a été reconnu, à Marseille, que le choléra indien n'avait atteint aucun des marchands d'huile en détail, quoiqu'on en compte quatre à cinq cents.

Cette médication peut donc être encore essayée. On doit observer toutefois que les malades ne l'avalent qu'avec la plus grande répugnance ; aussi, pour que les médecins puissent la prescrire habituellement, faudra-t-il des succès nombreux et bien avérés, ou bien qu'un préjugé lui vaille la confiance du peuple : c'est là ce qui vient d'avoir lieu à Marseille, où cholériques et bien portants de la classe indigente se sont gorgés souvent de cette boisson.

Nous devons signaler encore quelques remèdes empiriques assez usités contre le choléra indien.

Poudre de Dover. M. le professeur Caizergues la prescrivait à la dose de dix grains, de deux en deux heures, persistant assez long-temps sur son emploi, une fois pendant quatre jours ; il amena ainsi assez souvent la réaction. Plusieurs autres médecins l'ont ordonnée comme excitant avantageux.

Potion de De Haën. Elle a été administrée dans les hôpitaux. Elle calmait les principaux symptômes, et d'une manière plus spéciale les vomissements.

Injections de solutions salines dans les veines. Il paraît que c'est en Russie et parmi le peuple que cette méthode a été mise en pratique pour la première fois ; elle fut essayée plus tard en Angleterre avec le plus grand succès, disent les expérimentateurs qui en firent mention à cette époque. Quelques médecins y ont eu recours aussi en France, mais elle n'y a jamais été usitée

en 1835. M. Montfalcon n'a pas osé la tenter à
Marseille, et M. Quoy est le seul, à notre connaissance, qui l'ait suivie, en traitant à Toulon
un forçat atteint du choléra asiatique, auquel il
succomba. L'hydrochlorate, le bi-carbonate de
soude et l'hydrochlorate de potasse sont les sels
que l'on a injectés, dissous dans l'eau commune.
Les doses de ces sels et de leur véhicule ont varié:
on les a élevées quelquefois très-haut, puisque
trente-trois livres de cette solution ont été introduites en peu d'heures dans les veines de certains
cholériques. Un pareil mode de traitement nous
semble devoir être toujours fort dangereux ;
cependant, ne pouvant le juger par notre propre
expérience, nous craindrions de le proscrire d'une
manière absolue.

Nous n'avons pas appris qu'aucun de nos confrères ait essayé, dans le midi, des injections
séreuses, gazeuses, ou autres.

Electricité galvanique. Elle a été essayée à
l'hôpital Saint-Eloi à Montpellier, sur deux militaires: sur le premier, les fils conducteurs furent
placés, l'un à la bouche et l'autre à l'anus, ils y
furent laissés pendant dix minutes, sans produire
le moindre résultat ; le malade était moribond,
il expira bientôt après. On fit sur le second
deux incisions, l'une au cou sur le trajet du nerf
pneumo-gastrique, l'autre sur l'épigastre ; on y
plaça des fils conducteurs, et l'on obtint à deux

reprises des secousses très-fortes. (*Voy. Obs.* 14.)

Nous savons qu'on a eu recours une fois à ce moyen, en introduisant jusqu'au cœur une aiguille mise en rapport avec une incision faite sur l'épigastre par un fil conducteur du fluide. Le malade qui était près d'expirer sortit de son état de collapsus, et des convulsions se manifestèrent, mais furent de courte durée et suivies de mort.

C'est encore une de ces médications qui n'ont pas été employées assez souvent et avec assez d'attention pour que l'on puisse se prononcer sur ses avantages et sur ses inconvénients.

Bains. On les a employés à des températures très-différentes, avec de l'eau seule ou avec de l'eau contenant en suspension des principes médicamenteux. Ils n'ont pas produit d'heureux effets, du moins d'une manière constante, puisqu'ils ont été fort peu usités ; ils ont d'ailleurs le grand inconvénient de fatiguer les malades. On en rencontre en assez grand nombre qui ne peuvent pas les supporter.

On a donné aussi des bains de vapeurs. M. Sue, l'un des médecins de l'Hôtel-Dieu à Marseille, en a fait un fréquent usage pendant la première épidémie ; il provoquait, dit-il, la réaction, mais il fallait la soutenir par d'autres moyens (1).

_____

(1) M. Sue, ouvrage déjà cité.

Les bains sinapisés ont été également essayés : M. Faure les a prescrits plusieurs fois à l'hôpital Saint-Eloi de Montpellier ; l'on assure que leur usage a eu des suites funestes.

Lavements. En général, les cholériques ne les gardent pas assez long-temps pour qu'ils puissent agir ; ils n'ont pas d'ailleurs des qualités médicinales par eux-mêmes , aussi les a-t-on rarement essayés , et n'a-t-on jamais persisté dans leur emploi. Quelques médecins seulement s'en sont servis et avec raison , vers la fin de la maladie , pour arrêter la diarrhée. On les a composés alors avec de l'amidon, avec l'opium ou avec des astringents.

Frictions. Nous avons déjà parlé des frictions faites avec l'opium, l'ammoniaque ou le mercure; nous ajouterons que les frictions sèches avec la main seule, ou avec un tissu de laine, ou même avec une brosse , ont été fort usitées. Les premières sont les seules dont nous ayons pu apprécier l'utilité ; non pour guérir la maladie , mais pour diminuer la violence des crampes, ou même pour les calmer tout-à-fait. Elles doivent être faites en passant la main légèrement et d'une manière suivie sur les parties douloureuses.

Massage. M. Daniel l'a fait pratiquer à Cette, et le loue comme moyen propre à diminuer les douleurs occasionées par les crampes. Il recommande de pétrir les muscles avec force.

Glace. Il est un symptôme qui tourmente les cholériques, et qui persiste depuis le commencement jusqu'à la fin de la maladie : c'est une soif intense que les boissons les plus abondantes n'éteignent pas. Les médecins, ne pouvant sans danger satisfaire l'avidité des malades, ont cherché à la tromper ; ils ont eu recours à la glace, dont de petits morceaux étaient placés dans la bouche et renouvelés aussitôt qu'ils étaient fondus. Ce moyen a si bien réussi, que nous avons rencontré plusieurs de nos confrères persuadés qu'on devait lui attribuer la plupart des guérisons survenues après son emploi ; quelques-uns même pensaient que l'on pourrait réduire à lui seul le traitement du choléra asiatique.

La glace a été donnée aussi à l'intérieur en grande quantité ; on s'en est servi encore pour faire des frictions ; les résultats en ont été incertains.

Tisanes. Il n'est pas toujours possible de se procurer de la glace ; elle manque souvent dans les villes, et l'on n'en trouve jamais dans les villages. On a essayé de la remplacer par diverses boissons : les tisanes mucilagineuses, telles que celles d'orge, de riz, de gruau, de mauve, de violette, etc., ou les liquides légèrement acidulés, la limonade et l'orangeade par exemple, ont été prescrits habituellement. On les a administrées froides presque toujours ; quelques praticiens cependant ont préféré les donner tièdes et même chaudes : dans tous les cas, on ne les a accordées qu'en petite quantité. On ne saurait tracer sur ce sujet des règles fixes. La plupart des cholériques préfèrent les boissons froides : il en est qui les aiment mieux tièdes : nous en avons rencontré qui ne les appétaient que lorsqu'elles étaient chaudes. Il faut donc consulter un peu le goût des malades ; on obtient ainsi des succès inespérés. On cite des faits qui paraissent concluants, même relativement à la quantité des liquides ingérés. On sait que, pris en grande quantité, ils augmentent les vomissements, la diarrhée, et aggravent la maladie : toutefois on les a vus amener quelques guérisons. Le fait suivant, qui nous a été communiqué par M. le docteur Rousset, de Marseille, auquel nous devons d'autres renseignements précieux, en offre un exemple. Deux enfants, l'un de onze ans, l'autre de quatre, sont pris de choléra asiatique ; les vomissements et la diarrhée sont excessifs, les crampes très-douloureuses, la soif insupportable. Les malades demandent à grands cris de l'eau, et quelle que soit la quantité qu'on leur en accorde, ils en demandent encore. Les parents se lassent de leur en donner, et mettent à portée de leurs lits six cruches contenant au moins quarante litres d'eau : les enfants passent la nuit à boire et à vomir, le lendemain la soif est calmée, les évacuations sont supprimées, la convalescence est décidée. M. le docteur Rousset crut un moment pouvoir accorder à d'autres cholériques toute la quantité de boisson qu'ils désiraient ; mais il fut obligé de renoncer à ces actes de complaisance, l'insuccès en ayant été constamment la conséquence. Il se rangea à l'opinion générale, qu'il vaut mieux, dans le traitement du choléra indien, tromper la soif que la satisfaire.

Diète. Tant que les vomissements sont violents et que la période algide persiste, on ne saurait songer à introduire dans l'estomac des aliments même liquides ; ils le fatigueraient sans avantage, ou seraient rejetés à l'instant même. Ce n'est que dans la seconde période, lorsque la réaction étant bien établie il n'y a pas de symptômes de gastrite violente, que l'on peut permettre de légers bouillons, des crêmes de riz, de gruau ou d'avenat. Pour rendre les aliments solides, il faut toujours attendre que la convalescence soit bien assurée ; et encore ne peut-on pas toujours les accorder sans danger, tant les organes digestifs se trouvent affaiblis ! La plus grande prudence est nécessaire aux malades encore à cette époque, et c'est parce que les personnes de la classe indigente entendent difficilement raison sur ce sujet, que l'on a observé parmi elles tant de rechutes.

Tels sont les résultats de nos recherches sur le

14

traitement du choléra asiatique qui vient de ra-
vager le midi de la France. Nous croyons, comme
beaucoup d'autres, que les épidémies diffèrent
entre elles selon les lieux, les époques, selon
une foule d'autres circonstances qu'il est le plus
souvent impossible de déterminer, et que les
modes curatifs doivent au moins être modifiés
dans chacune d'elles. Mais nous ne doutons pas,
d'autre part, que la maladie ne soit toujours la
même au fond, et l'on peut dès-lors tracer des
règles générales pour le traitement auquel il
convient le mieux de recourir. Nous allons essayer de les résumer ici.

Lorsque des prodromes précèdent le choléra
asiatique, il faut en examiner la nature. Trois
indications thérapeutiques se présentent alors ;
la plus commune est celle qui réclame les anti-
phlogistiques. Un état de pléthore sanguine,
une sur-excitation générale ou l'irritation d'un
organe, sont les causes qui la produisent. On la
remplit par les saignées générales dans les deux
premiers cas, et par les saignées locales dans le
dernier. La seconde indication est celle des vomi_
tifs : engendrée par une pléthore gastrique de
nature bilieuse ou muqueuse, elle est remplie par
l'administration de l'ipécacuanha ou du tartrate
antimonié de potasse. Le premier de ces médicaments, moins irritant, doit être généralement
préféré. Cette indication se joint souvent à la

première , et il faut alors allier les deux médications : une saignée générale, suivie immédiatement du vomitif , réussit ordinairement. L'état
nerveux, enfin, précède aussi le développement
du choléra asiatique , et constitue la troisième
indication thérapeutique. On y satisfait au moyen
des anti-spasmodiques , tels que le camphre , le
castoréum , et surtout des boissons ou des lavements légèrement laudanisés.

Si la période algide est déclarée , le praticien
est réduit à la médecine du symptôme. Il traite
les vomissements et la diarrhée par les opiacés
ou par l'acide carbonique , les crampes par de
douces frictions , la gêne de la respiration par les
révulsifs , le ralentissement de la circulation
par les excitants , le refroidissement par la
caléfaction ; ne pouvant satisfaire la soif sans
danger, il s'efforce de la tromper. Pour remplir
ces indications symptomatiques , il varie ses
moyens curatifs selon les malades , en raison de
la gravité et de la durée des symptômes, et en
prenant en considération les circonstances qui
l'environnent.

Quand enfin la réaction survient , elle doit
être surveillée avec la plus grande attention. Il
faut diminuer les mouvements d'excitation , s'ils
sont trop forts ; les diriger convenablement, s'ils
s'accumulent vers un seul organe ; les accroître,
s'ils sont insuffisants ; les conserver dans de justes

proportions , s'ils promettent la guérison. C'est dans cette période que la médecine reprend tout son empire ; il n'est pas de médications , de remèdes qui ne puissent y trouver une juste application , et le praticien doit les distribuer avec sagacité. Celui qui est habile sauve les malades ; celui qui n'est pas guidé par une saine raison , les laisse succomber.

Telle est, dans le traitement du choléra asiatique, la marche que nous conseillons à tout médecin , plus jaloux de suivre les leçons d'une sage expérience , que d'obéir aux inspirations de quelque hypothèse séduisante. Elle lui promet assez de succès pour le dédommager des revers, toujours trop nombreux , qu'il ne saurait éviter. Nous ne nous opposons pas cependant à ce qu'il soumette à de nouvelles épreuves les remèdes déjà usités , ou même à ce qu'il en essaye de nouveaux ; nous lui recommandons seulement de le faire avec prudence, et d'une manière assez constante pour justifier son jugement définitif sur leur valeur réelle.

CHAPITRE CINQUIÈME.

CAUSES.

Nous aurions dû , pour nous conformer à l'usage et à l'ordre analytique , étudier les causes de l'épidémie que nous avons observée , aussitôt après avoir traité des symptômes qu'elle a offerts dans son cours. Nous ne l'avons pas fait , parce que nous avons préféré passer du certain à l'incertain , et que nous désirions d'ailleurs ne pas rechercher seulement d'où est provenue l'épidémie particulière qui nous occupe , mais encore faire des efforts pour remonter à la cause principale du choléra-morbus asiatique. Dans cette dernière intention , nous savions devoir être entraînés à des considérations générales sur les épidémies , qui auraient peut-être paru trop longues au milieu de ce rapport , quoique inhérentes à notre sujet , et que l'on trouvera plus convenablement placées à la fin , surtout si, comme nous osons l'espérer, elles sont de quelque utilité.

Toutes les maladies ne se développent pas de la même manière , la plupart n'attaquent ordinairement que des individus ; il en est , au contraire , qui frappent les populations en masse , et quelquefois parcourent ainsi une grande partie de la terre. On a appelé les premières *sporadiques:* nous n'en avons rien à dire ici , car chacun sait fort bien que le choléra-morbus asiatique n'atteint pas quelques personnes isolément, du moins en Europe. Les secondes ont été nommées *épidémiques :* c'est à elles qu'appartient la maladie dont nous voudrions découvrir la cause ; elles vont en conséquence fixer notre attention.

L'étude des maladies épidémiques (1) a été, dans tous les temps , considérée comme de la plus haute importance, et a provoqué les recherches les plus laborieuses. Les efforts des médecins , à cet égard , sont loin d'avoir été toujours heureux , puisque les questions les plus graves n'ont pas été résolues. Nous n'avons pas à retracer l'histoire des opinions qui ont été émises sur ce sujet ; il nous suffira d'en exposer les résultats, en tant qu'ils pourront nous diriger vers le but que nous nous sommes proposé.

Toutes les épidémies sont produites par des causes spéciales , agissant sur un grand nombre de personnes à la fois.

---

(1) L'on voit que nous prenons ce mot dans sa plus grande extension ; nous désignons par lui toute maladie devenue générale , quelque cause qui ait agi pour cela.

Il existe autant de causes morbifiques spéciales que de maladies épidémiques différentes.

Les changements survenus dans les qualités ou dans les principes de l'atmosphère constituent la plupart de ces causes.

Plusieurs sont fournies par des maladies spécifiques.

Quelques-unes résident dans la mauvaise nature des aliments ou des boissons.

Voilà des propositions généralement admises aujourd'hui. Mais quelles sont ces causes, quelle en est la nature? Les difficultés naissent et donnent lieu à des hypothèses extrêmement variées. Ne nous en occupons pas, car elles ne nous apprendraient rien, et disons que, par suite des propositions que nous avons énoncées, la plupart des médecins, à travers des dissentiments fort graves en apparence, sont d'accord : 1° pour porter à quatre ordres toutes les causes épidémiques, savoir : les modifications de l'atmosphère dans ses qualités; la mauvaise nature des aliments et des boissons; la suspension dans l'air de principes dont les propriétés morbifiques s'éteignent après avoir produit leur action ; la formation, par certaines maladies, de principes morbifiques ayant la propriété de les reproduire ; 2° à admettre comme conséquences de ces quatre ordres de causes, autant de classes de maladies épidémiques que nous désignerons sous les noms de *constitutionnelles*, *pandémiques*, *infectieuses* et *contagieuses*. Résumons les caractères de chacune d'elles, et nous étudierons en même temps les causes qui les engendrent.

Épidémies constitutionnelles. L'air atmosphérique est composé d'oxigène et d'azote (1), qui, conservant dans tous les lieux et dans tous les temps leurs mêmes proportions et leur même nature, ne sauraient le rendre nuisible. Mais il contient, outre ces principes, de l'eau et du calorique qui s'y trouvent dans des quantités fort variables, et lui donnent des propriétés particulières au moyen desquelles il agit sur le corps vivant. Si celles-ci sont fortement prononcées, si elles restent trop long-temps les mêmes, ou si elles changent souvent et d'une manière brusque, l'atmosphère modifie vicieusement les populations soumises à son influence, et engendre les épidémies que nous avons nommées constitutionnelles et que l'on a distinguées en saisonnières, catastatiques, stationnaires, etc.

L'action des propriétés médicales (c'est ainsi qu'on les désigne en général), que l'eau et la chaleur communiquent à l'atmosphère, est assez bien déterminée. Elle explique, d'une manière

(1) On y a reconnu aussi de l'acide carbonique, mais en si petite quantité, qu'on n'a pu attacher de l'importance aux variations qu'il éprouve.

satisfaisante, la formation des épidémies inflammatoires, bilieuses, catarrhales; elle fait concevoir en même temps comment toutes les maladies aiguës peuvent devenir générales; mais il
est, en outre, quelques épidémies que l'on doit
croire constitutionnelles aussi, et dont elle ne
rend pas raison. L'obscurité qui cache leur développement tient à ce seul fait, que l'atmosphère
renferme, outre l'eau et le calorique, au moins
un autre principe, le fluide électrique, duquel
il reçoit également des propriétés médicales dont
les effets sont encore à peu près inconnus. Toutes
recherches sur ce sujet seraient oiseuses en ce
moment. Il doit nous suffire d'avoir énoncé clai-
rement cette proposition, que l'on doit entendre
par épidémies constitutionnelles, toutes celles
engendrées par l'atmosphère agissant en vertu
des seules propriétés que lui donnent les principes rentrant naturellement dans sa composition.

Épidémies pandémiques (1). Nous donnons
cette dénomination à toute maladie qui attaque
dans un pays un grand nombre de personnes en
même temps, et qui est produite par des boissons
ou des aliments de mauvaise qualité. Telle est
la gangrène des membres, accompagnée de

(1) La signification de ce mot n'ayant pas été bien déterminée, nous lui donnons celle qui nous est utile pour le
classement des épidémies.

crampes et de douleurs que l'on observe assez souvent dans la Sologne, à la suite de l'usage du seigle ergoté : telles sont les affections arthritiques et les coliques que produisent les vins acides du Rhin , le cidre, et qui sont si communes dans le Poitou et dans certains cantons de l'Allemagne (1). Les pandémies sont toujours resserrées dans des limites assez étroites, et ne peuvent se répandre hors des lieux où se trouvent les causes qui les font naître.

Epidémies infectieuses. L'observation apprend que lorsque l'atmosphère a séjourné autour des marais , des cimetières , de matières animales en putréfaction , et même d'hommes malades ou sains, elle acquiert des propriétés délétères, et que si, dans cet état, elle agit sur des masses, elle peut produire des maladies épidémiques: ce sont celles que l'on a nommées *infectieuses.* On n'a pu concevoir leur développement que par l'exhalation de principes morbifiques de nature particulière, qui restaient suspendus dans l'atmosphère , et dont nos moyens chimiques ont su depuis peu démontrer l'existence. Pendant

(1) Nous ne connaissons pas d'épidémies produites par les boissons seulement ; les circonstances propres aux climats agissent pour le développement de celles dont nous venons de parler, et de toutes celles que nous avons vues citées par les auteurs.

long-temps on les a crus semblables et on les a
confondus. M. Nacquart, observant leurs effets
plus attentivement, les a divisés en effluves, en
émanations putrides et en miasmes : les premiers
s'exhalant des marais, les seconds des cimetières, des voiries, etc., et les derniers du corps
de l'homme vivant. Cette distinction, assez généralement adoptée, a fait admettre trois ordres
de maladies infectieuses, les effluviennes (1),
celles qui ont lieu par émanations putrides, et
les miasmatiques. Leurs caractères n'ont pas été
exactement déterminés : nous y reviendrons
bientôt.

Épidémies contagieuses. Il est des maladies
qui ont la propriété de se communiquer par contact immédiat ou par contact médial, entre des
individus malades et des individus sains. Elles
se propagent quelquefois avec une telle facilité,
que des populations entières semblent en être
frappées au même instant. Les épidémies qui se
forment ainsi sont les contagieuses. C'est encore
en supposant des principes morbifiques spéciaux,
que l'on est parvenu à en concevoir la formation : ces principes ont été nommés *virus.* On
s'est vu dans la nécessité d'en admettre autant

---

(1) Ces épidémies effluviennes et les pandémiques constituent presque exclusivement les endémies ou maladies
générales attachées aux lieux qui les voient naître.

que de maladies contagieuses. Dans un moment nous en étudierons les caractères avec attention.

Les quatre classes de maladies épidémiques étant connues dans leurs caractères généraux, reprenons-les avec soin, et voyons si on peut faire rentrer le choléra-morbus asiatique dans l'une d'elles.

A. Le choléra-morbus asiatique appartient-il aux épidémies constitutionnelles ? Nous répondrons que non, quoique nous nous mettions par là en opposition avec des hommes dont les noms font autorité en médecine.

1° Une épidémie constitutionnelle n'est, à la rigueur, que la généralisation d'une maladie sporadique. Il est facile de s'en assurer, en parcourant les histoires de ces épidémies tracées depuis Hippocrate jusqu'à nous. On acquiert ainsi la certitude qu'aucune n'offre des caractères nouveaux : ce sont des affections inflammatoires, bilieuses, catarrhales ; des pleurésies, des pneumonies, des gastrites, etc. : il n'en est aucune dont on ne puisse retrouver l'existence isolée dans tous les temps et dans tous les lieux. En est-il ainsi pour le choléra-morbus asiatique ? Non, sans doute. Cette maladie a des caractères si bien tranchés, qu'elle ne saurait être confondue avec nulle autre, pas même avec le choléra-morbus sporadique.

Ce n'est pas que l'on ne trouve dans ces deux

maladies des symptômes semblables : les vomissements répétés, les selles fréquentes, les douleurs vives de l'épigastre, le refroidissement, les crampes, le ralentissement de la circulation et la gêne de la respiration ; mais il reste après cela des différences essentielles. Il y a toujours, dans le choléra asiatique, l'évacuation par haut et par bas de matières blanchâtres, crêmeuses, floconneuses, et la consistance, l'état gluant du sang, que l'on ne rencontre jamais dans le choléra sporadique ; la cyanose manque rarement dans le premier, tandis qu'elle ne se montre pas dans le second ; enfin, les crampes ne sont jamais dans celui-ci aussi violentes, aussi générales, ni le refroidissement aussi cadavérique.

Dira-t-on que ces deux maladies ne sont séparées que par leur intensité ? On tomberait dans une grande erreur ; car le choléra sporadique, sans être souvent mortel, le devient quelquefois, et l'expérience démontre que, même alors, il ne présente nullement les symptômes essentiels du choléra asiatique : les matières rizacées, la viscosité du sang et la cyanose.

Pour tout médecin non prévenu, et l'on peut ajouter pour tout homme du monde qui a suivi plusieurs cas de choléra asiatique, il y a bien certainement dans cette maladie un caractère qui lui appartient exclusivement, et nous ne parlons ici que de la maladie prise en elle-

même ; car lorsque nous étudierons son développement et son mode de propagation , on reconnaîtra mieux encore quelle distance immense la
sépare du choléra sporadique.

2° Une maladie constitutionnelle ne se renferme pas dans un village , dans une ville , dans
une commune. Le choléra-morbus asiatique a
frappé souvent de petites localités et n'en est pas
sorti : il exerça de grands ravages à Arles , en
1832 , lorsque la santé publique était excellente
dans tout le midi de la France ; les habitants
même de la banlieue furent épargnés.

3° Toute maladie constitutionnelle est soumise
aux variations atmosphériques. Le choléra asiatique s'est montré en Europe , pour la première
fois , au commencement de l'hiver ; c'est pendant le printemps qu'il a désolé Paris , aux mois
de mars et d'avril ; on l'a vu se développer dans
le midi de la France , à Marseille et à Cette , au
mois de décembre ; il a reparu à Marseille , au
mois de juillet, avec une violence extrême ; il a
envahi à la même époque Toulon , Brignoles ,
Lorgues , dont il a moissonné une partie de la
population.

Pendant la durée de cette épidémie , et nous
pourrions ajouter de toutes les autres , il est survenu souvent des orages fréquents , des pluies
abondantes, de grandes et brusques variations
dans l'atmosphère , sans qu'elles en aient éprouvé

une influence sensible. C'est là ce qu'on a observé à Brignoles, à Toulon, à Marseille.

Nous ne pouvons mieux prouver le peu d'influence que l'atmosphère a, pour ses propriétés médicales, sur les épidémies du choléra indien, qu'en mettant en regard les tableaux de mortalité et ceux des observations météorologiques, dressés à Marseille et à Toulon, pendant toute la durée de l'épidémie (1). Il suffira d'y jeter un coup-d'œil, pour reconnaître qu'elle a continué sa marche sans interruption et sans variations saillantes, à travers l'humidité et la sécheresse, la chaleur et le froid, les changements de l'atmosphère les plus brusques et les orages les plus violents.

4° Les maladies constitutionnelles obéissent, dans leur marche, à la direction des vents. Le choléra asiatique, parti de Calcutta, est arrivé jusqu'à nous, après avoir frappé toutes les provinces qui nous en séparent, mais sans suivre une marche régulière, allant par sauts et par bonds, ne semblant écouter que des caprices.

5° Enfin, les épidémies constitutionnelles peuvent laisser écouler de longues années sans se montrer dans une des parties de la terre, mais elles y reparaissent toujours à plusieurs reprises pendant chaque siècle. Combien de fois le choléra-

(1) A la suite du Rapport.

morbus asiatique a-t-il exercé ses ravages en Europe , depuis le siècle où vivait Hippocrate ? Une, deux, trois et même quatre, si l'on veut (1), mais certainement pas davantage ; et comment concevoir que les conditions atmosphériques qui lui auraient donné naissance à ces époques, ne se soient pas reproduites plus souvent ?

L'opposition que nous venons de faire ressortir entre les caractères du choléra asiatique et ceux des épidémies constitutionnelles , nous paraît plus que suffisant pour justifier l'opinion que nous avons émise au commencement de cet article ; nous sommes dispensés , pour ce même motif, de discuter la valeur des observations particulières que l'on a citées , pour prouver que la constitution cholérique de l'atmosphère s'était formée peu à peu. Nous ne leur avons pas reconnu les vrais caractères du choléra asiatique , et elles sont d'ailleurs trop rares pour qu'on puisse y attacher de l'importance , et en déduire l'existence d'une constitution médicale particulière.

B. Le choléra-morbus asiatique doit-il être classé parmi les maladies pandémiques ? Il y a accord général pour répondre négativement. Il

---

(1) Pour nous, c'est la première. Que l'on lise avec réflexion le tableau des épidémies dites aujourd'hui de choléra asiatique , et l'on pourra bien se ranger à notre avis.

est inutile de s'arrêter à démontrer que les habitants des pays ravagés par cette maladie ne se sont pas nourris des mêmes alimeñts, n'ont pas pris des boissons semblables sous des latitudes si différentes, dans toutes les saisons, et qu'en admettant que boissons et aliments aient été viciés dans leur nature, ils n'ont pu l'être d'une manière identique. Nous ne prétendons pas dire par là que les aliments et les boissons n'agissent jamais pour le développement et l'intensité du choléra asiatique ; nous affirmons seulement qu'ils n'en sont pas la cause principale, et que, dès-lors, cette maladie ne saurait rentrer parmi les pandémies, en prenant ce mot dans le seul sens que nous y avons attaché.

C. Le choléra asiatique est-il une maladie infectieuse ? Nous avons à considérer ici l'infection sous ses trois formes : par effluves, par émanations putrides et par miasmes. Reprenons-les successivement.

a. La théorie de la formation des effluves est aujourd'hui parfaitement connue. Des cadavres de végétaux et d'animaux réunis en grande quantité dans un lieu, soumis à l'action de l'eau, de l'air et de la chaleur, entrent en putréfaction, et forment des foyers d'infection d'où s'exhalent ces principes morbifiques. Si nous en ignorons la nature, l'existence nous en est suffisamment démontrée par l'analyse chimique, par nos sens,

15

et surtout par ses effets déjà entrevus des anciens , qui savaient fort bien que l'atmosphère
devient presque toujours délétère en séjournant
ou même en passant sur des marais. Les lois de
cette exhalation sont parfaitement appréciées, et
expliquent comment des circonstances atmosphériques opposées produisent les mêmes effets;
comment, par exemple , la chaleur provoque
l'infection en vaporisant l'eau, qui, recouvrant
les vases des marais, empêche l'action de l'air
atmosphérique , l'arrête au contraire, en les des-
séchant complétement ; comment les pluies ont
des résultats semblables à ceux de la chaleur,
selon qu'elles arrivent pendant la sécheresse ou
quand déjà les eaux sont abondantes; pourquoi
enfin l'infection reste fixée autour des foyers qui
l'engendrent , ou est répandue dans diverses directions par les vents qui les traversent.

Cela posé , peut-on supposer que le choléra
asiatique soit une maladie effluvienne ? Non, car
la première condition serait la présence de vastes
centres de putréfaction dans tous lès lieux qu'a
parcourus cette maladie , et il est difficile de
prouver qu'il en soit ainsi. A Sauve, à Ampus
où l'épidémie a été fort intense , nous avons
bien rencontré une grande malpropreté dans les
rues et dans les maisons, mais non pas des foyers
d'infection capables de produire de si terribles
effets. Supposerait-on que les effluves avaient été

transportés dans ces lieux par les vents ? Impossible , les vents les plus contraires ayant régné pendant l'épidémie , sur laquelle ils n'avaient nullement influé , ainsi que nous l'avons déjà dit.

En supposant d'ailleurs qu'il existe des foyers d'infection dans tous les lieux frappés par le choléra asiatique , on ne saurait concevoir pourquoi il ne s'y est pas montré régulièrement , et n'y a pas même apparu de loin en loin. On n'avait jamais entendu dire à Sauve ou à Ampus qu'une maladie tant soit peu semblable au choléra asiatique y eût existé , on ne présumait pas même que celui-ci pût s'y développer.

Enfin , une atmosphère chargée d'effluves ne les transporte qu'à une faible distance , parce qu'ils se disséminent pendant son mouvement et perdent bientôt leur propriété morbifique , toujours en raison directe de leur concentration. Aussi, n'a-t-on jamais vu les fièvres intermittentes , épidémie effluvienne par essence , parcourir les provinces , les royaumes , toutes les parties de la terre ; et c'est là ce qu'a fait le choléra asiatique.

Nous n'avons garde néanmoins de nous ranger parmi les médecins qui affirment que l'infection effluvienne ne contribue en rien au développement et à l'intensité des épidémies de choléra asiatique ; nous espérons bientôt prouver le contraire. Nous disons seulement que cette infection ne peut les produire par sa seule action, et que dès-lors elle n'en est pas la cause principale.

b. La théorie de l'infection par les émanations putrides est exactement celle que nous venons de rappeler pour les effluves. Les mêmes conditions sont toujours nécessaires, il faut que la putréfaction ait lieu ; seulement ce sont des matières animales qui se décomposent dans cette dernière circonstance. Les principes qui en émanent, et que l'on regarde comme étant au moins de nature semblable, sont soumis aux mêmes lois. Si donc nous posons la question : Ces émanations putrides sont-elles la cause principale du choléra-morbus asiatique? nous répondrons négativement et avec plus de raison encore, puisque bien certainement on ne saurait trouver dans tous les lieux ravagés par cette maladie, des cimetières, des voiries ou des amphithéâtres d'anatomie, pour en expliquer l'invasion et l'intensité. D'ailleurs ces foyers d'infection existent depuis long-temps dans les lieux où on les rencontre, et ne sont pas plus nombreux qu'autrefois. Enfin, les épidémies par émanations putrides ne peuvent pas plus se répandre au loin que celles qui sont dues aux effluves.

Nous nous tenons, du reste, dans la même réserve sur l'action secondaire des émanations putrides que sur celle des effluves; c'est-à-dire qu'en déclarant qu'elles ne sont pas la cause principale que nous recherchons, nous ne nions pas qu'elles ne puissent en favoriser l'action (1).

c. L'exhalation des miasmes, les lois qui la régissent ne sont pas aussi bien connues que celles des deux principes morbifiques dont nous venons de parler ; la signification de ce mot n'est pas même bien déterminée, ce qui nous met dans la nécessité de donner de nouvelles explications.

M. Nacquart, qui a fait des efforts assez souvent heureux pour éclairer l'histoire des épidémies, a dit que « les miasmes sont des exhalaisons qui s'élèvent du corps de l'homme malade » ; et pour que l'on ne pût pas douter de ses idées à ce sujet, il a ajouté presque immédiatement : « Leur source unique est le corps de l'homme affecté de maladie (2). » Qu'est-il résulté de cette définition ? que ces principes ont été confondus par la plupart des médecins avec les virus dont nous traiterons bientôt, et les maladies miasmatiques avec les maladies contagieuses. La confusion à cet égard a été si forte qu'on n'a pu la faire cesser encore ; nous pensons qu'on n'y parviendra qu'en restreignant le sens du mot *miasme,* de manière à ce qu'il ne puisse jamais représenter l'idée de

---

(1) Nous croyons les émanations putrides dangereuses pour la santé publique, malgré les discussions élevées à ce sujet. (*Voir Annales d'hygiène publique,* t. XIII.)

(2) Dictionnaire des sciences médicales, t. XXXIII, p. 355.

reproduction, et qu'il soit ainsi parfaitement dis-
tinct des virus. Nous le définirons en conséquence :
« Tout principe délétère s'exhalant habituellement du corps de l'homme , dans l'état de santé
comme dans l'état de maladie. »

On ne saurait douter que le corps vivant ne
soit soumis à une décomposition continuelle, qui
devient peut-être plus rapide pendant la maladie,
mais qui ne s'interrompt pas durant la santé la
plus florissante. L'existence , l'identité des principes qui s'en exhalent et qui sont pour nous les
miasmes, sont démontrées par leurs effets, savoir:
des maladies de nature semblable désignées généralement aujourd'hui sous le nom de *typhoïdes.*
Nous ne craignons pas même d'avancer qu'eux
seuls produisent le vrai typhus, et que c'est pour
n'avoir pas suffisamment réfléchi sur leur action
que tant de médecins croient encore cette maladie
contagieuse. Avec plus d'attention, ou si leur esprit eût été libre de toute prévention, ils auraient
reconnu que le typhus ne provient pas du seul
typhus , que toute atmosphère imprégnée de
miasmes lui donne naissance. Qui oserait nier,
en effet, que cette maladie ne puisse se manifester
non-seulement dans des salles d'hôpital où elle
existe déjà , mais encore dans celles où elle ne
s'est peut-être jamais montrée, dans les prisons,
dans les camps, dans les casernes qui ne renferment que des hommes sains et robustes ? Il est

même certain qu'une personne jouissant d'une
bonne santé peut se donner le typhus elle-même.
Il serait facile de citer des exemples nombreux de
prisonniers qui, renfermés pendant quelque temps
dans des cachots étroits et mal aérés, ont fini
par déterminer autour d'eux l'infection miasmatique et par en éprouver les effets, c'est-à-dire
par être frappés du typhus.

Nous le répétons donc, les principes qui
s'exhalent habituellement du corps de l'homme
vivant, sont de même nature pendant la santé
que durant la maladie ; ils tendent tous à faire
naître le typhus. On explique, par leur mode de
formation, comment cette maladie n'est pas contagieuse, et pourquoi cependant elle semble se
communiquer dans quelques cas ; on montre que
ce n'est point qu'elle acquière alors une propriété
de reproduction, mais bien que les miasmes
exhalés du corps typhé surviennent dans des circonstances favorables à l'infection, et auraient
agi tout de même en s'exhalant du corps de
l'homme sain. Nous ne nous refusons pas d'ailleurs
à admettre que les miasmes ne soient fournis en
plus grande quantité par les sujets que dévorent
les maladies, surtout celles qui offrent des signes
de putridité, qu'ils ne s'en échappent plus con-
centrés et par conséquent plus dangereux.

Cette courte digression sur le typhus était
nécessaire pour fixer le sens du mot *miasme*, et

pour faire connaître l'action de ce principe morbifique ; maintenant il est facile de concevoir ce que doivent être les épidémies qui en proviennent. Elles ne peuvent se montrer que dans les lieux où sont agglomérés beaucoup d'hommes sains, ou plus encore malades. Elles sont nécessairement circonscrites dans une prison, un camp, une salle d'hôpital ou un hôpital entier ; elles ne sauraient guère s'étendre au-delà de l'enceinte d'une ville. Elles peuvent être transportées d'un lieu dans un autre, mais en suivant les agglomérations qui les ont déterminées, les armées par exemple, et en se dissipant dans leur mouvement.

Il ne faudra pas à présent de grands efforts pour faire concevoir que ce n'est pas parmi les épidémies miasmatiques que l'on doit classer le choléra asiatique. Si cette maladie a sévi sur de grandes agglomérations, elle a maltraité aussi de petits villages, elle s'est déclarée dans des maisons isolées, et même au milieu de vastes campagnes: on peut citer la Camargue, d'où plusieurs cholériques furent portés à Saint-Gilles et à Fourques. Loin de rester renfermée dans un hôpital, dans une ville, elle est presque toujours disséminée sur une grande étendue de terrain. Enfin, transportée en divers lieux, elle a été quelquefois moins cruelle, mais souvent aussi elle a redoublé de violence.

Après avoir traité séparément des épidémics infectieuses, considérons-les d'une manière générale, et nous distinguerons dans toutes les caractères suivants :

Elles n'existent qu'avec des foyers d'infection suffisants pour rendre raison de leur développement et de leur intensité ;

Elles sont favorisées dans ces deux dernières conditions par la stagnation de l'atmosphère, et fortement influencées par les vents ;

Elles s'étendent régulièrement du centre à la circonférence, ou en suivant la direction des vents, mais ne se disséminent jamais et restent toujours fort circonscrites ;

Elles ne peuvent être transportées loin des causes qui les ont déterminées.

Ces caractères communs étant constatés, on en a déduit l'existence et les propriétés des principes infectieux. La première, reconnue depuis long-temps par ses effets, a été prouvée par la chimie dans ces derniers temps (1) ; nous l'avons déjà dit. Voici les dernières :

Les principes infectieux sont fournis uniquement par une décomposition putride qui s'opère dans les végétaux et les animaux privés de vie, ou chez l'homme vivant ;

_____

(1) Voir le Mémoire de M. Boussingault, lu à l'académie des sciences le 4 août 1834.

L'air atmosphérique est leur seul véhicule ;

Ils déterminent toujours des maladies semblables ;

Ils agissent en raison de leur quantité ;

Leur action cesse avec les maladies qu'ils occasionnent, et qui ne peuvent les reproduire d'une manière spéciale.

Il nous a semblé utile de consigner ici ces propositions sur l'infection considérée d'une manière générale, pour faire sentir que, quoiqu'il convienne d'adopter la division des maladies infectieuses énoncée plus haut, il ne faut pas perdre de vue qu'il existe entre elles une très-grande analogie, et que, sans doute, les principes qui les engendrent sont au fond de même nature. Nous croyons même que ce serait chose facile à prouver, en rappelant, par exemple, que les effluves et les émanations putrides en état de concentration peuvent, aussi bien que les miasmes, produire ces affections typhoïdes ; mais ce n'est pas ici le lieu. Nous avons montré que les caractères des épidémies infectieuses, sous quelque aspect qu'elles se présentent, ne se rencontrent pas dans celles du choléra asiatique ; il est dès-lors inutile d'insister plus long-temps sur ce sujet. Quant aux propriétés que nous avons attribuées aux principes infectieux, elles nous serviront bientôt à déterminer plus exactement celles du principe que nous regardons comme la cause essentielle du choléra asiatique ; il ne fallait donc pas les oublier. Mais, avant d'arriver là, une autre question doit nous occuper.

D. Le choléra asiatique devient-il épidémique par contagion ? Les médecins ont beaucoup varié sur l'idée qu'ils se sont faite de ce mode morbifique : la plupart l'ont expliqué en admettant des virus ; plusieurs ne l'ont regardé que comme une propriété non inhérente aux maladies, mais se manifestant dans les unes avec la plus grande facilité, survenant rarement dans les autres ; l'école vitaliste en a fait un élément.

Les sentiments ont beaucoup différé également sur le nombre des maladies contagieuses. Il fut une époque pendant laquelle on les multipliait à l'infini ; plus tard on en admit beaucoup moins ; il est des médecins de nos jours qui n'en reconnaissent plus, puisqu'ils nient toute spécificité, même celle de la syphilis.

Ce n'est pas le lieu de discuter ces diverses opinions ; nous devons nous borner, pour le moment, à faire connaître les caractères des épidémies contagieuses, pour juger si on les retrouve dans celles du choléra asiatique. Nous les énoncerons ainsi qu'il suit :

Les épidémies contagieuses se développent peu à peu et par suite des rapports, même les plus légers, qui s'établissent soit immédiatement entre des personnes restées jusque-là à l'abri de

leurs atteintes et celles qu'elles ont déjà frappées,
soit médiatement au moyen de corps imprégnés
des matières excrétées par les contagiés ; leur
développement est d'autant plus assuré, que les
rapports sont plus immédiats ;

Elles s'étendent de proche en proche, mais
sans ordre, par sauts et par bonds ;

Elles peuvent être transportées au loin, dans
tous les temps et dans tous les lieux ;

Elles ne se retirent que lentement, et en laissant
des cas isolés qui reparaissent de loin en loin ;
car les épidémies peuvent cesser, mais non la
maladie s'éteindre.

Veut-on juger nettement de ces caractères,
que l'on examine ce qui se passe dans la variole :
aussitôt qu'elle existe dans une famille, on la voit
se développer successivement sur toutes les personnes qui sont mises en rapport avec celle qui
en est déjà atteinte ; elle se répand ensuite de
proche en proche, et gagne successivement, mais
d'une manière fort irrégulière, tous les quartiers, toutes les maisons de la ville. Les sujets
seuls qu'elle a déjà frappés restent à l'abri de ses
coups ; les autres sont atteints, ou ne se préser-
vent qu'en s'isolant avec soin, ou grâce à une
idiosyncrasie particulière. Lorsque l'épidémie a
acquis son plus haut degré, elle diminue successivement, et ne laisse plus que des cas isolés que

l'on rencontre presque continuellement jusqu'à ce qu'une nouvelle épidémie se déclare.

Avant la découverte de Jenner, désirait-on faire naître la petite-vérole dans un moment que l'on croyait opportun, on l'inoculait, et presque toutes les excrétions d'un varioleux étaient propres à la communiquer. Voulait-on être certain que l'inoculation aurait son effet, on la pratiquait en prenant du pus du varioleux et en l'introduisant immédiatement sous l'épiderme de la personne à laquelle on voulait communiquer la maladie. Cette inoculation immédiate était-elle impossible, on faisait venir du pus de varioleux hermétiquement renfermé dans deux verres, comme on le pratique aujourd'hui pour la vaccine; et l'inoculation, quoique moins assurée, réussissait souvent, quelque légère que fût la quantité de matière variolique introduite sous l'épiderme, à quelque distance, dans quelque saison, sous quelque climat qu'on l'eût transportée. Les excrétions varioliques, d'ailleurs, ne communiquent jamais que la petite-vérole.

C'est par suite de cette facilité qu'ont les maladies contagieuses à se reproduire, soit par le contact immédiat, soit par le contact médiat, en tous temps et en tous lieux, et à ne reproduire qu'elles-mêmes, que l'on a admis les virus dont l'existence cependant ne peut être appréciée que par leurs effets (1). Voici les caractères qu'on leur accorde généralement.

Chacun d'eux est fourni par la seule maladie qu'il soit en son pouvoir de déterminer.

Ils peuvent agir d'une manière médiate, mais leur action est d'autant mieux assurée, que le contact est plus immédiat.

Ils ne peuvent se volatiliser (2).

Ils conservent leur propriété reproductible, quelque temps après avoir été séparés du corps qui les a fournis. Celle-ci se maintient la même dans tous les temps et dans tous les lieux.

Ils agissent par leur seule qualité et non en raison de leur quantité.

Ayant ainsi déterminé les caractères et la théorie des épidémies contagieuses, examinons s'il est possible de faire rentrer parmi elles les épidémies de choléra-morbus asiatique : nous nous assurerons facilement que non.

1° Les épidémies de choléra asiatique com-

(1) Nous appelons *virus*, non les excrétions des contagiés, mais les principes morbifiques qu'elles renferment, et dont l'existence n'est démontrée jusqu'à ce jour que par ses effets morbifiques.

(2) Ils peuvent cependant se répandre dans l'atmosphère, mais ils y demeurent fort peu, et ne sont portés qu'à la distance de quelques pas. On doit croire qu'ils y sont seulement suspendus, renfermés dans les excrétions avec lesquelles ils se sont échappés du corps vivant.

mencent bien par des cas épars, mais presque toujours sur des personnes qui n'ont eu entre elles aucun rapport immédiat ou médiat. Elles disparaissent ensuite pendant plusieurs jours, se montrent de nouveau, et arrivent promptement à leur apogée.

Que l'on jette un coup-d'œil sur l'exposé que nous avons fait du développement des épidémies dans les communes que nous avons parcourues, et l'on reconnaîtra facilement l'exactitude de cette proposition. — A Saint-Gilles, un matelot venant de Toulon est frappé du choléra asiatique, et déposé à l'hôpital dans une salle du premier étage ; un malade couché dans les salles du second, qu'il n'avait pu quitter, est atteint le lendemain; huit jours après seulement une femme est portée de la Camargue, offrant les mêmes symptômes. — A Montfrin, les quatre premiers cholériques n'avaient aucune relation entre eux, et dix à douze jours s'écoulèrent sans qu'on en reconnût d'autres. — A Aix, un homme venant de Marseille est frappé ; un mois après seulement, quelques militaires le sont aussi, et une semaine s'écoule encore avant que l'épidémie éclate au même jour sur un laboureur, sur un homme sans état, sur une femme et sur trois militaires. — A Marseille, la première épidémie, sur laquelle on a fait des recherches exactes, avait commencé par deux personnes logées dans

la même maison ; et, quelques jours plus tard,
un courtier de commerce, un juge au tribunal,
appartenant à des quartiers différents, avaient
succombé à ses attaques. — A Toulon, un marin
venant on ne sait d'où, était mort cholérique
le 21 juin, sa maladie s'étant déclarée sur
l'Amiral, vaisseau qui servait de prison de
police ; le surlendemain, un forçat au bagne,
un gendarme à l'arsenal, une femme en ville,
avaient été frappés aussi mortellement, et l'on
ne put supposer aucune communication entre
les trois malades.

Partout où le choléra asiatique a sévi, on a
fait la même observation ; il s'est manifesté
d'abord par des cas isolés, presque toujours sur
des personnes étrangères les unes aux autres;
ensuite il s'est arrêté un moment, mais pour
reparaître bientôt et prendre un accroissement
rapide.

2° En considérant la marche du choléra asiatique d'une manière générale, on peut affirmer
que les personnes environnant les cholériques
n'ont pas été plus souvent atteintes que celles qui
en vivaient éloignées. Il est même positif que les
professions qui mettent le plus immédiatement
en rapport avec les malades ont été moins maltraitées. Il est mort du choléra asiatique peu
d'infirmiers, d'élèves internes, de sœurs, de
médecins attachés aux hôpitaux ; et l'on sait

cependant quel large tribut ils payent ordinairement aux maladies contagieuses! Aucun frotteur
peut-être n'a succombé à Marseille par l'effet de
l'épidémie, et combien au contraire d'habitants
vivant isolément, ou du moins loin des cholériques, n'en ont-ils pas été les victimes !

Une preuve non moins puissante encore contre
la contagion du choléra-morbus asiatique, se
puise dans les expériences variées et nombreuses
que l'on a faites pour l'inoculer. A Moscow, le
docteur Jachnichen, membre du conseil tempo-
raire de médecine, s'inocule du sang que l'on
venait de tirer de la veine d'un malade affecté
du choléra asiatique, et plus tard, la matière
rejetée par vomissement ; en Pologne, le docteur
Foy répète les mêmes tentatives d'inoculation
avec le sang d'un cholérique, il goûte des matières vomies ; à l'hôpital d'Alost, en Belgique,
un médecin se couche dans le lit où venait d'expirer un malade atteint du choléra asiatique, un
infirmier s'y met après lui ; à Marseille, un frotteur suce la piqûre d'une veine et avale le sang
qu'il en aspire, et chez aucun de ces hommes
courageux il ne paraît des symptômes de la maladie, qu'ils n'auraient certainement pas évitée
si elle eût été contagieuse. Ajoutons qu'il n'est
pas de grandes villes désolées par cette maladie
dans lesquelles on n'ait fait de nombreuses
nécropsies, qui ont nécessairement entraîné assez

16

souvent des inoculations involontaires , sans que
jamais elles aient été suivies d'aucun accident.
Faisons observer , enfin , que presque jamais les
enfants nourris par des femmes atteintes du choléra asiatique n'en ont été saisis, et nous pourrons avancer que , quoique tous ces faits néga-
tifs ne soient pas entièrement concluants , ayant
été recueillis dans les lieux mêmes où le choléra
asiatique régnait épidémiquement , et où , par
conséquent, l'on pourrait soutenir que l'influence
épidémique aurait dû suffire pour le faire naître
sur toutes ces personnes , si elles y eussent été
prédisposées , ils méritent toutefois une grande
attention , surtout lorsqu'on les rapproche des
autres faits sans nombre , dans lesquels il y a
eu contact immédiat , sans communication de la
maladie.

3° Le choléra asiatique ne s'étend pas régulièrement , mais par sauts et par bonds , dans la
même ville , dans la même commune , et quelquefois à une assez grande distance. C'est un fait
très-connu, et qui , on ne saurait le nier , rapproche cette maladie des contagieuses : nous en
donnerons l'explication plus tard.

4° Le choléra asiatique peut être transporté
au loin: son invasion à Arles , en 1832 , en est
la preuve ; mais il ne peut l'être en tout temps
et en tous lieux. C'est là ce que prouvent évidemment sa non-extension en 1832 dans le centre et

le midi de la France , du moins hors des murs de la ville que nous venons de désigner ; la santé publique dont n'ont cessé de jouir, en 1835, les villes et les villages intermédiaires entre les localités où il sévissait, et qui conservaient avec elles des relations continuelles ; enfin, l'impossibilité pour lui de devenir épidémique dans des cités dont il avait envahi quelques quartiers , ou de se développer dans les terres au-delà de huit à neuf lieues.

5° Les épidémies de choléra asiatique finissent comme elles ont commencé : après s'être élevées à leur plus haut degré , elles diminuent rapidement , et cessent en entier au bout d'un temps assez court ; la plupart des états de l'Europe qu'elles ont désolés , n'en ont plus vu d'exemples au bout de quelques mois, à moins qu'une épidémie n'ait succédé à une autre ; on ne citerait peut-être pas en France un seul cas dè choléra asiatique bien avéré, depuis la fin d'octobre.

Des cinq caractères propres aux épidémies contagieuses , celle de choléra asiatique n'en présentant donc qu'un seul, on est bien forcé d'en conclure qu'elles ne sont pas de même nature.

Les détails dans lesquels nous sommes entrés étaient utiles pour faire connaître les principales circonstances que le choléra-morbus asiatique a offertes dans ses diverses invasions et dans son

mode de développement ; ils étaient indispensables pour démontrer qu'on ne saurait le placer
convenablement dans aucune des quatre classes
de maladies épidémiques généralement admises.
Etant bien reconnu maintenant que les propriétés
médicales de l'atmosphère ne peuvent en rendre
raison ; que les aliments ni les boissons n'ont
jamais suffi pour le faire naître ; que l'infection
et la contagion expliquent à peine un ou deux
de ses phénomènes essentiels ; une question se
présente naturellement : A quelle cause générale
le choléra asiatique doit-il être rapporté ?

Les anciens n'auraient pas manqué de résoudre
cette question, en se rejetant sur les causes occultes de l'atmosphère , sur la colère céleste , et
bien des médecins de nos jours, plusieurs même
qui avaient plaisanté des causes occultes et du
quid divinum se sont vus réduits à employer la
même ressource. Pour nous qui pensons que c'est
tout simplement avouer son ignorance et déclarer
qu'on ne veut tenter aucun effort pour en sortir,
nous n'y aurons pas recours. Nous dirons qu'il
est temps d'agrandir le cercle dans lequel l'on
s'est tenu renfermé jusqu'à ce jour sur les causes
épidémiques , et que , puisque les principes de
l'infection et de la contagion ne suffisent pas
pour l'explication des phénomènes que l'on rencontre dans quelques maladies qui semblent spécifiques, dans la peste, dans la fièvre jaune, dans

le choléra-morbus asiatique, il faut en admettre
d'autres de nature différente et former une nouvelle classe des épidémies dont ils rendront raison.
Déjà des médecins ont senti la nécessité d'en agir
ainsi; ils ont parlé de l'électricité atmosphérique,
d'un fluide tellurique , de myriades d'insectes :
hypothèses trop dénuées de faits pour être accep-
tées. Nous proposerons , nous , un nouvel ordre
de principes morbifiques auquel nous assignerons
les caractères suivants :

Chacun d'eux est fourni par la maladie qu'il
engendre à son tour.

Ils s'échappent du corps vivant non élaborés
et dans un état de volatilité extrême; il faut, pour
devenir morbifiques, qu'ils soient repris et vivifiés
en quelque sorte par l'atmosphère qui en est le
seul véhicule.

Ils ne peuvent être modifiés morbifiquement
par l'atmosphère conservant ses conditions ordinaires.

Ils ne sont pas modifiés au moment de leur
exhalation du corps qui les a fournis ; il faut un
temps qui peut être court, mais qui se prolonge
ordinairement pendant plusieurs jours.

L'atmosphère qui les reçoit , les transporte
quelquefois à une assez grande distance.

Ils agissent sans doute plutôt en raison de leur
qualité que de leur quantité.

Si plusieurs caractères de ces principes sont

les mêmes que ceux des principes infectieux et
que ceux des virus, ce qu'il est facile de reconnaître en se rappelant ce que nous avons dit plus
haut, il en est qui leur sont propres. Ainsi,
comme les premiers, ils ont l'air atmosphérique
pour véhicule et peuvent être transportés par lui
dans différentes directions, et, comme les derniers, ils sont fournis uniquement par les maladies
qu'ils reproduisent à leur tour, et peuvent être
disséminés en divers lieux ; mais ils diffèrent
des uns par les deux caractères que nous venons
d'énoncer, et des autres, en ce qu'ils n'existent
que dans un état de volatilisation extrême. Ils sont
ensuite parfaitement distincts de tous, puisqu'ils
ne naissent pas élaborés, qu'ils deviennent morbifiques seulement après avoir été modifiés par
l'atmosphère, et que cette modification ne s'opère
qu'autant que celle-ci se trouve dans des conditions toutes particulières (1).

Pour faire comprendre toute notre pensée sur
la nature de ces principes, nous dirons que les
molécules qui les composent, nous paraissent
semblables dans leur développement aux graines
de certaines plantes vénéneuses : suspendues dans
une atmosphère renfermant des conditions pro-

---

(1) Les maladies contagieuses doivent aussi être favorisées par les conditions de l'atmosphère, pour devenir
épidémiques ; mais il leur suffit des conditions qui se reproduisent souvent et dans tous les lieux.

pices, ils germent et déterminent l'entoxication chez les personnes qui les absorbent, tout comme les graines de beaucoup de chicoracées, d'ombellifères, de papavéracées, fort innocentes par elles-mêmes (1), placées dans un terrain fécond, germent et produisent des plantes qui deviennent des poisons violents, quand elles sont introduites dans le tube alimentaire. Cette comparaison nous semble assez exacte, pour que nous proposions de donner à ce nouvel ordre de principes morbifiques la dénomination de *semina* qui n'est pas nouvelle dans la science médicale : c'est ainsi que nous le désignerons par la suite. Voyons si, en les admettant, nous pouvons rendre raison de tant de faits qui avaient semblé jusqu'à ce jour fort contradictoires et étaient restés sans explication. Il est inutile de dire que nous ne ferons ces recherches qu'en ce qui concerne le choléra asiatique. Nous avons pour cet objet à examiner, en premier lieu, s'il est nécessaire de supposer pour cause de cette maladie un principe morbifique de nature spéciale.

Nous sommes amenés à faire cette supposition,

---

(1) Nous n'affirmons pas que toutes ces graines soient innocentes, les propriétés de la plupart restant encore inconnues ; nous disons seulement que plusieurs le sont bien certainement, les unes étant douces au goût et renfermant une huile insipide, d'autres n'étant que légèrement aromatiques, d'autres enfin fournissant une huile grasse bonne à manger.

d'abord par la méthode d'exclusion. Si, en effet, le choléra asiatique ne peut dépendre des constitutions simples de l'atmosphère ; si les alimens ni les boissons n'en deviennent jamais la cause principale ; s'il est impossible de le rapporter à aucune espèce d'infection, il faut bien lui supposer une cause spécifique ; et d'où proviendrait-elle, si ce n'est de lui-même ? Nous ne connaissons pas d'autres sources de principes morbifiques.

Nous croyons, en second lieu, à un principe spécifique et reproductible, parce que l'importation du choléra asiatique nous semble démontrée par sa marche. Déclaré à Jessores en 1817, il se renferme dans l'Asie pendant douze ans, mais se portant de ville en ville et ne discontinuant jamais ses ravages. En 1829, il s'introduit en Europe par Orenbourg, arrive promptement à Odessa et à Moscow, envahit la Pologne l'année suivante, et après avoir frappé avec violence sur l'Autriche, la Prusse, l'Angleterre, vient désoler Paris dans le printemps de 1832. Dans cette longue course, il n'obéit à aucune règle, suit les directions les plus opposées et souvent même revient sur ses pas.

Ce développement successif et cette irrégularité dans la marche d'une maladie ne prouvent nullement, diront peut-être des médecins, qu'elle soit importée d'un lieu dans un autre ; nous pensons le contraire, parce que l'importation

seule donne une explication satisfaisante de ces
deux circonstances remarquables , et que l'on
retrouve dans toutes les épidémies de choléra
asiatique. Elles se sont présentées évidemment
dans celle que nous venons d'observer. Pour le
montrer, rappelons les époques de son invasion
dans chaque commune dont nous avons parlé à
la première partie de ce rapport, et où nous
avons pu prendre des renseignements certains.

NOMS DES COMMUNES.	DATE DE L'INVASION.
Marseille. . . . , ...	7 décembre 1834.
Saint-Chamas.	24 mai 1835.
Toulon.	21 juin.
Aix.	2 juillet.
Marseille. . . . . ,	6 *id.*
Saint-Gilles.	13 *id.*
Beaucaire.	13 *id.*
Arles.	14 *id.*
Draguignan.	14 *id.*
Avignon.	15 *id.*
Brignoles.	17 *id.*
Fourques.	18 *id.*
Lorgues.	18 *id.*
Vallabrègues.	21 *id.*
Aramon.	31 *id.*
Montfrin.	4 août.
Sauve.	4 *id.*
Nîmes.	4 *id.*
Ampus.	12 *id.*
Cadenet.	14 *id.*
Lourmarin.	19 *id.*
Le Cheval-Blanc	19 *id.*

Par l'examen de ces dates, et en ayant égard à la position respective des communes, voici ce que l'on doit présumer :

L'épidémie développée dans Marseille y a séjourné pendant tout l'hiver, et ce n'est qu'après cinq mois qu'elle s'est déclarée à Saint-Chamas, et après six à Toulon. Dans cette ville, elle a acquis son plus haut degré d'intensité et s'est irradiée dans des directions différentes : au nord vers Aix et Marseille ; au nord-est vers Draguignan, Lorgues, Ampus et Brignoles ; au nord-ouest vers Saint-Gilles, Arles et Avignon. De Marseille elle s'est propagée à Beaucaire, d'où elle a gagné successivement Vallabrègues, Aramon et Montfrin ; elle est même arrivée jusqu'à Sauve. Fourques l'a reçue d'Arles. Avignon l'a envoyée à Cadenet, à Lourmarin et au Cheval-Blanc. Plusieurs villes peuvent l'avoir lancée sur Nîmes. Peu importe du reste cette supposition ; une chose est certaine, c'est que le développement de cette épidémie a été successif et irrégulier ; elle a mis huit mois pour s'étendre dans un rayon de vingt-cinq à trente lieues, et elle l'a fait assez souvent en franchissant d'assez longs espaces. C'est ainsi que de Marseille elle s'est portée à Saint-Chamas, et que Toulon a été atteint lorsque la santé publique était excellente dans tous les lieux intermédiaires. Draguignan fut frappé avant Brignoles, qui est cependant bien plus rapproché de Toulon ;

et presque au même jour Saint-Gilles, Arles, Beaucaire, Avignon, voyaient éclater le fléau dans leurs murs. Chaque nouvelle ville attaquée devint à son tour un centre, d'où la maladie s'irradia encore dans des sens opposés. Enfin, elle arriva jusqu'à Sauve, séparée des communes affectées par sept à huit lieues de pays presque déserts, et sans avoir passé par Nîmes où sa présence ne fut reconnue que le même jour.

Une telle bizarrerie (qu'on nous pardonne cette expression) dans la marche d'une épidémie, ne peut être convenablement expliquée, nous le répétons, qu'en admettant le transport successif d'un principe morbifique. Les médecins qui se refusent à cette explication, disent que l'importation devrait être prouvée au moins par quelques faits. Revenons sur les résultats des recherches que nous avons faites à ce sujet, et nous en trouverons qui nous semblent des preuves irrécusables :

L'épidémie a frappé en premier lieu :

A Saint-Gilles, un matelot venant de Toulon, déjà malade en route, et mort au bout de deux jours dans l'hôpital;

A Brignoles, d'abord une dame fuyant de Marseille dans le mois de décembre 1834, et plus tard un homme ayant quitté Toulon au moment du plus fort danger :

A Draguignan, un boulanger arrivé aussi tout

récemment de Toulon à Avignon, une dame et un militaire venant de la même ville ;

A Nîmes, une dame que la crainte avait fait fuir du même lieu ;

A Aix, à Saint-Chamas, des hommes arrivant directement de Marseille ;

A Lorgues et à Ampus, des habitants du pays, mais lorsque des Toulonnais s'y étaient réfugiés en grand nombre.

L'épidémie, au contraire, se déclara premièrement sur des habitants du pays, et sans qu'il y fût arrivé des fuyards des lieux déjà atteints, dans les localités suivantes: Sauve, Montfrin, Aramon, Vallabrègues, Beaucaire, Fourques, Arles, Cadenet, Lourmarin et le Cheval-Blanc.

Quant à l'importation à Marseille et à Toulon, les faits qui la concernent ont été déjà débattus; nous ajouterons seulement que dans la première ville, des deux sociétés médicales qui voulurent bien se réunir pour nous éclairer dans nos recherches, l'une réunissait une grande majorité pour admettre l'exactitude des faits allégués en faveur de l'importation, tandis que presque tous les membres de l'autre les rejetaient comme controuvés; et nous rappellerons qu'à Toulon, tous les médecins à peu près croyaient à l'importation, quelle que fût l'obscurité qui la cachât.

On peut déduire de-là les résultats suivants:

L'importation était douteuse dans les deux

villes qui semblaient avoir été les points de départ de l'épidémie; dans l'une plusieurs médecins,
tous dans l'autre y croyaient. Dans sept villes,
les premières victimes étaient des personnes
arrivant directement de Marseille ou de Toulon
que l'épidémie ravageait. Dans deux, l'invasion
s'était faite primitivement sur des habitants, mais
lorsque l'importation pouvait avoir été effectuée
par des réfugiés Toulonnais.

Enfin, dans sept, l'importation n'était pas
soupçonnée, ou on n'avait sur elle que des soup-
çons vagues.

Ces résultats sont-ils en faveur de l'importation en général? Il n'y a pas pour nous le
moindre doute ; car nous ne pouvons admettre
une simple coïncidence, dans la moitié des invasions à peu près, entre l'arrivée des cholériques
et le développement de l'épidémie. Il est d'ailleurs
une considération, qui seule suffirait pour nous
persuader à ce sujet: c'est que le choléra-morbus
asiatique s'est bien étendu en franchissant quelques lieues de distance, mais qu'il ne s'est jamais
transporté d'une nation chez une autre sans avoir
frappé celles qui les séparaient; c'est que presque
tous les lieux où il a pu s'implanter sont devenus
des centres d'où il s'est irradié dans des sens
opposés. Que l'on y réfléchisse bien, et l'on reconnaîtra mieux encore que l'importation peut
seule rendre raison d'un pareil fait.

La méthode d'exclusion et des faits nombreux d'importation constatée nous ayant conduits à admettre un principe spécifique, comme cause principale du choléra asiatique, voyons si, avec les caractères attribués aux *semina*, nous parviendrons à expliquer tous les faits que cette maladie a présentés dans ses invasions, dans son mode de développement et dans sa marche.

Ces faits sont de plusieurs ordres :

1° Ceux d'importation directe sans communication immédiate.

Des sujets frappés du choléra asiatique étant arrivés dans des lieux où leur maladie avait été inconnue jusqu'alors, on l'a vue bientôt s'y développer, devenir épidémique, et le peuple ainsi que des médecins ont aussitôt, sur ce seul fait, adopté l'idée d'importation ; tandis que d'autres l'ont repoussée, sur l'observation générale que les premiers cas succédant à ceux importés ne s'étaient point manifestés chez les personnes qui avaient le plus approché des malades, mais sur d'autres n'ayant eu avec eux ni entre elles aucune relation. L'opinion de ces derniers a de la force en admettant la contagion, puisque, en effet, la maladie aurait dû se répandre de proche en proche, et que d'ailleurs la seule arrivée antérieure d'un ou de plusieurs cholériques est une bien faible raison pour expliquer une épidémie qui n'éclate que plusieurs jours, qu'un mois après, surtout quand

cette arrivée n'a pas eu toujours lieu. Mais, d'un
autre côté, ces faits de cholériques arrivés avant
l'épidémie sont nombreux, et son développement devient inexplicable en repoussant l'importation. Les difficultés sont dès-lors inextricables
avec les idées adoptées jusqu'à ce jour ; avec les
semina elles disparaissent. Exhalés par les cholériques, ils ont été reçus par l'atmosphère qui
les a élaborés morbifiquement, les a dispersés et
les a fait agir dans des quartiers différents sur
des personnes étrangères les unes aux autres.
Voilà ce qu'on a observé dans presque toutes les
communes où l'importation nous a été démontrée, à Saint-Gilles, à Brignoles, à Lorgues, etc.

2° Les faits d'importation médiate par des
personnes jouissant d'une bonne santé.

C'est une opinion reçue généralement dans
les départements du Var et des Bouches-du-
Rhône, que lorsque la terreur répandue à Toulon
et à Marseille eut amené une immense émigration,
les petites villes, les villages où s'étaient réunis
beaucoup d'émigrés, virent, pour la plupart,
éclater bientôt après l'épidémie dans leur sein.
Nous avons dit qu'il en avait été ainsi à Ampus,
à Lorgues ; nous ajouterons que les médecins
qui ont étudié avec soin le développement du
choléra asiatique à Montpellier, ne doutent pas
qu'il ne se soit effectué de la même manière. Une
compagnie du 26ᵐᵉ d'infanterie de ligne était

restée à Cette pendant que cette maladie y exerçait ses ravages , et avait eu seulement trois soldats
atteints ; deux avaient succombé. Elle n'en avait
plus depuis vingt jours, lorsqu'elle rentra dans la
caserne à Montpellier ; mais huit jours plus tard ,
un nouveau cas se déclara , et soixante environ
suivirent successivement ; la maladie se déclara
en ville , l'Hôpital-Général et la Maison des
aliénés furent bientôt envahis.

Dans tous ces cas, on conçoit facilement que
les sémina qui imprégnaient les vêtements , les
bagages des voyageurs, lancés avec l'air qui les
recélait et qui avait servi à leur transport dans
une nouvelle atmosphère , aient été fécondés et
soient devenus les premiers germes de l'épidémie
qui a suivi leur importation.

N'expliquerait-on pas par ce moyen l'importation du choléra asiatique en Pologne par les
armées russes, et même son introduction en Europe par les relations de ces armées, avec celles
du Schah de Perse? Les semina , dans ces deux
cas, ayant été importés en grande quantité ,
auraient conservé au loin la propriété d'être fécondés morbifiquement, tandis qu'ils l'avaient
perdue quand ils n'avaient été transportés que
par des voyageurs isolés. C'est ainsi que s'expli-
querait la tardive apparition de ce fléau dans la
partie de la terre la plus civilisée.

3° L'importation médiate par des marchandises.

C'est celle que l'on a soupçonnée à Beaucaire, à Sauve.

Dans la première ville, elle aurait eu lieu par suite de l'arrivée de ballots de soie et de coton venant de Marseille; dans la seconde, par l'arrivée de cotons ayant séjourné à Beaucaire. Pour cette importation, l'explication serait la même que pour la précédente. Les sémina cholériques renfermés avec l'air qui les contenait dans des tissus poreux, auraient été fécondés en devenant libres dans une nouvelle atmosphère, et auraient produit leurs effets délétères.

4° Les faits d'importation par la seule atmosphère.

On conçoit sans peine qu'une atmosphère contenant une grande quantité de sémina puisse les porter à une faible distance, quelle que soit leur volatilité. Par ce moyen, on se rendrait facilement raison de l'invasion du choléra asiatique à Fourques et à Tarascon, qui ne sont séparés que par le Rhône, le premier lieu d'Arles, le second de Beaucaire. Ainsi s'expliqueraient les invasions successives de cette maladie à Vallabrègues, à Aramon et à Montfrin, en remontant le même fleuve et le Gardon. Il est vrai que, dans tous ces faits, on pourrait accuser aussi l'importation médiate par des personnes bien portantes et par des marchandises, les relations entre ces communes ne discontinuant jamais. Cette dernière

17

ne pourrait en aucune manière être invoquée dans les faits rapportés, en parlant de Marseille et de Toulon, de navires, qui, en quarantaine ou s'étant rigoureusement isolés, ont vu des cas nombreux éclater sur leurs bords : les sémina cholériques n'avaient pu évidemment y être transportés que par l'air-atmosphérique.

5° Les faits de communication attribués au contact immédiat.

Ils sont bien plus rares qu'ils ne le paraissent, les partisans de la contagion ayant le soin de les répéter souvent et d'en citer qui ne sont pas bien avérés ; mais qu'on les compte attentivement, et l'on reconnaîtra combien ils sont en faible proportion par rapport aux faits contraires où il y a eu rapport intime sans suites fâcheuses. Or, comme ce n'est point sur des faits exceptionnels qu'il faut établir ces règles, on peut dire que ceux-ci ne prouvent pas la contagion. Cependant il ne doit pas y avoir de cas exceptionnels dans une théorie large, et ceux dont nous venons de parler disparaissent par celle des sémina : ces principes ont besoin d'être modifiés morbifiquement par l'atmosphère, et cette modification ne s'opère ordinairement qu'en plusieurs jours ; mais s'ils sont exhalés dans un air atmosphérique éminemment propice, elle est hâtée, et de-là l'explication des faits où le choléra asiatique a semblé se communiquer immédiatement, où il a

sévi sur plusieurs membres de la même famille,
sur plusieurs habitants de la même maison.

6° Les faits d'importation directe sans suites
funestes.

On pourrait en citer des milliers ; celui que
nous avons rapporté concernant Cucuron est sans
doute un des plus saillants : six habitants ayant
contracté le choléra asiatique dans des communes
voisines, viennent se faire soigner chez eux, cinq
meurent, et pas un seul autre cas de la même
maladie ne se déclare dans le pays. En supposant
un virus cholérique, ce fait et tous ceux qui lui
ressemblent sont inexplicables ; ils rentrent naturellement dans notre théorie, les sémina cholériques n'ont pas rencontré une atmosphère
propre à les féconder.

On se rend raison par le même motif de l'impossibilité qu'a éprouvée le choléra asiatique de
devenir épidémique dans quelques villes. Il a
paru à Montpellier, a maltraité une partie de
la garnison et des aliénés, et n'a pu atteindre
que vingt à vingt-cinq habitants dans toute la
commune.

7° La suspension de la maladie pendant quelques jours après l'importation, et puis l'explosion
subite de l'épidémie.

Lorsque les sémina ont été répandus dans
l'atmosphère, il faut qu'ils y soient modifiés
morbifiquement, et c'est pendant le temps néces-

saire à cette élaboration que le mal semble disparaître. Du moment où elle est terminée, la
maladie éclate sur plusieurs points; sur beaucoup
à la fois, elle devient épidémique. Cette époque
de l'épidémie peut fort bien être appelée *période
d'incubation*, comme dans les maladies contagieuses; mais il y a entre ces deux incubations une
grande différence : la dernière s'opère dans l'organisme, la première a lieu dans l'air ; le virus
introduit dans le corps vivant ne fait ressentir
ses effets qu'après plusieurs jours, les sémina
semblent déterminer les leurs à l'instant même
ou du moins après quelques heures. Combien de
cholériques sont tombés comme sidérés! Jamais
rien de pareil n'a été observé dans les maladies
vraiment contagieuses.

Cette période d'incubation de l'épidémie a
semblé manquer dans quelques lieux, à Toulon,
par exemple, parce que l'époque de l'importation des sémina est restée inconnue.

8° Les irrégularités dans la marche de chaque
épidémie.

Puisqu'il faut que les sémina rencontrent dans
l'atmosphère des conditions propres à leur élaboration, leur action est nécessairement soumise
aux variations qu'éprouvent ces mêmes conditions. Si elles sont réunies au plus haut degré, les
sémina agissent avec violence et d'une manière
générale ; aussi avons-nous vu que le choléra

asiatique était presque toujours mortel au moment où il attaquait un grand nombre de personnes à la fois. Ces conditions sont-elles moins prononcées, les sémina ont des qualités délétères plus faibles ; nous avons toujours montré les cas de choléra asiatique d'autant plus faciles à guérir qu'ils étaient plus rares. Selon que ces conditions deviennent plus ou moins favorables pendant une épidémie, celle-ci acquiert ou perd de son intensité.

9° Enfin, la rapidité des épidémies et la disparition entière de la maladie.

Quelles que soient les conditions nécessaires à l'atmosphère pour élaborer les sémina, elles ne sauraient être de longue durée, puisqu'elles sortent de sa constitution naturelle. Les sémina doivent donc perdre promptement de leur force délétère et cesser enfin d'être renouvelés. Les épidémies de choléra asiatique n'ont jamais duré plus de trois mois dans les cités les plus populeuses ; quelques cas rares se sont manifestés encore après, pendant peu de temps, mais la maladie n'a pas tardé à disparaître entièrement.

Il nous semble que tous les faits propres au choléra asiatique peuvent rentrer dans les neuf ordres que nous avons formés, et qu'ils trouvent une explication facile dans l'admission des sémina (1).

_____

(1) Les sémina cholériques répandus dans l'atmosphère

Peut-être n'en est-il pas ainsi ! Trop pénétrés de notre sujet , nous avons pu nous exagérer l'importance de notre hypothèse et présenter comme neuves des idées déjà émises. Nous ne saurions nous juger nous-mêmes : nous assurons seulement avoir fait tous nos efforts pour nous défendre contre les préventions si communes aux auteurs. Que les médecins veuillent donc bien nous lire avec attention , réfléchir sur les faits que nous avons rapportés et à l'exactitude desquels ils peuvent ajouter foi entière , ainsi que sur les explications que nous en avons données , et nous sommes en droit d'espérer qu'ils répèteront avec nous :

1º Il existe des principes morbifiques tenant des principes infectieux et des principes contagieux , mais s'en séparant par des caractères bien tranchés.

2º Ces principes volatils ne deviennent morbifiques qu'après avoir été modifiés par l'atmosphère qui les reçoit.

3º Ils ne peuvent être élaborés par l'atmosphère dans ses conditions ordinaires.

---

font peut-être sentir leur funeste influence aux diverses espèces d'animaux ; et ainsi s'expliqueraient tous ces faits d'épizooties , de fuite d'hirondelles , de silence des oiseaux chanteurs , que l'on ne saurait rejeter entièrement , mais qui ne nous paraissent pas encore suffisamment constatés.

4° Un de ces principes est la cause spécifique du choléra asiatique.

Nous espérons qu'ils reconnaîtront encore que ces idées, peut-être entrevues par d'autres médecins, n'ont jamais été énoncées d'une manière aussi explicite, et coordonnées de telle sorte qu'elles conduisent à former une nouvelle classe de maladies épidémiques, et à faire cesser le vague qui régnait sur leur vrai mode de propagation. C'est probablement là que viennent se ranger la fièvre jaune (1), la peste, etc.: on pourrait les nommer *séminifères*, pour les séparer définitivement des contagieuses et des miasmatiques.

Nous ne nous dissimulons pas, du reste, que notre théorie est encore incomplète; car nous

---

(1) M. Rech avait coopéré à la rédaction du *Traité de la fièvre jaune* que Devèze publia en 1820. Il avait compris, dès cette époque, l'impossibilité d'expliquer la propagation de cette maladie par la seule infection, et cependant il était resté bien persuadé que la contagion n'y contribue en rien. Étudiant en 1835 l'épidémie de choléra asiatique qu'il a suivie dans cinq départements, il a cru pouvoir établir une grande analogie entre les circonstances essentielles de son développement et celles qu'il avait remarquées dans le développement de la fièvre jaune, et c'est alors qu'il a reconnu la nécessité d'admettre une nouvelle classe de principes morbifiques et qu'il est arrivé à la théorie que nous avons développée.

pourrons à peine essayer de déterminer quelles
sont les conditions atmosphériques nécessaires
pour l'élaboration des sémina cholériques, quel
est le temps pendant lequel ils conservent la
propriété d'être élaborés, et par quelle voie ils
sont absorbés : questions cependant de la plus
haute importance pour l'hygiène publique ; mais
nous pensons que telle que nous l'offrons, si elle
est adoptée, elle peut avoir d'heureuses conséquences. Nous nous contentons ici d'en signaler
quelques-unes.

A. Le choléra asiatique a une nature qui lui
est propre ; résultat d'une entoxication spécifique,
il attaque tout l'organisme en même temps.

Cette conclusion se trouve d'accord avec
l'opinion généralement reçue aujourd'hui. Nous
avons montré qu'elle est une conséquence de
l'individualité des symptômes, de l'inutilité des
recherches qu'ont faites les anatomo-pathologis-
tes pour découvrir sur les cadavres cholériques
une altération organique apparente, et de l'inef-
ficacité des médicaments connus. Tout concour-
rait donc à en déterminer la spécificité.

B. On doit chercher un antidote, soit pour
prévenir l'action des sémina cholériques, soit
pour la neutraliser.

Il est des médecins qui croient devoir jeter de
la défaveur sur ceux de leurs confrères qui font
des efforts dans cette intention ; nous ne com-

prenons pas trop les motifs qui les dirigent. On a découvert la vaccine pour prévenir la petite-vérole, le mercure pour guérir la syphilis, les préparations chloriques pour désinfecter l'atmosphère, le quinquina pour arrêter les fièvres intermittentes dans leur cours; pourquoi renoncerait-on d'avance à l'espoir de faire une découverte semblable contre le choléra asiatique? En bonne thérapeutique, lorsque la cause essentielle d'une maladie est toujours la même, on doit toujours la traiter par le même mode curatif. Contre l'empoisonnement par le sublimé corrosif (bichlorure de mercure), on emploie toujours le blanc d'œuf (albumine), et le plus souvent avec succès. Loin donc d'empêcher la recherche d'un remède spécifique contre le choléra asiatique, il faut l'encourager; on doit seulement recommander de la faire avec prudence.

C. On cherchera à déterminer les conditions atmosphériques nécessaires pour l'élaboration des sémina cholériques.

On connaît déjà l'une de ces conditions pour le principe morbifique de la fièvre jaune, une haute température; pourquoi n'arriverait-on pas à l'appréciation d'une, de deux de ces conditions, ou même de toutes, pour la maladie qui occupe depuis quelques années tous les esprits en Europe? Nous allons bientôt en signaler deux qui, bien certainement favorables, sont peut-être nécessaires ; si on les découvrait toutes, on serait en voie pour arriver plus tard à en prévenir les effets.

D. On peut distribuer tous soins et tous secours aux cholériques, sans autre danger que celui que l'on court en restant dans la même ville, soumis à la même influence atmosphérique.

E. Le système des quarantaines doit être maintenu moyennant des modifications, celui des cordons est absurde.

Nos idées sur ces deux dernières conclusions ressortiront mieux dans le chapitre suivant.

Après avoir tenté de dévoiler la cause principale du choléra-morbus asiatique et de lui assigner ses vrais caractères, il nous reste encore à étudier les causes éloignées de cette maladie, savoir : celles qui, modifiant l'atmosphère, la rendent propre à féconder les sémina cholériques, et celles qui, influant sur l'organisme, lui donnent l'aptitude à recevoir l'action de ce même principe morbifique.

Les premières sont l'infection, l'humidité, la température et l'électricité.

De l'infection. Nous avons avancé que si la présence des principes infectieux dans l'atmosphère n'était pas la cause du choléra-morbus asiatique, elle en favorisait au moins le développement. Cette opinion nous a été suscitée par l'étude topographique des communes que nous avons parcourues ; nous avons trouvé dans toutes des foyers d'infection , et celles où ils étaient plus nombreux et plus intenses, étaient généralement les plus maltraitées.

Rappelons les faits.

Saint-Gilles , Fourques , Arles , Saint-Chamas sont environnés de marais ; les fièvres intermittentes y sont endémiques.

Montfrin est situé sur le Gardon ; Aramon , Vallabrègues , Beaucaire , Tarascon et Avignon sur le Rhône ; Cadenet, Lourmarin, Le Cheval-Blanc sur la Durance. Ces cours d'eau ne se renfermant pas toujours exactement dans leurs lits , donnent lieu à des mares étendues qui infectent l'atmosphère , comme le font les marais dans les communes précédentes , et amènent aussi fréquemment des fièvres intermittentes.

Brignoles et Nîmes sont aussi exposés aux fièvres intermittentes. A Marseille et à Toulon toutes les ordures sont jetées dans les eaux qui courent le long des rues , et entraînées dans le port où elles se renouvellent sans cesse.

A Lorgues , il y a de nombreux cloaques dans l'intérieur même de la ville , et de vastes fossés où sont ramassées les eaux qui l'ont balayée.

Draguignan est entouré de murs , les rues sont sales , et dans plusieurs sont amoncelées les immondices.

Le Vidourle coule lentement dans la partie

inférieure de Sauve, où d'autres causes se réunissent pour accroître la mortalité toujours élevée par rapport à une situation d'ailleurs favorable à la santé des habitants.

Les rues d'Ampus sont remarquables par leur malpropreté ; les maisons en sont étroites , mal aérées , et renferment pêle-mêle hommes , animaux, fumier et immondices de toutes sortes.

Des vingt-deux communes dans lesquelles nous avons étudié le choléra asiatique , il en est donc quinze dans lesquelles on observe les fièvres intermittentes, qui règnent presque continuellement dans la plupart , et qui annoncent dans toutes l'infection effluvienne. On trouve dans deux de grands bassins , vraies piscines , desquelles doivent s'exhaler, de loin en loin , des principes infectieux de la plus grande activité. On a réuni dans deux autres des cloaques et des fosses vastes pour recevoir des tas de matières putrescibles. Les eaux qui lavent les rues de l'une d'entre elles , charrient toutes les ordures possibles, et répandent constamment une odeur fatigante. Dans deux autres, enfin, on rencontre une malpropreté extrême dans les rues et dans les maisons construites de manière à défendre du froid, mais à travers lesquelles l'air ne peut circuler librement.

L'infection atmosphérique des sept dernières communes pourrait seule être révoquée en doute , parce qu'elle n'est pas de même nature que celle des premières ; toutefois elle n'en existe pas moins ; elle est plus dangereuse , si nous en croyons quelques faits bien avérés. Ainsi , ne pourrait-on pas rapporter à l'agglomération extrême qui se remarque constamment dans Marseille et Toulon , à l'agglomération acciden- telle survenue à Beaucaire et à Cadenet , la plus grande intensité de l'épidémie ? Nous serions d'autant plus disposés à adopter ce sentiment , que le choléra asiatique ne sévit pas à Tarascon qui n'est séparé de Beaucaire que par le Rhône, et que Cadenet fut plus maltraité que les com- munes environnantes visitées par l'épidémie et présentant les mêmes conditions topographiques. L'émigration qui a eu lieu dans les premières villes , la fuite des étrangers dans les dernières , ne sauraient diminuer la valeur de ces faits, puis- que l'agglomération n'a cessé dans aucune , que lorsque l'atmosphère était déjà infectée.

On pourra bien objecter que Sauve et Ampus sont situés dans les montagnes , loin des marais et à l'abri de toute agglomération d'hommes ; mais cette objection tombera devant ce résultat de l'observation générale , que presque toujours, dans les villes, les quartiers les plus sales, habités par les indigents, ont souffert plus que les autres. Les exceptions citées à ce sujet sont loin de nous paraître concluantes , surtout d'après ce que

nous avons vu à Lorgues et qui a été déjà rapporté. La ville neuve, la plus belle, dont les
rues sont larges et tirées au cordeau, dont les
belles maisons sont habitées par la classe riche,
fut plus maltraitée ; et ce fait, qui semblait en
opposition avec les autres, vient cependant s'y
rattacher naturellement, puisque c'est dans cette
ville que sont réunis les cloaques et les fosses où
s'entassent toutes les matières putrescibles. Si on
soumettait les autres faits cités comme exceptionnels à un examen sévère, peut-être recon-
naîtrait-on aussi qu'en les relatant on a oublié
de mentionner quelque circonstance importante.
Nous sommes autorisés à le penser, d'après ce
que nous venons de dire, et parce que nous
avons pu nous assurer, dans le département de
l'Hérault, que les communes infectées par les
émanations putrides et par les effluves ont été les
plus maltraitées par le choléra asiatique. Parmi
elles on peut mettre en première ligne Agde,
Florensac et Saint-Thibéry, où la malpropreté
des rues, des maisons, est extrême et répand
des principes infectieux qui s'unissent à ceux des
marais voisins.

Quoique nous soyons disposés par ces diverses
considérations à regarder l'infection atmosphérique comme une condition nécessaire pour la
fécondation des sémina cholériques, nous craindrions d'émettre une opinion aussi tranchée,

n'ayant observé le choléra asiatique que dans cinq départements du midi de la France ; mais nous répéterons hardiment que si ce n'est point là une condition nécessaire, elle est du moins très-favorable.

De l'humidité. Elle est aussi une condition, si non nécessaire, du moins favorable à la fécondation des sémina cholériques ; elle l'a été bien certainement dans l'épidémie que nous étudions. Celle-ci, en effet, s'est confinée pour ainsi dire sur le littoral de la Méditerranée ; transportée dans les terres, elle ne s'y est établie qu'autant qu'elle a rencontré des masses d'eau, le Rhône, la Durance, qui ont favorisé son développement: nous ne connaissons que Sauve, Ampus et Lorgues qui aient fait exception à ce principe. Sauve est située dans les montagnes, à huit ou dix lieues de la mer et à trois ou quatre de toute grande rivière ; Ampus et Lorgues sont également placés assez loin de la mer et de tout grand cours d'eau (à trois ou quatre lieues). Mais le Vidourle coule dans la partie basse de Sauve, et les habitants, presque tous fabricants de bas et de bonnets de coton, y vivent continuellement dans une atmosphère humide ; Ampus est traversé par deux larges courants d'eau, suffisants pour qu'on ait pu y établir des moulins ; et Lorgues reçoit d'une source qui est au-dessus d'elle, des eaux abondantes qui la parcourent dans tous les sens. L'humidité , loin donc de manquer dans ces localités , doit s'y faire sentir toute l'année.

A propos des eaux courant dans les rues et entraînant les immondices de toutes sortes, nous ferons observer que nous en avons rencontré dans plusieurs villes ou villages fort maltraités par le choléra asiatique : à Aix , à Marseille , à Toulon, à Brignoles, à Ampus , à Lorgues. Nous signalons le fait , qui est bien certainement d'une grande importance.

Des causes d'humidité ont-elles coexisté partout avec le choléra asiatique ? Pour répondre à cette question , il faudrait connaître, d'un côté, la topographie de tous les lieux qu'il a désolés , et de l'autre , les observations hygrométriques antérieures à son invasion ; or, ces connaissances nous manquent. Nous nous bornerons en conséquence à dire que nous croyons qu'il en est ainsi, d'après ce que nous avons observé , et nous donnerons un peu plus de force à cette opinion, en rappelant qu'après une grande sécheresse, des pluies abondantes étaient tombées dans le midi de la France pendant le printemps de 1835 , et avaient ainsi précédé l'invasion de l'épidémie (1). Nous ajouterons encore que , dans quelques localités, à Ampus, par exemple , on avait observé

---

(1) Voir article *Brignoles*, pag. 67.

des vapeurs plus fréquentes et plus épaisses dans
l'air, avant que l'épidémie y fît son apparition.
Tout semble donc se réunir pour faire penser que
l'humidité de l'air atmosphérique joue un rôle
dans le développement du choléra-morbus indien.

De la température. On s'est cru certain pendant long-temps que le choléra asiatique ne pouvait sortir des climats brûlants où il existait
toujours, et qu'il ravageait à des époques plus
ou moins éloignées; une cruelle expérience est
venue démontrer le contraire, il y a six ans. Elle
s'est renouvelée plusieurs fois depuis lors, et,
pour la dernière, au mois de décembre 1834,
lorsque cette maladie s'est montrée presque en
même temps à Marseille et à Cette. On pourrait
supposer toutefois qu'elle conserve encore quelque chose de son origine, puisque l'on a reconnu
dans le nord qu'elle perdait de son intensité pendant les froids rigoureux, et qu'elle n'a acquis
sa plus grande violence dans nos départements
qu'aux mois de juin, juillet et août, toujours
chauds dans le midi de la France, et que nous
l'avons vue disparaître complétement dans l'automne. Il est probable, en conséquence, qu'une
température élevée est une condition favorable,
sinon pour le développement, du moins pour
l'intensité du choléra asiatique (1).

_____

(1) Cette action de la chaleur ne donnerait-elle pas quel-

18

De l'électricité. Quelques médecins ont voulu faire jouer un grand rôle à l'électricité atmosphérique dans la production du choléra asiatique, nous ne pouvons adopter ce sentiment: des orages violents et fréquents ont précédé et accompagné l'épidémie dans certaines localités, et non dans d'autres; nulle part on n'a reconnu qu'ils exerçassent sur elle une grande influence. Les observations météorologiques recueillies à Toulon ainsi qu'à Marseille, et que nous consignerons plus bas, mettent cette proposition hors de doute.

Les causes qui peuvent modifier l'organisme et le rendre apte à recevoir l'action des *sémina* cholériques, sont aussi nombreuses que les agents qui environnent l'homme et se mettent en rap-

___

que valeur au fait consigné page 18, qu'à Beaucaire dans les rues où se trouvaient des tentes, les étages situés au-dessous avaient été épargnés?... Ce n'est que par cette action de la chaleur que nous pouvons expliquer l'intensité du choléra asiatique dans la Maison des aliénés de Montpellier, qui ne laisse rien à désirer sous le rapport de l'hygiène; tandis que le dépôt de police et le quartier des hommes de l'Hôpital-Général, contigus et placés sur la même ligne, soumis au même régime, mais mieux abrités du soleil, n'ont eu que très-peu de victimes, et que le quartier des femmes, regardant le nord-est dans toute son étendue, n'a pas eu une seule cholérique. Les communications entre toutes ces divisions d'un même établissement n'ont jamais été suspendues.

port avec lui. L'étude en est de la plus haute importance, aucune maladie ne pouvant devenir épidémique qu'autant qu'elle trouve dans les masses une prédisposition naturelle ou acquise pour la contracter ; elle mériterait d'occuper une large place dans un traité *ex professo* sur le choléra asiatique, mais il en est tout autrement dans un ouvrage tel que le nôtre. Interrogés sur le mode de propagation de l'épidémie que nous avons observée, nous avons pu émettre et développer une théorie qui nous semblait propre à éclairer une foule de faits obscurs ; mais ce serait franchir les limites qui nous ont été tracées, que d'entrer dans des détails sur tout ce qui peut prédisposer au choléra-morbus asiatique, considéré d'une manière générale. Nous nous bornerons donc à faire connaître les résultats de nos recherches sur ce sujet, relativement aux principales causes éloignées qui ont fixé l'attention des médecins dans les départements que nous avons parcourus. Nous parlerons des âges, des sexes, de la nourriture, des boissons, des passions, des professions et des infirmités.

Ages. Aucun n'a été à l'abri des atteintes de l'épidémie, ainsi que le prouve le relevé suivant, qui montre, en même temps, que tous cependant n'ont pas été également maltraités.

TABLEAU DES DÉCÈS

selon les âges et selon les sexes.

NOMS DES COMMUNES.	Jus-qu'à 6 ans.	de 6 ans à 16.	HOMMES		FEMMES		TOTAUX.
			de 16 à 60.	de 60 et au delà.	de 16 à 60.	de 60 et au delà.	
Sauve.	5	3	1	6	7	9	31
Saint-Gilles.	78	21	25	5	36	14	179
Montfrin.	1	1	1	1	1	1	6
Aramon.	10	1	12	1	5	7	36
Vallabrègues.	15	1	9	4	7	11	47
Beaucaire.	80	»	46	15	39	20	200
Fourques.	5	1	2	2	10	7	27
Arles.	180	19	98	39	101	61	498
Aix.	63	34	202	63	107	53	522
Saint-Chamas. . . .	18	1	15	22	25	13	94
Brignoles.	25	6	27	19	28	32	137
Ampus.	6	5	8	9	12	14	54
Lorgues.	19	12	43	23	62	51	210
Draguignan.	29	2	25	15	9	6	86
Cadenet.	6	2	8	4	9	12	41
Lourmarin.	3	»	6	3	4	4	20
Avignon.	188	10	107	83	83	44	515
Nimes.	185	29	90	48	101	79	532
TOTAUX. . . .	916	148	725	362	646	438	3,235

Ces chiffres représentent la totalité des décès survenus durant l'épidémie dans les dix-huit communes précitées, et jusqu'au moment de notre passage, qu'ils aient été occasionés par la maladie régnante, ou par toute autre, ou par des accidents. Nous avons fait connaître plus haut les motifs qui nous ont conduits à en agir ainsi. Nous regretterions davantage de n'avoir pu porter sur le tableau le nombre des décès, selon les âges, de Marseille et de Toulon, si ces deux villes ne se trouvaient pas dans une position

exceptionnelle. Les étrangers qui sont attirés
de toutes parts dans la première ; les forçats,
la nombreuse garnison qui augmentent la population de la seconde , doivent y avoir élevé de
beaucoup la proportion des décès parmi les hommes de seize à soixante ans. Les communes, de
la mortalité desquelles nous avons noté les résultats , étant au contraire dans les conditions ordinaires , doivent nous mener à des documents
approchant autant que possible de la vérité. On
peut en déduire ces conclusions :

1° La mortalité, pendant l'épidémie, a eu lieu,
par rapport aux âges, dans les proportions suivantes. Sur un total de 3,235 décès, il y a eu :

de la naissance à 6 ans,	916 décès,	ou les	5. 3/4 20mes
de 6 ans à 16 —	148 —	—	7/8 20mes
de 16 — à 60—	1,371 —	—	8. 7/8 20mes
de 60 et au-delà —	800 —	—	4. 1/2 20mes

c'est-à-dire, que le choléra-morbus asiatique a
fait un grand nombre de victimes parmi les
enfants et parmi les vieillards; que la seconde
enfance en a compté fort peu ; qu'il y en a eu
davantage dans l'âge adulte et dans l'âge mûr.

2° En prenant en considération la plus grande
mortalité ordinaire pendant l'enfance , accrue
encore dans les villes qui ont des tours, le nombre
toujours croissant des personnes vivantes par
rapport à la progression des années , la différence
du nombre des années comprises dans les quatre

divisions que nous avons faites, on établit que
l'épidémie qui nous occupe, si toutefois on cal-
cule d'après les observations que nous avons faites,
s'est appesantie sur la vieillesse, qu'elle a maltraité la première enfance, que l'âge adulte et
l'âge mûr n'ont pas trop souffert, et que la seconde enfance a été épargnée. D'où il résulte
que la vieillesse et la première enfance ont été
des causes prédisposantes au choléra asiatique,
tandis que la seconde enfance a agi en sens contraire (1).

3° En comparant ces résultats à ceux qu'on a
obtenus dans les épidémies de choléra asiatique
déjà connues, on reconnaît que celle du midi de
la France en 1835 n'a présenté rien de parti-

---

(1) Ce privilége de la seconde enfance rendrait raison du
résultat non contesté de l'observation : que les pensionnats
ont été généralement épargnés par le choléra indien, si les
prisons, les couvents, etc., n'avaient eu également que très-
peu à souffrir. On a présenté ces faits comme preuves de la
contagion, prétendant que l'isolement seul avait garanti ces
établissements. On se fût bien gardé de le faire, si on eût
réfléchi que peut-être dans aucun les communications avec
l'extérieur n'avaient entièrement cessé, et que presque dans
tous il était survenu des cas isolés qui auraient dû se propager avec rapidité, si la maladie eût été réellement contagieuse. Une vie sobre et régulière, voilà la vraie cause de
l'immunité dont ont joui les personnes se trouvant en état
de réclusion.

culier par rapport aux âges; elle s'est comportée, à cet égard, comme l'avaient fait toutes celles qui l'avaient précédée.

Sexes. Si l'on examine avec soin le tableau qui nous a servi pour distinguer la mortalité aux divers âges et qui indique aussi la mortalité par rapport aux sexes, on en voit ressortir trois faits principaux:

Les proportions des décès entre les deux sexes ont varié de localité à localité, mais généralement ont été plus fortes chez les hommes dans les grandes villes, et chez les femmes dans les villages. Il est mort à Aix 265 hommes et rien que 160 femmes; à Avignon 190 hommes et seulement 127 femmes. On a compté, au contraire, parmi celles-ci, 17 décès à Fourques et 16 à Sauve; tandis qu'il n'a succombé que 4 personnes du sexe mâle dans le premier et 7 dans le second.

L'épidémie a été plus funeste aux hommes qu'aux femmes de 16 à 60 ans (725 contre 646), et a plus maltraité les femmes que les hommes de 60 ans et au-dessus (438 contre 362).

Dans la totalité, les deux sexes ont été également frappés: il y a eu 1,087 décès parmi les hommes, et 1,084 parmi les femmes.

Les différences que l'on sait exister entre la population des grandes villes et celle des villages, offrent une explication facile de ces faits: les

premiers tiennent à ce que dans les grandes
villes, outre la population fixe, il y a presque
toujours une masse flottante presque exclusivement formée par les garnisons et par des voyageurs appartenant au sexe mâle dans la vigueur
de l'âge ; tandis que dans les villages la population
est réduite aux seuls habitants, ayant en moins
les hommes composant la masse flottante dont
nous venons de parler. Ceux-ci se trouvant ainsi
en majorité dans les premières, il est dans l'ordre
qu'ils y succombent en plus grand nombre ; tout
comme il est naturel qu'il y ait plus de décès
parmi les femmes dans les villages où elles sont
plus nombreuses que les hommes.

Le troisième fait découle des deux précédents :
la mortalité d'un sexe étant plus grande dans les
villes, celle de l'autre dans les villages, elles
doivent finir par être égales quand on considère
l'ensemble.

Cette dernière conclusion ne détruit pas l'opinion, généralement accréditée, que le choléra
asiatique a frappé de préférence les femmes
durant l'épidémie dont nous retraçons l'histoire.
Cette opinion est fondée, et ce qui le prouve,
c'est que pour qu'il y ait eu nombre égal de
décès entre les deux sexes, sur dix-huit communes que nous avons visitées, il a fallu que
plusieurs grandes villes y fussent comprises. On
trouvera une nouvelle preuve en sa faveur dans

le relevé, consigné à la fin de ce rapport, sur la mortalité par le choléra asiatique dans le département du Var. On verra qu'on y a compté seulement 992 décès parmi les hommes, tandis qu'on en comptait 1,167 parmi les femmes, la mortalité de Toulon n'étant pas comprise ; mais que, celle-ci ayant porté 953 décès d'hommes et rien que 665 de femmes, les proportions ont été aussitôt changées, et que la mortalité des femmes s'est trouvée au-dessous de celle des hommes.

Notre conclusion ne renverse donc pas l'observation que le choléra asiatique a frappé les femmes de préférence, et cependant nous ne sommes pas éloignés de la regarder comme l'expression d'une vérité générale, quoiqu'elle résulte d'un relevé fait seulement dans dix-huit communes ; car nous pensons que si, d'une part, l'épidémie a attaqué plus facilement les femmes, de l'autre, elle a envahi plus souvent les grandes villes, où, nous le répétons, les hommes sont en plus grand nombre, sont plus exposés, et qu'en définitive, toutes proportions gardées, les deux sexes doivent avoir souffert à peu près également. Des relevés de mortalité, faits avec soin dans chaque localité où le choléra asiatique s'est montré, pourront seuls nous enseigner jusqu'à quel point notre manière de voir est exacte.

Aliments. Nous ne croyons pas que la nourriture ait beaucoup influé sur le développement ou sur l'intensité de l'épidémie. Les personnes étrangères à la médecine, et des médecins même, attachaient bien dans quelques localités de l'importance à l'usage des fruits, dont certaines espèces furent même défendues, les melons à Nîmes, les pastèques à Marseille ; mais nous n'avons jamais pu reconnaître que leurs craintes fussent fondées. Sans doute, les melons, les pastèques ne sont pas des aliments excellents ; mais pris en petite quantité, nous ne les avons jamais vus devenir nuisibles ; ils l'ont été, au contraire, lorsqu'ils ont été mangés sans discrétion, qu'ils ont servi de seule nourriture, qu'ils n'étaient point encore assez mûrs, ou bien qu'ils étaient déjà gâtés. Souvent alors ils ont donné des indigestions, qui ont déterminé l'invasion de la maladie épidémique ; mais, nous le répétons, ils n'ont point agi par une propriété malfaisante particulière. Si le peuple s'est méfié des fruits en général, c'est que plus abondants que les années précédentes, la récolte en a été faite au moment où le choléra asiatique exerçait ses ravages.

Aucun autre aliment n'a été regardé comme dangereux. Les médecins ont remarqué seulement que tout excès dans la nourriture devenait nuisible ; ils ont vu le choléra asiatique se déclarer souvent après des repas plus copieux que de coutume, et presque toujours après ceux qui amenaient des indigestions : la maladie, dans ces

cas, était souvent mortelle. Plusieurs de nos confrères attribuaient avec raison, ce nous semble,
le fait signalé plusieurs fois, que les cas de choléra asiatique se déclaraient plus fréquemment
pendant la nuit et étaient plus graves, à l'habitude, assez générale dans nos départements, de
faire le repas du soir trop tard ou trop abondant.

Boissons. L'usage du vin et des liqueurs fortes
n'a pas été funeste en lui-même, il l'est devenu
par l'abus qui en a été fait. On nous a cité bon
nombre d'ivrognes qui ont été victimes de leur
intempérance. Les excès en ce genre, lors même
qu'ils n'étaient pas habituels, ont souvent occa-
sioné la maladie régnante et la mort.

Dans une commune seulement, celle de Sauve,
le public et les médecins craignaient le laitage.
Jusqu'à quel point ces craintes étaient-elles fondées? On ne nous a pas énoncé des faits suffisants
pour nous éclairer à ce sujet; mais elles étaient si
fortes, que l'usage du lait fut proscrit.

On redoutait aussi en général les boissons
froides, surtout celles qui étaient frappées de
glace : nous ne nous sommes jamais aperçus
qu'elles fussent nuisibles, prises modérément.

Passions. Des accès de colère, de vives frayeurs
ont déterminé quelquefois le choléra asiatique ;
mais les passions ne sauraient jamais en être
considérées comme une cause fréquente. On a
certainement exagéré l'influence de la crainte :

les relevés que nous avons présentés relativement
à la plus grande mortalité des enfants en bas âge
et des aliénés le prouvent suffisamment. On
pourrait, il est vrai, dire que cette passion
agissant sur le système nerveux rapproche les
personnes soumises à son influence, des enfants
et des aliénés ; mais ce serait une pure hypothèse. En ne consultant que les faits, les médecins nous ont assuré avoir observé que le choléra
asiatique frappait à peu près aussi souvent les
personnes douées d'une âme ferme et éprouvée,
que celles qui étaient connues par une pusillani-
mité excessive. Ils pensaient que la crainte influait
beaucoup sur la maladie, quand elle était développée ; elle l'aggravait, disaient-ils. Il y aurait
encore à examiner si la manifestation de la crainte,
quand elle avait lieu, n'était pas une conséquence
de la maladie.

Professions. Dans les relevés que nous avons
faits des régistres de l'état civil, nous n'avons pu
nous apercevoir qu'aucune profession ait été plus
maltraitée que les autres. A Avignon, il est vrai,
les quatre premières cholériques étaient femmes
de cordonniers ; à Nîmes, beaucoup de tanneurs
et de fabricants de peau furent victimes de l'épidémie : ce qui pourrait faire supposer que les
personnes qui manient des peaux et des cuirs
acquièrent par là une prédisposition particulière.
Mais ces deux faits sont restés isolés, ils ne se sont

pas reproduits dans d'autres localités ; l'on ne saurait dès-lors en tirer aucune conséquence. On doit en dire autant des blanchisseuses : à Cette, on croyait en général les femmes exerçant cette profession plus exposées que les autres au choléra asiatique, plusieurs d'entre elles ayant été atteintes au début de l'épidémie ; et on le pense encore, quoique de nouveaux faits ne soient pas venus confirmer cette opinion.

Est-il quelque profession qui ait mis à l'abri du choléra asiatique ? Nous ne saurions en citer qu'une, sur l'autorité de M. le docteur Robert, de Marseille. Ce respectable confrère nous a affirmé que de quatre cents marchands d'huile que l'on compte dans la ville, pas un seul n'a été victime de l'épidémie. On pourrait supposer encore que les hommes qui emploient le mercure dans leurs travaux sont moins prédisposés, si on en juge d'après le fait que les filles publiques ont beaucoup moins souffert que les autres classes de la société. Quant au fait rapporté en parlant de Saint-Chamas, que les ouvriers de la manufacture de poudre avaient été entièrement épargnés, il ne peut mériter une grande importance, se trouvant isolé. Ces ouvriers, d'ailleurs, étaient en petit nombre, avaient un régime réglé, et la garnison, qui se trouvait dans des circonstances semblables, avait été aussi tout-à-fait épargnée.

Infirmités. Partout nos confrères nous assurèrent que les personnes infirmes, maladives, avaient été plus souvent victimes du choléra asiatique. Il atteignit surtout celles d'une faible constitution, qui souffraient depuis long-temps dans les organes digestifs. Les sujets robustes et jouissant d'une bonne santé étaient rarement frappés à l'invasion et au déclin de l'épidémie ; mais quand elle avait acquis son plus haut degré d'intensité, elles succombaient en aussi grand nombre et tout aussi vite que les autres.

L'examen rapide que nous venons de faire des causes éloignées du choléra asiatique pendant l'épidémie de 1835, enseigne qu'aucune n'a agi d'une manière spéciale pour amener une prédisposition, qui, par conséquent, existait naturellement dans les masses. Si ces causes l'ont augmentée, elles n'ont pu le faire que bien faiblement, ou plutôt elles ont seulement déterminé l'action de l'entoxication spécifique.

CHAPITRE SIXIÈME ET DERNIER.

Moyens de prévenir le choléra asiatique. —— Distribution
des soins et des secours aux cholériques.

Nous allons étudier les moyens vantés pour
prévenir l'invasion ou le développement du choléra-morbus asiatique, et les mesures adoptées
dans la distribution des soins et des secours,
quand il a exercé ses ravages. Nous insisterons
peu sur ce sujet, tout ce qui a été fait dans le
midi de la France n'étant que la répétition de
ce qui avait été tenté dans le nord ainsi que dans
les pays étrangers, et se trouvant par conséquent trop connu pour offrir de l'intérêt. Cette
étude se divisera naturellement en deux parties:
dans la première, nous traiterons des principaux
moyens préventifs auxquels on a eu recours, et
nous essayerons d'en déterminer la valeur d'après
les idées émises dans le chapitre précédent, sur
la nature et sur l'action des causes de la maladie
qui nous occupe : ce sera la prophylaxie propre-
ment dite ; dans la seconde, nous ferons connaître les mesures les plus importantes prises

dans l'intérêt des malades , et nous les jugerons d'après les avantages ou les inconvénients qui en ont été retirés.

PROPHYLAXIE.

L'idée qui s'empara des esprits dès la première apparition du choléra asiatique en Europe, ce fut qu'il était contagieux. Tous les efforts se dirigèrent aussitôt vers le double but d'en prévenir ou d'en arrêter le développement. Des moyens sans nombre furent essayés à cet effet ; on peut les classer ainsi qu'il suit, d'après les intentions qui les suggérèrent : neutraliser le principe morbifique dans l'atmosphère ; imprimer à cette atmosphère des mouvements violents et rapides pour dissiper ce principe morbifique ; empêcher son exportation ; prévenir son importation ; annuler son action sur le corps vivant. Ce cadre convient très-bien aussi dans notre théorie : efforçons-nous de le remplir d'une manière sommaire.

1° *Neutraliser le principe morbifique dans l'atmosphère.* L'existence d'un virus cholérique et sa suspension dans l'atmosphère étant admises, il était rationnel d'agir sur celle-ci pour essayer de l'y détruire. On alluma de grands feux dans les rues , on brûla des plantes aromatiques, on multiplia les fumigations chloriques ; toutes ces précautions ayant été infructueuses , on renonça au projet que l'on avait formé. Nous croyons que l'on s'est découragé trop promptement : le feu, les aromates, le chlore ont été sans effet, n'avons-nous pas d'autres moyens à notre disposition ? Nous n'espérons guères sans doute que l'on parvienne à modifier une grande masse d'air atmosphérique, à neutraliser le principe cholérique, quand un grand nombre de malades le répandent dans l'atmosphère qui circule dans une grande ville ou même dans une petite localité ; mais nous ne saurions renoncer à l'espoir de découvrir un moyen propre à agir efficacement sur l'atmosphère, qui se renferme ou qui du moins se renouvelle lentement dans les lieux clos et circonscrits, tels que les maisons particulières et les hôpitaux.

Dans notre théorie, il faut d'ailleurs se proposer non-seulement d'enlever aux sémina cholériques leur propriété morbifique, mais encore mieux de l'empêcher de se développer. Or, nous savons qu'elle ne survient que lorsque l'atmosphère se trouve dans des conditions particulières dont quelques-unes nous sont connues, quoique encore incomplétement. Nous avons montré que l'infection, l'humidité et la chaleur, si elles n'étaient pas nécessaires, étaient favorables ; eh bien ! en employant les moyens propres à les faire cesser ou à les diminuer, on doit obtenir des résultats avantageux.

Infection. Si elle est effluvienne , elle est due à des marais, et insurmontable, quand le choléra asiatique se montre dans une contrée ; car leur desséchement ne peut être obtenu que par de longs travaux, et l'on sait bien que ce n'est pas ordinairement dans l'intérêt seul de la santé publique qu'ils sont entrepris. Elle peut, dans quelques cas, dépendre de la présence de ces mares que l'on entretient avec tant de soin dans un assez grand nombre de villages, et alors il est facile de la faire cesser. Il est vrai que l'autorité est presque toujours obligée d'intervenir ; mais elle ne doit pas craindre alors de blesser quelques intérêts privés , puisqu'elle agit dans l'intérêt de tous.

L'infection par émanations putrides a lieu rarement, cependant elle a pu être accusée quelquefois. Il est toujours aisé de la faire cesser en éloignant les voiries , les cimetières et tous les lieux servant de dépôts pour matières animales en putréfaction , et en faisant recouvrir par de grandes quantités de terre , ou par de la chaux, celles qui sont déjà accumulées , si ces dépôts en sont la cause. Mais souvent aussi cette infection est occasionée par la décomposition des matières excrémentitielles, qui sont rendues par le corps vivant ; et, dans ce cas, il est à peu près impossible même de la suspendre. C'est là ce qui arrive dans les villes privées d'égouts souterrains ou de fosses d'aisance convenablement construites. Nous restons persuadés que cette cause a influé beaucoup pour donner une si grande intensité au choléra asiatique à Toulon, à Marseille, à Aix, à Lorgues, à Ampus, etc. Comment la faire cesser? Les moyens sont connus, mais ne sont pas praticables au moment où une épidémie commence; peut-être même sont-ils dangereux à cette époque. L'enlèvement des fumiers, des immondices, des ordures entassées depuis long-temps, au moment où sévit le choléra asiatique, doit favoriser la fécondation des sémina qui le produisent. Il serait plus prudent, nous croyons, de le faire quand cette maladie est encore dans des lieux éloignés, ou quand elle a disparu depuis plusieurs mois; de ne le faire du moins que peu à peu et avec précaution.

L'infection miasmatique générale ne s'établit que dans quelques cas fort rares et cesse bientôt d'elle-même, quand elle existe dans les foires, dans les marchés, par exemple. Il peut être utile de la prévenir. Nous ne doutons pas que sans la foire de Beaucaire et le marché de Cade-net, le choléra indien n'aurait pas montré tant de fureur dans ces lieux. Cette infection survient aussi dans des villes assiégées; alors les événe-ments de la guerre peuvent seuls y mettre fin.

L'infection miasmatique locale est fréquente. Lorsque la terreur s'empare des esprits, tous

soins de propreté sont négligés ; les malades ,
presque entièrement abandonnés , ne respirent
plus qu'une atmosphère qui ne se renouvelle
qu'avec peine ; les miasmes qu'ils exhalent s'accumulent , infectent l'air qui les environne , le
rendent éminemment apte à l'élaboration des
sémina ; et c'est ainsi que l'on voit éclater ces
cas dont nous avons parlé dans plusieurs parties
de ce rapport , qui ont fait croire à la contagion. C'est là encore ce qui fait tant peser les
épidémies sur les classes pauvres , dans les maisons et dans les quartiers où se rencontrent
toutes les conséquences de la misère.

Les moyens de combattre cette infection sont
connus ; mais combien d'obstacles s'opposent à
ce qu'on les mette en œuvre, quand une maladie,
jetant la mort dans tous les rangs de la société ,
aveugle les esprits les plus éclairés et démoralise
les cœurs les plus fermes ! Ne nous fatiguons
pas cependant de répéter aux populations qu'af-
fligent des épidémies : observez exactement toutes
les règles de la propreté , changez souvent le
linge qui sert aux malades , faites que l'air circule librement autour d'eux , leur maladie sera
moins grave et sa propagation plus difficile.

Humidité. On ne songera certainement pas à
priver d'humidité l'atmosphère des localités situées sur les bords de la mer ou sur les rives des
fleuves , l'homme ne dispose pas des éléments ;

mais on peut recommander de faciliter l'écoulement des eaux dans les rues, autour des villes et des villages, d'entretenir une grande sécheresse dans l'intérieur des grands établissements et des appartements particuliers. Les arrosages, prescrits par les autorités locales, ont pu être utiles quand ils n'ont eu pour but que de diminuer la chaleur de la terre et de l'atmosphère ; poussés plus loin, nous craindrions qu'ils ne devinssent dangereux.

Température. L'homme n'a pas non plus le pouvoir d'augmenter ou d'abaisser la chaleur de l'atmosphère, mais il est maître d'entretenir dans les appartements une fraîcheur presque constante, en interceptant l'action des rayons solaires et en ménageant de légers courants d'air. Nous sommes persuadés que de pareilles précautions seront toujours avantageuses.

Concluons de ce qui précède, que s'il est impossible, dans l'état actuel de la science, de neutraliser les sémina cholériques quand leur propriété morbifique est déjà développée ; que si l'on ne peut empêcher cette propriété de se former quand ces sémina sont répandus dans une atmosphère mobile, il est donné cependant à l'hygiène de l'arrêter dans une foule de circonstances particulières.

2° *Imprimer à l'atmosphère des mouvements violents et rapides pour faire dissiper le principe cholérique.* Avant que le choléra asiatique eût été convenablement étudié, on avait espéré atteindre ce but par des détonations de la poudre à canon fortes et répétées. Aujourd'hui nous savons que les orages les plus violents n'ont souvent aucune influence sur la marche de cette maladie; aurions-nous la prétention de déterminer de plus grands effets avec nos moyens artificiels ? Les ventilations ont été également prônées ; nous ne les écarterons pas de la même manière. Impuissantes contre l'état atmosphérique d'une ville, elles doivent être avantageuses pour le renouvellement de l'air renfermé dans les prisons, dans les hôpitaux , dans les vaisseaux, dans des appartements particuliers. Elles doivent, dans tous ces lieux, procurer la dispersion des sémina cholériques et s'opposer à leur action morbifique; car, quoique nous ayons avancé qu'ils paraissent agir en vertu de leur qualité , rien n'empêche de croire qu'ils agissent aussi en raison de leur quantité ; l'action d'un poison étant , dans toutes les suppositions possibles , d'autant plus prompte et plus sûre , qu'il s'en introduit davantage dans le corps vivant. Nous conseillons en conséquence les ventilations ; l'expérience en a démontré l'utilité dans beaucoup d'épidémies locales: dirigées avec soin, elles n'entraînent pas d'inconvénients.

3° *Empêcher l'importation du principe cholérique.*

Séquestration. Lorsque les premiers cas de choléra asiatique se montrèrent dans une ville, on crut pouvoir en arrêter l'extension en séquestrant les sujets atteints. On leur fit défense de sortir des lieux dans lesquels ils se trouvaient, ou bien on les renferma dans des hôpitaux destinés à leur traitement, et où l'on ne pouvait souvent les transporter qu'en employant la violence. On condamna ceux qui les servaient à partager leur séquestration. De pareilles mesures influèrent sur les esprits des malades, aggravèrent leur maladie, et la mort survint plus souvent. Elles irritèrent les parents ainsi que les citoyens qui se virent menacés de subir le même sort, et des conflits funestes eurent lieu entre les populations et les autorités. Le choléra asiatique n'en continua pas moins à s'étendre, et il fallut laisser à chacun la liberté de se faire traiter où bon et comme bon lui semblerait.

On n'a pas eu recours en France à la séquestration. Il serait difficile de prouver que cette mesure offre plus d'avantages que d'inconvénients, en la supposant praticable, même pour ceux qui croient à un virus cholérique. Elle sera évidemment de toute inutilité dans l'esprit de ceux qui admettront la théorie des sémina. On ne saurait, par aucun moyen, empêcher ces principes de circuler avec l'atmosphère qui les a reçus.

Destruction des objets supposés contagiés. Ne

pouvant séquestrer les cholériques, on voulut détruire du moins les objets qui leur avaient servi pendant leur maladie, et que l'on supposait contagiés par les excrétions dont ils s'étaient imbibés ; on prescrivit en conséquence de les brûler. Nous avons dit qu'à Avignon un médecin avait conseillé cette mesure, à la suite du premier cas qu'il avait eu occasion d'observer dans l'hôpital : ce médecin est un homme éclairé, M. Chauffard, connu dans la science par plusieurs ouvrages qui ont obtenu un succès mérité. La maladie qu'il voulait prévenir se développa cependant, comme cela avait eu toujours lieu, malgré la même précaution, parce qu'elle ne dépendait pas d'un virus. Les sémina qui la produisirent étaient répandus dans l'atmosphère qui les élabora, et non dans les objets contaminés par les excrétions. On ne saurait douter que ces objets peuvent renfermer un peu de l'atmosphère contenant des sémina ; mais nous ne sachons pas que le feu ait plus d'effet que l'eau pour les neutraliser. Laver ces objets séparément et avec précaution, est un acte de prudence que l'on ne saurait trop louer : nous croyons entièrement inutile de les détruire.

4° *Prévenir l'importation.* On a espéré obtenir ce grand résultat, lorsque le choléra asiatique a menacé toute l'Europe, au moyen des cordons sanitaires et des quarantaines.

Cordons sanitaires. La Russie, l'Autriche,

la Prusse y ont eu recours; la Russie, la Prusse, l'Autriche n'ont point évité le choléra asiatique. L'expérience semblait décisive, et cependant en 1835 le Piémont et divers états de l'Italie ont voulu le renouveler ; ils n'ont pas été plus heureux : c'est dans le Piémont et l'Italie que l'épidémie de 1835 est allée terminer ses ravages.

Le système des cordons sanitaires paraît aujourd'hui définitivement jugé : il gêne les relations commerciales, occasionne des dépenses énormes par les nombreux mouvements auxquels sont forcées les troupes, et n'empêche pas le choléra indien de s'étendre dans les lieux qui lui offrent des conditions convenables. On serait obligé de reconnaître leur inutilité, en supposant que la maladie fût engendrée par un virus; car comment les postes militaires, formant les cordons sanitaires, pourraient-ils intercepter toutes communications entre des états frappés d'épidémie et ceux qui l'environnent? Cette inutilité est évidente en admettant les sémina cholériques, les cordons sanitaires ne pouvant arrêter l'atmosphère qui les renferme et qui ne cesse de se porter d'un lieu dans un autre.

Quarantaines. Ont-elles été utiles contre le choléra asiatique? Il est impossible de répondre affirmativement, puisque cette maladie a pénétré dans beaucoup de ports, même à Marseille, où l'on se vante d'exercer à ce sujet une surveillance

rigoureuse. Mais peut-on dire qu'elles ont été
entièrement sans effet? Nous ne le pensons pas.
Le choléra asiatique avait envahi le littoral de
l'Espagne et la côte d'Afrique long-temps avant
de se montrer à Marseille et à Cette ; qu'est-ce
qui viendrait prouver que les quarantaines n'ont
pas retardé son invasion dans ces deux villes?

S'il existait un virus cholérique, les quarantaines offriraient des avantages incontestables ;
on ne peut raisonnablement les nier encore dans
la théorie des sémina. Les navires partant d'un
port où règne le choléra asiatique peuvent transporter des sujets qui en sont atteints, des hardes,
des marchandises renfermant l'atmosphère qui
les a environnés, introduire ainsi les sémina
cholériques dans des lieux où ils trouvent une
atmosphère dans des conditions convenables qui
les féconde et leur fait donner naissance à une
cruelle épidémie. Les quarantaines, en arrêtant
ces navires, préviendraient bien certainement
l'explosion d'un fléau aussi affreux.

Mais, dit-on, puisque le choléra asiatique a
éclaté dans tous les ports principaux malgré les
quarantaines, l'expérience apprend que les avantages de cette mesure préventive, s'ils existent
réellement, se réduisent à en retarder l'importation ; tandis que les inconvénients qui en résultent sont de la plus haute gravité, par l'interruption brusque et inattendue qui survient dans

le commerce. Cette objection est fondée ; aussi disons-nous que nous ne conseillons pas les quarantaines d'une manière absolue. Lorsque le choléra asiatique sera dans des ports voisins de quelque ville, entretenant des communications importantes avec elle, nous les considérons comme de toute inutilité dans cette dernière ; car la contrebande saura bien faire pénétrer les hommes et les choses renfermant des sémina cholériques. Mais entre des ports éloignés, ayant peu de relations entre eux, il n'en sera plus de même ; nous croyons que les quarantaines offriront alors de grands avantages : celui de retarder l'importation, dans ces cas, peut égaler souvent celui de l'empêcher tout-à-fait.

Si le système des quarantaines était admis contre les maladies séminifères, contre le choléra asiatique du moins, il y aurait à en déterminer la durée, et pour cela il faudrait poser la question : Combien de temps les sémina cholériques conservent-ils la propriété d'être modifiés morbifiquement ?

Les faits ne sont pas assez nombreux, ou n'ont pas encore été étudiés assez attentivement, pour y répondre nettement. On peut dire cependant que tout porte à penser que cette propriété ne dure pas long-temps ; car, dans l'hypothèse contraire, on ne saurait comment le choléra indien n'a pas, depuis plusieurs siècles ou au moins

depuis longues années, pénétré en Europe pour
s'y naturaliser; comment de la Russie il n'a pas été
importé aussitôt en Angleterre, en France, en
Espagne, en Italie, sans s'arrêter dans la Pologne,
la Prusse, l'Autriche; comment, après une assez
courte durée, il cesse dans toutes les parties
de l'Europe où il se montre. Si cette propriété
avait quelque persistance, le choléra asiatique,
comme la petite-vérole et toutes les maladies
contagieuses, une fois introduit chez une nation,
l'abandonnerait-il ? Non. Il pourrait suspendre
ses attaques, mais quelques mois seulement,
et ne tarderait pas à s'y manifester de nouveau.

Deux faits de nature différente viennent à
l'appui de cette opinion, qu'il y a peu de ténacité
dans la propriété qu'ont les sémina cholériques
de devenir morbifiques, savoir : leur extrême
volatilité qui en favorise nécessairement la dispersion, et l'obligation de rencontrer une atmosphère fécondante sans laquelle ils meurent d'eux-
mêmes. Nous avons assez insisté sur ce sujet dans
le chapitre précédent, pour ne plus y revenir.

C'est en prenant tous ces faits en considération,
que l'on pourra un jour introduire des modifications importantes dans les réglements qui président aux quarantaines. Nous croyons qu'on
reconnaîtra qu'il n'y a pas d'inconvénients à les
réduire à une durée de peu de jours, moyennant
la précaution de les établir dans des lieux bien

sains et de soumettre hommes et choses à des
lotions convenables. Mais nous n'avons garde
de rien proposer encore sur ce sujet : des faits
bien positifs nous manquent et nos idées demandent la sanction que l'expérience seule peut leur
accorder.

Isolement volontaire. Dominés par le système
de la contagion, bien des personnes riches ou
timides, forcées de rester dans un lieu que dé-
solait le choléra asiatique, ont cru se mettre à
l'abri de ses atteintes en s'isolant soigneusement.
Quelques-unes ont réussi, c'est-à-dire qu'elles
ont conservé la santé ; et aussitôt les partisans de
la contagion de citer ces faits avec complaisance.
Mais ont-ils rapporté les faits contraires, dans
lesquels l'isolement a été rigoureux et n'a pas
prévenu la maladie? Ils n'ont eu garde. Cependant, nous l'avons dit, le choléra asiatique a
frappé tout autant de personnes se tenant éloignées des cholériques, que de celles qui étaient
en rapport constant avec eux. Cette dernière
circonstance devait avoir lieu dans la théorie des
sémina, et l'on sait déjà pourquoi l'isolement
volontaire ne saurait préserver du choléra asiatique ceux qui y ont recours, en restant dans les
lieux où cette maladie règne épidémiquement.
S'il a paru réussir quelquefois, c'est que tous les
habitants d'un même lieu ne portent pas la prédisposition à la contracter.

5° *Annuler l'action du principe cholérique sur le corps vivant.*

C'est au moyen de spécifiques que l'on a espéré modifier l'organisme vivant, de manière à obtenir cet effet. Des milliers en ont été annoncés avec emphase ; mais, hélas ! si quelques-uns ont eu de la vogue, elle a été de peu de jours, et il a fallu en revenir à la stricte observation des règles de l'hygiène. C'est aussi le seul préservatif que nous puissions recommander avec confiance, et nous le recommandons sans restriction. Tous ceux qui en feront un emploi scrupuleux ne se mettront pas sans doute entièrement à l'abri du choléra asiatique dans les localités où il régnera épidémiquement, mais la plupart échapperont à ses atteintes. Cette recommandation d'une hygiène sévère s'adresse à tous les âges, à tous les sexes, à toutes les classes de la société, pendant toute la durée d'une épidémie de choléra asiatique ; elle est plus impérieuse pour les vieillards, pour les enfants et les femmes, pour les infirmes et pour les indigents, mais les hommes dans toute leur force ne sauraient la mépriser impunément. Ce que nous avons dit à l'article des causes éloignées enseigne à tous, les risques qu'ils ont à courir, et par conséquent les précautions qu'ils doivent prendre. Nous n'entrerons pas dans des détails à ce sujet ; nous n'avons rien à apprendre aux personnes éclairées, et, quant aux autres,

les instructions leur arrivent de toutes parts au
moment du danger.

En dernier résultat, de tous les moyens vantés
pour prévenir l'importation du choléra asiatique
dans une contrée, le système des quarantaines
est le seul qui paraisse mériter quelque confiance, et l'on ne connaît encore aucun préservatif direct contre cette maladie. On a compris
cette vérité dans le midi de la France, et on a
su attendre avec résignation.

DISTRIBUTION DES SOINS ET DES SECOURS.

Lorsqu'une maladie, le plus souvent mortelle, devient épidémique dans une localité, les
habitants sont frappés de terreur, surtout si les
idées de contagion s'emparent de leurs esprits :
les riches prennent la fuite, les pauvres tombent
dans le dénuement le plus absolu, les malades
sont abandonnés, et l'on voit éclater un affreux
désordre que la malveillance s'efforce d'augmenter encore. C'est dans ces moments terribles
que les médecins ont à montrer un zèle à toute
épreuve, et que les administrateurs ont besoin
d'une activité soutenue, d'une fermeté inébran-
lable. Administrateurs et médecins ont connu
tous leurs devoirs, et ont su les remplir honora-
blement dans les communes que nous avons visitées; les cholériques, dans aucune, n'ont manqué

des soins ni des secours qu'ils ont voulu réclamer ou même accepter. La tranquillité publique n'a pas été troublée.

Soins. Les malades les ont trouvés dans les hôpitaux, dans les ambulances, ou les ont reçus à domicile.

Hôpitaux. C'est là que les soins ont été le mieux distribués. Ces établissements étaient organisés d'avance : ils avaient des médecins expérimentés qui faisaient des visites à des heures fixes et les multipliaient dans les cas urgents ; des élèves capables de remplacer les médecins pendant leur absence ; des sœurs de plusieurs communautés vouées, par vocation et par devoir, au service des malades ; des infirmiers experts dans ce même service ; ils avaient enfin des approvisionnements en lits, linge, médicaments et autres objets nécessaires à l'homme souffrant. Malheureusement les hôpitaux ne sont que dans les villes ; la plupart des malades éprouvent une répugnance extrême à s'y faire transporter, et, s'ils cèdent à la nécessité, on doit redouter qu'ils donnent lieu à des encombrements toujours dangereux dans les épidémies. Les hôpitaux présentant de graves inconvénients, quoique moins appréciables pendant le règne du choléra asiatique, vu la rapidité de sa marche, c'est pour y obvier que l'on a songé à établir des ambulances.

Ambulances. Ce sont, pour le civil, des hôpitaux improvisés, se formant à mesure que les malades y arrivent ; manquant le plus souvent dans leur origine des objets les plus indispensables ; administrés par des hommes pleins de zèle et de dévouement, mais ordinairement étrangers à toutes les règles de l'administration des hospices ; confiés à des médecins chez lesquels l'instruction ne saurait toujours suppléer à l'habitude de traiter un grand nombre de malades à la fois ; desservis par des infirmiers tous novices dans leurs fonctions ; ce sont des hôpitaux bien inférieurs par conséquent, sous tous les rapports, aux précédents, et cependant préférés à cause de leur nom, qui ne vient pas blesser l'amour-propre des familles ; car avoir un père décédé à l'hôpital est, dans l'esprit des pauvres, une tache qui n'existe point si la mort a eu lieu dans une ambulance. Quelque blâmable que paraisse ce préjugé, il faut toutefois s'y soumettre, si l'on veut être utile à la classe indigente qui le partage tout entière. Aussi devons-nous dire que les ambulances, malgré leurs imperfections, ont rendu de grands services. Nous en avons vu organiser une à Agde, par les ordres et sous les yeux de M. Bessin, sous-préfet, presque entièrement avec les objets fournis par l'hôpital ; les salles en furent bientôt remplies de malades, tandis que celles de ce

20

dernier restèrent désertes, quoique offrant toutes les commodités désirables.

Ce grand avantage des ambulances a été senti dans les localités ravagées par le choléra asiatique, et l'on en a établi presque dans toutes. Nous les recommandons vivement ; nous voudrions même que les administrations locales, au moment où leur pays est menacé de quelque épidémie, prissent des mesures pour les former tout-à-coup, quand il y a lieu, c'est-à-dire qu'elles déterminassent d'avance le local convenable, qu'elles fissent des approvisionnements de tous les objets nécessaires, et que même elles choisissent les hommes auxquels devraient en être confiés la direction et le service. Il est arrivé que, faute d'avoir pris ces précautions, les ambulances n'ont pu être bien organisées que lorsque l'épidémie était à son déclin. C'est là ce qui a eu lieu particulièrement dans les petites localités où tout a manqué d'abord, et où MM. les préfets et sous-préfets ont été forcés d'envoyer des médecins, des infirmiers, des médicaments, des couvertures, etc.

Nous devons mentionner ici une difficulté que nous avons vue s'élever souvent : Doit-on réunir les malades atteints de choléra asiatique dans des hôpitaux, dans des salles qu'on leur destine spécialement ? La théorie que nous avons exposée donne une solution facile. Puisque les sémina ne peuvent devenir morbifiques qu'autant qu'ils trouvent une atmosphère fécondante, peu importe, en principe, que les cholériques soient rassemblés ou dispersés : leur maladie se propagera toutes les fois qu'il y aura la présence de cette atmosphère, n'y eût-il qu'un seul cholérique ; elle s'arrêtera lorsque cette atmosphère manquera, les cholériques fussent-ils fort nombreux. Ce sont dès-lors des circonstances secondaires qui doivent diriger les administrateurs. Si la spécialité du local épouvante les malades, si l'on craint que l'infection résulte de leur réunion, si l'on a assez d'infirmiers pour le service, on doit les disséminer ; si les conditions contraires ont lieu, il faut les réunir.

Soins à domicile. On ne saurait les refuser aux pauvres, et cependant il faut convenir que ce sont les plus mauvais. Les médecins, ayant beaucoup de malades à traiter, ne peuvent les visiter plusieurs fois dans la même journée ; les parents, tourmentés par des idées de contagion, n'osent approcher de leurs lits, encore moins les toucher, et succombent d'ailleurs promptement à la fatigue, ou sont frappés à leur tour par l'épidémie ; les malades alors se trouvent sans secours, et néanmoins, pour beaucoup, la répugnance à se faire transporter hors de chez eux reste insurmontable. Combien n'en avons-nous pas rencontrés, abandonnés par leurs

parents, par leurs voisins, gisants sur leurs gra-
bats, privés de tous soins, dans l'impossibilité
même de tromper la soif qui les dévorait,
aimer mieux mourir dans cet état horrible que
de se laisser transporter dans un établissement
public ! L'administration la plus habile demeure
impuissante pour le bien dans ces cas trop nombreux ; elle peut, à la vérité, envoyer des médecins et des remèdes, mais elle ne saurait fournir
des infirmiers. Il a été fait, à cet égard, tout ce
qui était possible : les médecins n'ont pas manqué, les remèdes non plus, des bureaux de
secours ayant été établis pour que les soins médicaux fussent donnés aussitôt que réclamés. Les
suites de cette obstination des malades n'en ont
guère été moins funestes ; il en est mort proportionnellement beaucoup plus dans leur domicile
que dans les ambulances et dans les hôpitaux,
quoique ces établissements aient reçu souvent
des moribonds.

Les soins à domicile sont toujours très-impar-
faits, et toutefois, nous le répétons, on ne saurait les refuser ; il faut seulement s'occuper de les
distribuer avec intelligence, et c'est ce qui a eu
lieu. Dans les villes, des médecins étaient à poste
fixe aux bureaux de secours dont nous venons de
parler, prêts à partir aussitôt qu'on les appelait,
emportant avec eux une petite pharmacie, pour
que l'administration des remèdes n'éprouvât pas

de grands retards. Nous voudrions que, dans les petites localités, on imitât ce que nous avons dit avoir été pratiqué à Ampus : maire, médecins, infirmiers, pharmacie étaient réunis dans une même maison, et les malades ne pouvaient réclamer des soins qu'ils ne leur fussent accordés aussi promptement et avec autant d'exactitude que possible dans ces moments critiques.

Secours. La distribution n'en appartient pas aux médecins dans les temps ordinaires ; mais, pendant les épidémies, ils peuvent la faire mieux que tous autres et remplir deux nobles tâches à la fois. Il en a été ainsi dans plusieurs villes : à Toulon, par exemple, l'administration leur avait remis des bons pour aliments et pour argent, dont ils disposaient comme ils le jugeaient convenable, et sur leur signature les pharmaciens les plus voisins remettaient tous les remèdes prescrits. Le service ainsi se trouva simplifié, et l'on n'eut qu'à se féliciter d'avoir suivi cette marche.

Lorsque le choléra asiatique sévit avec violence, les travaux particuliers cessent pour la plupart, et le besoin se fait sentir plus fortement dans toutes les familles pauvres. Il faut alors que les travaux publics prennent une plus grande activité, il faut que des secours soient donnés, même aux familles bien portantes ; mais c'est l'administration seule qui doit agir dans ces cruelles circonstances, la médecine reste étrangère aux mesures qu'il convient de prendre. Aussi n'en faisons-nous mention que pour dire que l'oisiveté de la classe pauvre amène la prédisposition au choléra asiatique, en affectant le moral et en conduisant à des excès de toutes sortes. A Agde, l'épidémie exerçait de grands ravages ; une partie de la population se condamna au repos, et le nombre des cholériques augmenta ; on rappela les hommes au travail par l'appât d'un salaire plus élevé, et les malades devinrent plus rares. Ce fait peut devenir un exemple précieux.

Nous ne terminerons pas ce chapitre sans faire remarquer combien la prophylaxie, ainsi que la distribution des soins et des secours, gagnerait à ce que l'exactitude de notre théorie fût démontrée par les médecins et comprise du public. Toutes les règles de l'hygiène seraient observées plus religieusement, et la crainte ne ferait pas abandonner les malheureux malades desquels s'exhalent sans doute des germes qui peuvent devenir morbifiques, mais qui, ne l'étant pas immédiatement, doivent atteindre dans la même localité les habitants les plus rapprochés tout aussi facilement que les plus éloignés.

OBSERVATIONS PARTICULIÈRES.

PREMIÈRE OBSERVATION (1).

Choléra-morbus asiatique. — Mort en 29 heures. — Altération du sang.

B***, âgé de 45 ans, d'un tempérament bilioso-sanguin, d'une constitution forte et robuste, natif de Toulon, exerçait, tantôt à Cette, tantôt à Agde, la profession de pêcheur à bord du bateau *l'Aimable-Françoise*. Le choléra-morbus régnait épidémiquement dans la ville d'Agde, lorsque cet homme fut pris, le 10 juin 1835, sans cause connue, de tous les symptômes de la période algide que l'on observe dans cette maladie; ils se déclarèrent à dix heures du matin : refroidissement général, crampes terribles, vomissements, selles nombreuses de matières blanches comme de l'eau de riz, douleur fixe à l'épigastre. Un médecin de Cette administra une potion, qui ne fit aucun bien. Les symptômes se prononcèrent de plus en plus, la cyanose survint, et le lendemain 11, à deux heures de l'après-midi, B*** cessa de vivre, après une agonie très-courte : il était resté 29 heures malade.

Aucun des hommes qui étaient sur le même bateau n'éprouva le moindre phénomène morbide. On porta le cadavre à Agde, où il fut à notre disposition le 12, à quatre heures de l'après-midi, 26 heures après la mort. Voici ce que nous avons observé : toute la surface du corps, et sur-

(1) Rédigée par M. Palliés, qui fit la nécropsie à Agde, sous les yeux des professeurs Caizergues et Rech.

tout la figure , est d'un bleu-noirâtre et présente le plus
haut degré de cyanose. Toutes les veines sous-cutanées
sont gorgées, turgescentes, et se dessinent par un trajet
noir au-dessous des téguments. En faisant des incisions à la
peau, il en découle un sang noir, épais, visqueux ; on en
voit sortir une grande quantité par le nez. Les membres
sont dans un état de roideur très-prononcée ; les muscles
sont tendus, durs ; leurs fibres résistent à la lame du scalpel.
Si l'on coupe les tendons aboutissant aux pieds ou aux
mains , ces parties , rendues crochues par les contractions
musculaires, se distendent subitement. Le cadavre exhale
une odeur fétide particulière.

Tête. La face est injectée, d'une couleur presque noire ;
les yeux légèrement bombés, les lèvres violacées. Le crâne
ouvert, nous n'avons pas trouvé de sang dans les sinus de
la dure-mère ; pas d'injection des méninges ou de la substance cérébrale ; celle-ci a sa consistance naturelle ; les
ventricules ne contiennent pas plus de sérosité qu'à l'état
normal ; en un mot , il n'existe dans la cavité encéphalique
aucun vestige de lésion organique.

Thorax. Les poumons sont rosés , crépitants dans toute
leur étendue ; il n'y a pas d'épanchement dans les plèvres ;
le cœur est parfaitement sain , mais les cavités droites
sont remplies d'une énorme quantité de sang noir , épais ,
visqueux , caillebeté, paraissant privé de sérosité. En enle-
vant cet organe , nous avons vu les deux veines-caves
laisser sortir une grande quantité de ce sang qui les remplissait aussi. Il en était de même des veines porte, splénique, de la portion abdominale de la veine-cave inférieure,
qui étaient gonflées par ce même sang dénaturé. Les corps
caverneux de la verge étaient saturés aussi d'un fluide analogue, et cet organe était en érection. Le système artériel ,
au contraire, était vide.

Abdomen. L'estomac ne présentait aucune lésion ; pas d'injection, pas de ramollissement de la muqueuse. Le tube intestinal n'offrait de remarquable qu'une grande quantité de fluide blanc, analogue à des crêmes de riz, qui remplissait le gros intestin ; nous n'y vîmes aucune trace de lésion organique. Le mésentère était sain ; pas d'épanchement dans le péritoine. La raté était parfaitement saine, ainsi que le foie. La vésicule du fiel était tuméfiée par une assez grande quantité de bile, d'un vert presque noir, moins fluide qu'à l'état normal.

DEUXIÈME OBSERVATION (1).

Choléra-morbus asiatique. — Potion de De Haën. — Lombrics. — Vermifuges. — Guérison.

Marius, âgé de 10 ans, paraissait jouir d'un état de santé assez satisfaisant, lorsque tout-à-coup, le 31 juillet 1835, il présente à notre examen les phénomènes suivants: douleur épigastrique très-vive, augmentée par la pression ; vomissement et diarrhée, dont les résultats sont identiques et parfaitement semblables à de la crême de riz ; langue légèrement rouge vers les bords et la pointe, recouverte à son milieu d'un enduit muqueux ; soif immodérée. Les traits de la face sont altérés ; les yeux semblent enfoncés dans leurs orbites, et sont cernés par une teinte bleuâtre ; le pouls est petit, sans être trop fréquent ; l'enfant se plaint de quelques légères crampes aux extrémités inférieures.

Prescription. Potion anti-émétique de De Haën par cuillerées ; limonade à la glace ; cataplasmes laudanisés sur le

---

(1) Recueillie au Dépôt de police de Montpellier, dans le service de M. Bourquenod, par M. Vidal, chirurgien-interne.

ventre ; frictions aux extrémités inférieures avec le liniment ammoniacal.

Le lendemain 1er août, le pouls est insensible ; la peau est toujours froide ; les déjections continuent ; la douleur épigastrique est moins vive ; l'agitation est extrême.

Prescription. Punch ; sinapismes successivement aux poignets et aux coudes.

Troisième jour. L'état du malade est à peu près le même, cependant les évacuations sont un peu moindres ; mais le sujet ne peut être réchauffé, et on sent à peine le battement des radiales.

On prescrit la décoction de guaco par cuillerées ; le petit malade la repousse, et vomit davantage après l'avoir prise ; on est obligé d'y renoncer.

Quatrième jour. Marius, toujours dans le même état, se plaint d'une soif inextinguible, et demande, pour l'apaiser, de l'eau pure ; on lui donne de l'eau à la glace par cuillerées souvent répétées. L'enfant rend un ver lombric par la voie des selles.

Cinquième jour. La température de la peau est moins basse ; l'agitation est diminuée ; le vomissement et la diarrhée continuent.

Prescription. Glaçons, eau à la glace ; potion vermifuge à prendre par cuillerées.

Les mêmes moyens ayant été continués durant cinq ou six jours, Marius a expulsé en plusieurs fois une douzaine de vers lombrics ; les symptômes ont paru s'amender ; le vomissement a cessé ; le pouls, quoique petit, se fait bien sentir des deux côtés ; les déjections alvines diarrhoïques persistent, mais mêlées de jaune et avec beaucoup moins d'abondance : tout fait espérer la guérison.

Bientôt la convalescence s'établit, mais elle est lente ; on accorde des aliments que l'estomac supporte avec peine ;

il y a toujours un peu de diarrhée; on a recours successivement au vin d'absinthe , à la rhubarbe , au diascordium et aux demi-lavements avec la tête de pavot. L'état du malade s'améliore.

Cependant la diarrhée reparaît avec plus d'intensité, à la suite d'une erreur de régime et d'un peu de refroidissement ; on y remédie par la chaleur, la diète ; on exerce une surveillance plus grande. Enfin , Marius est parfaitement rétabli vers le 18 ou le 20 du mois d'août.

TROISIÈME OBSERVATION (1).

Choléra-morbus asiatique. — Saignée. — Réaction. — Persistance des vomissements. — Moyens curatifs variés.

D*** (Marguerite) , de Cette , âgée de 35 ans , est entrée dans la maison le 21 mars 1832.

Elle parle souvent d'elle-même à la troisième personne ; ainsi , dans le courant de sa maladie , elle crie : *Comme on vomit ! comme on souffre ! comme on a la diarrhée !*

Le 11 août , les symptômes suivants se déclarent : crampes, vomissements, diarrhée, refroidissement , pouls petit, cyanose aux jambes, langue froide ainsi que l'haleine , suppression de l'urine. (Saignée de huit onces, potion de De Haën , punch , fumigations et frictions.)

Le soir, la peau n'est ni chaude ni froide ; pouls développé , vomissements *idem*. (Potion de De Haën par cuillerées, limonade au rhum , fumigations et frictions.')

Le 12 , mêmes symptômes ; figure meilleure ; les urines

---

(1) Recueillie par M. Hubert, dans la Maison des aliénés de Montpellier, pendant le service de M. le professeur Delmas , qui avait bien voulu remplacer M. Rech, en mission.

ont reparu. (Potion de De Haën, limonade au rhum à la glace, fumigations.)

Le 13, tous les symptômes cholériques ont disparu, excepté les vomissements et la soif qui est toujours intense. (Potion de De Haën, limonade.) Les symptômes continuent. (Le soir, quinze grains poudre de Columbo et autant de carbonate de chaux, deux fois répétés.)

Le 14, persistance des vomissements. (Six grains d'ipécacuanha chaque heure ; eau tiède pour faciliter les vomissements. On donne l'ipécacuanha jusqu'à trente grains.)

Le 15, la matière des vomissements est jaunâtre, avec des stries verdâtres; la soif persiste. (Suspension de tout liquide, glaçons, sinapismes à l'épigastre.)

Le 16, enfin, plus de vomissements ; gêne dans la respiration; râle sibilant dans le sommet des deux poumons ; pouls fréquent ; joues colorées. (Saignée de huit onces, vésicatoire à chaque bras, orge sucrée chaude.)

Le 17, respiration libre. (Bouillons, crêmes de riz, orge.)

Le 18, convalescence, légers aliments.

La malade se remet difficilement.

QUATRIÈME OBSERVATION (1).

Choléra-morbus asiatique. — Sulfate de quinine à haute dose (118 grains). — Guérison.

T*** (Joseph), grenadier au 26ᵉ de ligne, âgé de 25 ans, d'un tempérament fort et robuste, éprouve des ver-

---

(1) Recueillie dans les salles militaires de l'hôpital Saint-Éloi de Montpellier, dans le service de M. Faure, par M. Bermond, chirurgien-interne.

tiges et tombe en défaillance dans la matinée du 10 juillet, au retour de l'inspection. Revenu à lui, il se déclare des nausées, des vomissements, de la diarrhée et des crampes. Apporté à quatre heures du soir à l'hôpital Saint-Éloi, voici les symptômes que présente ce militaire : *facies* peu cholérique, crampes, voix un peu altérée, légère cyanose, vomissements d'un liquide ayant d'abord l'aspect et l'odeur de la limonade qui avait été bue au quartier; langue blanche et humide, soif vive, pouls petit au centre, refroidissement des membres, surtout de la face. (Trente grains ipécacuanha, frictions.)

Vu quelques heures plus tard, T*** a la face glaciale; ses membres le sont moins, surtout les membres inférieurs; sentiment d'une chaleur intense et d'une grande oppression à l'épigastre; respiration laborieuse; de longues et bruyantes expirations s'échappent avec effort de sa poitrine par intervalles; pouls petit, mais encore sensible; prunelles dirigées en haut, sous la paupière supérieure. Depuis que l'ipécacuanha a été ingéré, les vomissements ainsi que les selles n'ont plus reparu. (Sinapismes.)

20 juillet. La nuit s'est passée dans l'agitation et dans l'insomnie; la teinte bleue est plus marquée, surtout aux membres inférieurs; voix basse; langue naturelle, fraîche; soif ardente, pouls petit, température froide. On prescrit le matin : décoction de ratanhia, huit onces; potion avec vingt-cinq grains de sulfate de quinine, en cinq doses répétées d'heure en heure; vésicatoire extemporané à l'hypogastre.

Dans l'après-midi, la face paraît moins froide, ainsi que les membres; respiration un peu moins difficultueuse; nulle douleur abdominale; un seul vomissement depuis le matin; soif toujours intense. (Autre potion avec vingt-cinq grains sulfate de quinine, oranges.)

21 *juillet.* Un peu de sommeil a été goûté dans la nuit ; une selle ; température naturelle, même à la face ; cyanose moindre aux extrémités, nulle partout ailleurs ; pouls petit et fréquent ; langue un peu rouge et sèche ; hoquet et éructations fréquentes ; besoin continuel de vomir, qui ne peut être satisfait ; voix moins rauque, respiration à peine gênée ; sécrétion urinaire trop inactive. (Le matin, potion avec vingt-cinq grains de sulfate de quinine, ratanhia huit onces, répétée le soir.)

22 *juillet.* L'amélioration continue : deux selles cette nuit. Langue sèche, rouge-garance, raboteuse ; sentiment d'un poids à l'estomac ; quelques vomituritions ; voix un peu rauque ; respiration naturelle ; pouls petit et fréquent ; température normale. Depuis hier soir, plusieurs émissions d'urine se sont effectuées. (Le matin, douze grains de sulfate de quinine en six cuillerées par heure, ratanhia douze onces. Le soir, six grains sulfate de quinine en six cuillerées, lavements astringents.)

23 *juillet.* Sommeil réparateur pendant la nuit ; le malade est mieux et se sent très-dispos ; la langue moins rouge ; soif moindre ; toute sensation incommode à l'estomac a disparu ; voix meilleure. L'appétit n'est pas encore revenu. (Ratanhia, oranges.)

24 *juillet.* Même état ; un peu d'appétit. (Quatre cuillerées crème de riz, limonade gommée, bouillons, potion.)

26 *juillet.* T*** a assez de force pour se lever pendant quelques heures. (Soupe.)

A dater de ce jour, l'alimentation a été successivement augmentée, et une franche convalescence s'est maintenue. La sortie du malade a été retardée jusqu'au 10 septembre 1835, à cause de la lenteur qu'ont mise à se cicatriser les plaies produites par les vésicatoires extemporanés.

CINQUIÈME OBSERVATION (1).

Je fus appelé le 14 juillet 1835 pour M. R*** qui se trouvait atteint d'un choléra asiatique très-violent. Les jours précédents, il avait eu la diarrhée et les symptômes précurseurs de la maladie qui venait de se développer. Je le vis à minuit et demi, il y avait environ deux heures et demie que les vomissements avaient commencé. Voici les symptômes qui se présentèrent à moi: face violacée, lèvres tirées, paupières à demi fermées, yeux enfoncés dans l'orbite (on n'apercevait que la sclérotique, et si l'on découvrait la cornée, la paupière reprenait sa première position, dès qu'on cessait de la retenir); anxiété, mouvements convulsifs, pouls petit, respiration difficile, crampes aux extrémités qui sont glacées, douleur épigastrique, soif ardente ; vomissement de matières analogues à du petit-lait, toutefois plus blanchâtres ; diarrhée séreuse ; peau sèche, point de transpiration sensible ; haleine glacée, ainsi que la langue ; le malade ne peut supporter aucune espèce de boisson. (Saignée, treize onces obtenues avec beaucoup de peine ; linges chauds aux extrémités, glace à l'intérieur ; lavements émollients et laudanisés, frictions avec l'huile camphrée et le laudanum.)

Le matin, face plus décomposée, pouls plus petit, respiration plus difficile ; les autres symptômes persistent. (Trente sangsues à la région épigastrique ; bouteilles d'eau chaude aux extrémités, glace à l'intérieur.)

On me fait appeler de nouveau à midi. Je trouve le malade plus inquiet ; les crampes avaient cessé ; la matière

---

(1) Recueillie à Toulon par M. Coglioso, médecin italien, venu en France pour étudier le choléra-morbus asiatique. Après avoir donné ses soins à beaucoup de malheureux qui en étaient atteints, frappé à son tour, il faillit de succomber, victime de son zèle.

des vomissements avait pris une teinte vert foncé; la diarrhée était devenue plus rare. Une viscosité froide se faisait
remarquer encore aux extrémités ; mais le front , le cou et
l'abdomen étaient humectés et chauds. (Saignée de huit
onces ; continuation des autres médicaments; lavements
moins souvent administrés.)

Le soir, amélioration; le pouls s'est un peu relevé ;
traits du visage moins décomposés, vomissements plus
rares; les extrémités ne sont plus aussi froides ; la viscosité
qui les recouvrait ressemble davantage à la transpiration
cutanée normale ; la soif persiste; l'haleine et la langue
sont toujours froides. (Glace à l'intérieur , lavements
émollients avec l'addition de décoction de têtes de pavot,
linges chauds.)

Le lendemain matin, réaction modérée ; les vomissements ont cessé; presque plus de diarrhée ; soif moins
vive. (Soins diététiques.)

Le malade est convalescent le 23.

SIXIÈME OBSERVATION (1).

J. L***, âgé de 19 ans, Calabrais, dans un état voisin
de l'idiotisme, est descendu des salles de chirurgie dans nos
salles , le 20 juillet au matin.

Diarrhée depuis quelques jours; pendant la nuit du 20
plusieurs selles et deux vomissements caractéristiques ; six
émissions assez copieuses d'urines ; état général satisfaisant.

Le soir, selles et vomissements plus fréquents; crampes

(1) Voir quelques observations de choléra-morbus asiatique,
recueillies dans le service du docteur Cauvière, et suivies de quelques propositions sur cette maladie, par M. R. Thomas, deuxième
chirurgien chef-interne de l'Hôtel-Dieu de Marseille et médecin
du bureau des Grands-Carmes.

très-vives dans les jambes et aux avant-bras ; pouls fili-
forme ; peau froide, recouverte d'une sueur visqueuse et
légèrement cyanosée ; langue froide, large et humide ; soif
intense ; agitation continuelle.

Le malade se découvre, demande à grands cris de la
glace, de l'eau froide, saute du lit et se roule avec délices
sur le pavé qu'il vient de baigner avec la limonade qu'il
avait dans sa cruche.

Le 21 et le 22, état algide très-prononcé ; absence du
pouls ; point d'urines ; le *facies* n'a pas cessé d'être bon ;
même avidité pour le froid.

Le 23, le pouls se relève ; la chaleur revient à la peau ;
plus de vomissements ; quelques selles bilieuses légères ;
stupeur, sommeil ; la réaction est franche ; quelques urines.

L'état du malade s'améliore rapidement. Le 30, il est
parfaitement guéri.

SEPTIÈME OBSERVATION (1).

Choléra-morbus algide. — Mort au bout de dix heures, à dater de l'entrée à l'hôpital. — Autopsie.

P*** (Guillaume), soldat au 26e régiment de ligne,
revenu de Cette depuis le 1er juillet, est pris tout-à-coup à
minuit de vomissements et de diarrhée. Apporté à l'hôpital
le 10 juillet 1835, à huit heures du matin, il offre une
face peu décomposée, cependant les yeux sont excavés ;
température de la peau abaissée, mains fortement cyanosées, lèvres violacées ; une légère teinte livide est répandue
sur tout le reste du corps ; nulle conscience du froid des

---

(1) Par M. Bermond, service de M. Faure.

21

téguments ; sentiment de faiblesse ; intégrité des fonctions intellectuelles ; lenteur dans les réponses ; pouls à peine sensible ; langue blanche , humide , légèrement refroidie. (Infusion de camomille froide ; glaçons pour apaiser la soif ; potion avec deux onces eau de menthe, deux onces eau de fleurs d'oranger , une once sirop de quinquina et quatre onces acétate d'ammoniaque , par cuillerées d'heure en heure ; frictions avec un liniment composé d'une once d'ammoniaque liquide , deux onces huile d'olive et un scrupule de camphre.)

Dix heures du matin. Même état. La douleur épigastrique préoccupe tellement le malade, que, d'après lui, tout irait bien si elle n'existait pas. La pression abdominale n'est pénible que dans cette région. Les battements du cœur écoutés avec le stéthoscope rendent un son faible. La respiration est courte ; l'air expiré a peu perdu de sa température naturelle. (Deux ventouses à l'épigastre , deux sinapismes aux mollets.)

Une heure de l'après-midi. La diarrhée , qui avait cessé avec les vomissements peu de temps avant l'entrée du malade à l'hôpital , a reparu ; deux selles sont poussées à peu d'intervalles l'une de l'autre ; elles consistent en un liquide brunâtre déposant des flocons comme albumineux. Le malade est agité , il désire des aliments.

Deux heures. Une troisième selle a lieu , précédée de douleurs violentes le long du rachis ; elle paraît extrêmement pénible pour le malade ; car, au bout de quelques instants , il est saisi sur la chaise-percée d'une roideur tétanique ; ses mâchoires se serrent, ses yeux se convulsent ; on est obligé de le remettre sur-le-champ dans son lit. (Deux grains iodure de potassium dans un demi-lavement ; frictions sur la colonne vertébrale.)

A dater de ce moment, l'agitation du malade a fait

place au collapsus ; il n'a plus répondu aux questions ; décubitus sur le dos ; sa faiblesse ne lui permet plus de rejeter au loin, à chaque instant, ses couvertures; la pression sur l'épigastre où il ressentait une vive douleur, le réveille à peine de sa torpeur; la face est d'un froid glacial; une sueur visqueuse et froide humecte toute la surface des téguments ; les membres ont une température moins abaissée que celle de la face ; les sinapismes ont même déterminé une légère rougeur, accompagnée de chaleur aux mollets ; la température du tronc s'est toujours conservée, surtout à l'épigastre ; le trismus empêche de s'assurer de l'état de la langue.

Quatre heures. Le pouls est devenu tout-à-fait insensible. La réfrigération du corps, quoique notable, a été manifestement entravée par la persévérance et le nombre des frictions. Le collapsus persiste ; la respiration se fait à des intervalles très-éloignés, elle est difficile ; les tendons contractés des fléchisseurs des doigts leur donnent une forme crochue ; leur peau est corruguée.

Mort à six heures du soir.

Autopsie le 11 juillet, trois heures après midi.

Habitude extérieure. Embonpoint médiocre ; muscles bien développés, il ne reste presque plus de traces de cyanose ; elle n'est apparente qu'aux extrémités des doigts ; ceux-ci sont fortement fléchis ; les doigts, surtout le premier, sont renversés sur la face dorsale par l'énergique contraction de leurs tendons extenseurs ; les pieds, déjetés en dehors, se regardent par leur face plantaire ; rigidité générale dans les muscles; mâchoires rapprochées avec force, on dirait le cadavre d'un tétanique ; cornée flétrie ; verge très-cyanosée, ainsi que le scrotum.

Abdomen. L'estomac est rempli par un liquide ressemblant à de l'eau de riz; sa muqueuse, généralement recouverte d'un enduit pulpeux, est blanchâtre, ramollie, comme macérée; il n'y a de l'injection vasculaire que dans quelques endroits.

A partir de la valvule pylorique jusqu'à l'iléo-cœcale, la membrane interne de l'intestin grêle se présente hérissée d'une multitude de follicules blanchâtres, bien développés, partout nombreux, mais surtout vers la fin de l'iléon, où ils sont plus saillants et agglomérés sur des portions injectées en rouge vif, et où la muqueuse a pris une consistance pulpeuse. Rien de plus remarquable que l'intensité et l'étendue de cette sorte d'éruption folliculeuse. Il n'existe des ulcérations en aucun point (ni plaques de Peyer). La muqueuse est généralement blanche et semble avoir subi un lavage; seulement on observe à la fin de l'iléon, dans une étendue de deux pouces en longueur, du ramollissement et l'injection foncée de la muqueuse. Dans le même espace, le liquide contenu en abondance dans le canal intestinal se trouve semblable à de l'eau de riz, plus épais et chargé de flocons albumineux. Un ver lombric a été rencontré; la valvule iléo-cœcale, de couleur blanchâtre, a sur sa face iléale des follicules bien plus développés que ceux de la face cœcale. A partir de cette dernière, on trouve le gros intestin parsemé d'un grand nombre de follicules, mais peu développés, surtout en les comparant à ceux de l'intestin grêle. La tunique péritonéale de tout l'intestin avait son aspect naturel; elle est sèche.

Foie. Ramolli, se laissant pénétrer facilement par le doigt.

Vésicule du fiel. Distendue par une bile jaune-verdâtre.

Rate. A l'état naturel.

Reins. Injectés, mais de consistance et de volume ordinaires; vessie contractée et contenant une cuillerée d'urine.

Les nerfs grand et petit splanchnique disséqués avec soin, ainsi que les plexus abdominaux, ont leur couleur et leur consistance normales.

Les veines mésentériques et le tronc de la veine-porte sont gorgés d'un sang épais, visqueux, parfaitement semblable à de la gelée de groseilles mal cuite.

La veine-cave inférieure est distendue par un fluide de même aspect.

On trouve encore dans l'aorte les mêmes caractères du sang; mais il y est moins abondant, condensé sur quelques points en caillots fibrineux et un peu blanchâtres.

Rien d'anormal dans les tuniques de ces divers vaisseaux.

Poitrine. Poumons bien développés, sains, crépitants dans toute leur étendue, ne laissant échapper aucun liquide à la surface des coupes que l'on pratique. Les plèvres, dans un état hygide parfait, ne contiennent aucun liquide.

Cœur. Un peu plus développé qu'à l'état ordinaire, flasque, rempli de caillots.

Péricarde. Rien de notable.

Crâne. Arachnoïde à l'état naturel; engorgement des vaisseaux de la pie-mère. Pointillé très-abondant à la surface des coupes faites dans la substance cérébrale; les gouttelettes de sang qui suintent ont un aspect rouge-brunâtre.

Les artères des membres sont vides de sang; celui que contiennent les veines a les mêmes caractères que ceux mentionnés à l'occasion des veines mésaraïques.

Les muscles sont d'un rouge-brun, présentent au tact quelque chose de poisseux, et résistent, par leur état de contraction, à toute force qui tendrait à séparer leurs faisceaux.

HUITIÈME OBSERVATION (1).

Choléra-morbus asiatique. — Excitants. — Mort. — Traces
d'inflammation intestinale.

Un infirme, nommé Drouillon, âgé de 60 ans, estro-
pié, autrefois vif et ardent, est pris le 23 juillet 1835 de
vomissements et de diarrhée, d'une matière semblable à la
crême de riz. En même temps, il se plaint d'épigastralgie;
sa langue est recouverte d'un enduit muqueux, la soif est
intense, les yeux paraissent enfoncés dans leurs orbites,
la face est décomposée, les extrémités sont froides; le
pouls est d'une petitesse remarquable; le malade dit ressentir des crampes très-douloureuses en divers points des
extrémités inférieures, surtout aux orteils, notamment au
gros orteil du pied droit; la voix est éteinte; la face et les
mains sont cyanosées: un tel état s'est manifesté d'une
manière soudaine et sans gradation.

Prescription. Potion anti-émétique de **De Haën**, avec
addition d'un gros de thériaque, à prendre par cuillerées;
limonade glacée avec trente gouttes d'éther sulfurique;
frictions avec un liniment composé de parties égales de
vinaigre, d'alcool et d'ammoniaque; sinapismes en divers
points; bouteilles chaudes.

Le jour suivant 24 juillet, le même état de gravité persiste, la diarrhée est très-abondante.

Prescription. Thé alcoolisé; de quatre en quatre heures,
injection dans l'anus de dix-huit gouttes de laudanum liquide
de Sydenham, dans une once d'eau distillée.

Le soir, délire parfois; l'agitation est beaucoup plus
grande, on l'attribue en partie à l'administration du thé
qui était excessivement fort et trop chargé d'alcool. L'usage
en est suspendu.

---

(1) Par M. Vidal, service de M. Bourquenod.

Le 25 juillet, l'abattement est extrême ; le pouls est insensible ; la surface du corps est partout très-froide ; la cyanose est plus foncée.

Prescription. Sulfate de quinine, dix grains ; sirop de gomme arabique, une once ; eau distillée, quatre onces ; eau de menthe, demi-once ; eau de fleurs d'oranger, *id.* ; à prendre par cuillerées à bouche, d'heure en heure.

Le soir, apparence d'une légère amélioration ; la température du corps est un peu moins basse ; les surfaces sur lesquelles ont été appliqués les sinapismes sont rouges, ce qui n'avait pas eu lieu auparavant ; il y a un peu moins d'abattement ; le pouls peut être senti.

Prescription. Ajoutez à la potion du matin cinq grains de sulfate de quinine et huit grains de sous-nitrate de bismuth.

Le 26 juillet, la nuit a été mauvaise ; le malade est très-accablé ; la face est hippocratique ; les évacuations par le vomissement, et surtout par les selles, ont été excessives.

Prescription. Potion dans laquelle entre l'extrait de ratanhia ; le malade n'en use pas, il meurt peu après la visite.

L'autopsie montre une matière floconneuse assez abondante dans l'estomac, et de la rougeur avec une légère bouffissure dans une assez grande étendue à la face interne de l'intestin grêle, on eût dit une ulcération superficielle dont les chairs commencent à végéter.

NEUVIÈME OBSERVATION (1).

Choléra-morbus asiatique. — Chlore liquide. — Lombrics. — Irritation pulmonaire. — Guérison.

M. J***, veuve, âgée de 35 ans, était depuis long-

(1) Recueillie dans la Maison des aliénés de Montpellier, service de M. Rech, par MM. Hubert, chirurgien-interne, et d'Orcaux, chirurgien-externe.

temps dans la Maison des aliénés de Montpellier, atteinte
d'une manie intermittente dont les accès ne laissaient
guère qu'une quinzaine de jours d'intervalle. Le 3 août au
matin la diarrhée se déclara, les vomissements survinrent
promptement et les matières rejetées furent bientôt rizacées. Tout le corps se refroidit, les yeux devinrent caves,
les paupières cyanosées; il y eut des crampes atroces; les
urines se supprimèrent; la langue était froide, la soif
ardente, le pouls presque imperceptible. (Solution de
quinze gouttes de chlore liquide dans deux onces d'eau
froide, de demi-heure en demi-heure; tisane gommeuse,
frictions avec la teinture anti-spasmodique de M. Chres-
tien, fumigations.) Dans la soirée, le pouls se relève un peu,
la langue est moins froide. (Même traitement.)

Le 4, la peau est un peu chaude; la cyanose commence
à se dissiper; les crampes sont moins vives; le pouls se
relève; les vomissements et les selles viennent moins fréquemment et entraînent plusieurs lombrics assez gros; les
urines reparaissent; la langue est un peu rouge à son extrémité. (Même prescription que la veille; seulement la tisane
gommeuse est remplacée par la limonade cuite, que la
malade désirait).

Le 5, réaction bien établie, peau moite, langue rouge
à la pointe et sur les bords, vomissements rares et de matières verdâtres, diarrhée toujours forte et entraînant
d'autres lombrics, petite toux. (Suspension du chlore
liquide; vingt-cinq sangsues à l'épigastre; décoction muci-
lagineuse.)

Le 6, abdomen encore douloureux, toux augmentée;
même état d'ailleurs que la veille. (Quinze sangsues à l'épigastre; tisane gommeuse, potion anti-émétique de Rivière.)

Le 7, disparition complète des signes de gastrite, douce
température, encore vomissements et diarrhée. (Décoction

de guaco le matin; potion anti-émétique de Rivière, un quart de lavement avec dix gouttes de laudanum le soir.)

Le 8, diminution notable du vomissement et de la diarrhée qui entraîne de nouveaux lombrics; continuation de la toux. (Bouillon, crème de riz.)

Le 9, cessation de tous les symptômes, excepté de la toux. (Même régime.)

Le 10, douleur à la poitrine, toux plus forte, crachats abondants, râle sibilant au sommet des deux poumons, chaleur générale, anxiétés, pouls fréquent. (Saignée de six onces, vésicatoire à chaque bras, tisane pectorale.)

Le 11, respiration libre, crachats peu abondants, bien-être. (Bouillon, crème de riz, tisane pectorale.)

Le 12, la convalescence se déclare.

Le 13, elle est confirmée, et l'on rend les aliments.

DIXIÈME OBSERVATION (1).

Choléra-morbus asiatique. -- Chlore liquide. -- Réaction. -- Sangsues à l'épigastre. -- Décoction de guaco. -- Mort. -- Nécropsie.

Anne F***, âgée de 28 ans, est entrée dans la Maison des aliénés le 20 mai 1835.

Elle danse et chante continuellement, délire sur tous les objets; du reste, sa santé est bonne.

Le 3 août, elle est atteinte du choléra-morbus asiatique. Vomissements, diarrhée (matières rizacées), soif ardente, refroidissement, crampes, langue froide, pouls petit, cyanose commençante, yeux enfoncés, face tiraillée. (Solution de quinze gouttes de chlore liquide dans deux onces d'eau froide, de demi-heure en demi-heure, jusqu'à concurrence

(1) Par MM. Hubert et d'Orcaux, service de M. Rech.

d'un gros de solution; tisane gommeuse, frictions sèches, fumigations; cruchons d'eau chaude autour du corps.)

Le 4, même état. (Chlore continué, limonade cuite.)

Le 5, pouls un peu relevé, épigastre chaud et douloureux à la pression, langue rouge à la pointe, vomissements moins fréquents. (Vingt sangsues à l'épigastre, limonade, frictions et fumigations.)

Le 6, la réaction ne s'est pas soutenue; refroidissement, vomissements, diarrhée comme dans le principe. (Décoction de guaco, infusion de coquelicot, fumigations et frictions.)

Le 7, vomissements rares et d'une matière verte; respiration râleuse; mort dans la journée.

Autopsie dix heures après la mort.

Aspect extérieur. Grande maigreur, face tiraillée, conjonctives ecchymosées.

Tête. Pie-mère épaissie et injectée, cerveau pointillé de rouge, sérosité dans les ventricules et à la base.

Thorax. Cartilages costaux injectés, poumons sains, cœur flasque, rempli d'un sang en caillots.

Nerf pneumo-gastrique sain.

Abdomen. Matière verdâtre répandue dans l'estomac et l'intestin grêle; gros intestin contenant un liquide semblable à de la purée de lentilles; rougeur générale de la muqueuse de l'estomac; plaque noirâtre dans le grand cul-de-sac; injection de la muqueuse de l'intestin grêle; développement des follicules de Brunner.

Rachis. La pie-mère ressemble à celle du cerveau; la moelle et les nerfs qui en naissent sont dans l'état sain.

Quelques-uns sont ulcérés vers la fin de l'iléon; la muqueuse du gros intestin légèrement pointillée de rouge.

Plexus solaire sain.

ONZIÈME OBSERVATION (1).

Choléra-morbus asphyxique. -- Sulfate de quinine à haute dose. -- Mort prompte. -- Autopsie.

Simmonet, fusilier au 26me de ligne, âgé de 25 ans, arrivé de Cette depuis une vingtaine de jours, s'était toujours bien porté jusqu'au 24 juillet 1835. Ce jour-là, au retour de l'exercice, il est pris tout-à-coup, à huit heures du matin, de diarrhée et de vomissements abondants, accompagnés de crampes violentes. On ne tarde pas de le transférer à l'hôpital Saint-Eloi, où il nous offre les symptômes suivants : *Facies* cholérique ; pouls très-petit ; teinte bleu-noirâtre de la peau, prononcée surtout à la face et aux mains ; température abaissée ; crampes très-douloureuses dans les doigts et dans les jambes ; voix très-altérée, basse. Je fais administrer trente grains d'ipécacuanha qui sont immédiatement rejetés avec un liquide ressemblant à de l'eau de riz et tenant en suspension des flocons albumineux ; dans ce liquide se trouve un quartier de pomme de terre : le malade en avait mangé la veille au souper. J'assiste à une nouvelle administration de trente grains d'ipécacuanha ; trois-quarts d'heure se passent sans que les vomissements reparaissent.

A midi, M. Faure prescrit une potion avec vingt-cinq grains sulfate de quinine, à prendre en cinq cuillerées, d'heure en heure. Le malade accuse une très-vive douleur à l'hypochondre droit.

Deux heures plus tard, difficulté très-grande de la respiration, qui est parfois accélérée et courte ; pouls imperceptible ; peau froide et visqueuse ; face glaciale ; yeux

---

(1) Recueillie à l'hôpital Saint-Eloi, dans le service de M. Faure, par M. Bermond, chirurgien-interne.

profondément excavés ; *cri cholérique* exprimant ses angoisses et sa soif insatiable. Les vomissements ont cessé.

Vers les quatre heures, jactation des membres ; cris violents ; le malade dit à tout moment qu'il va *étouffer* ; il éprouve une sorte de strangulation, et se voit, à chaque instant, menacé d'asphyxie. A cette scène d'agitation succède bientôt le collapsus : le malade ne dit plus rien, reste dans l'immobilité ; ses yeux se cachent sous la paupière supérieure nullement abaissée, de manière à ne laisser voir que le blanc de la sclérotique ; la respiration se fait à des intervalles de plus en plus courts, elle se suspend tout-à-fait à cinq heures du soir. La mâchoire inférieure reste abaissée, comme maintenue par le spasme des muscles qui lui impriment ce mouvement.

Le cadavre a offert, au plus haut degré, les phénomènes musculaires dont il a été question dans les généralités (1).

L'autopsie, faite en présence de M. le professeur Dubrueil, a donné les résultats suivants :

Habitude extérieure. Yeux rétractés, sclérotique amincie et diaphane à la périphérie de la cornée transparente, qui est flasque et plissée. Cet amincissement en imposait d'autant plus facilement pour une ecchymose, qu'il se prolonge en zone dans tous les points du globe oculaire non recouverts par les paupières. Muscles fortement contractés, rigidité très-prononcée des membres et du cou : le cadavre peut être mis tout d'une pièce ; tempes creuses ; flexion énergique des doigts, surtout de l'annulaire ; tension remarquable des tendons ; extension des orteils, principalement des gros ; cyanose conservée seulement aux ongles.

Cou et poitrine. Rien de remarquable au larynx et à la

---

(1) C'est le premier cadavre qui ait été observé par M. le professeur Dubrueil, récemment arrivé.

trachée, si ce n'est que la dernière et les bronches ont leur muqueuse plus foncée en couleur et brunâtres ; poumons parfaitement sains, crépitants, contenant très-peu de sang ; plèvres sèches.

Substance du cœur beaucoup plus brune que dans l'état naturel ; ses cavités, ainsi que les gros troncs qui en émanent, sont remplies d'un sang poisseux, nulle part concrété en caillots.

Abdomen. Aorte ventrale, veine-porte, veines mésaraïques, veines rénales, veine-cave inférieure, contenant très-peu de sang. Ce liquide, comme celui observé dans le cœur, est partout fluide, et ressemble à de la gelée de groseilles faiblement délayée. Mêmes qualités et pénurie du sang dans les vaisseaux veineux sous-tégumentaires des membres.

Les reins ont leur substance colorée d'un brun plus foncé que d'ordinaire ; uretères contractés ; vessie à parois très-rapprochées et comme collées contre le pubis, sans une seule goutte d'urine.

Foie un peu flasque ; sa substance se laisse pénétrer facilement par les doigts ; vésicule du fiel distendue par une bile vert-noirâtre et épaisse. Rate volumineuse, mais sans altération de tissu, pas plus que le pancréas.

Estomac distendu par un liquide blanc-jaunâtre et crémeux, au milieu duquel on reconnaît encore un fragment de pomme de terre ; muqueuse fortement injectée à la grande courbure de cet organe, ramollie, comme macérée.

Muqueuse du duodénum assez fortement colorée en rouge, surtout au niveau des valvules conniventes ; le reste de l'intestin grêle a sa membrane interne d'un aspect rosé, à laquelle adhèrent faiblement des exsudations blanchâtres, comme déposées par le liquide qui la baigne et qui ressemble à celui trouvé dans l'estomac. De distance en distance on rencontre de longues plaques ovoïdes de Peyer (1), à villosités très-apparentes et très-touffues. Les dernières, auprès de l'iléum, sont remarquables par l'amincissement de ces parois qui ne semblent former qu'une seule membrane fine et transparente, ainsi que par une multitude de follicules de Brunner très-développés et constituant une sorte d'éruption. Un ver lombric a été rencontré.

Rempli par le même liquide laiteux signalé, le gros intestin a sa muqueuse généralement blanchâtre, injectée par plaques assez rares, et sensiblement rosée dans les portions ascendante et transverse du colon.

Crâne. L'arachnoïde et la dure-mère n'offrent rien de particulier ; vaisseaux de la pie-mère gorgés de sang ; substance grise du cerveau, d'un teint plus foncé que dans l'état hygide. Les coupes pratiquées ne font voir qu'un pointillé plus exagéré.

Les arcs osseux des côtes nous ont paru très-vascularisés en noir ; des portions cylindriques d'os longs, détachées par des traits de scie, n'ont présenté rien de notable, ni dans leurs points, ni dans les substances composées, ni dans leur cavité médullaire.

DOUZIÈME OBSERVATION (2).

Choléra-morbus asiatique. -- Trente grains ipécacuanha. -- Mort en cinq heures.

J. G***, de Montpellier, âgé de 22 ans, entré dans la Maison des aliénés depuis le 17 novembre 1833. Il est maigre, mais d'une forte constitution, dans un état de

---

(1) Longueur quelquefois de deux pouces, sur quatre ou cinq lignes de largeur.

(2) Par MM. Hubert et d'Oreaux, service de M. Rech.

fureur continue, ne répondant jamais aux questions qu'on lui adresse. Le 30 juillet, à cinq heures du soir, il dîne de bon appétit. Le lendemain matin, il est pris de vomissements abondants, de diarrhée, et bientôt se déclarent tous les symptômes du choléra asiatique : refroidissement des extrémités et de la langue, pouls presque imperceptible, haleine froide, cyanose, crampes, jactation extrême. (Trente grains ipécacuanha, tisane d'orge, cruches d'eau chaude tout autour du corps.) La maladie acquiert une nouvelle intensité : les vomissements et les selles continuent ; ils sont de même nature, c'est-à-dire d'une matière rizacée, albumineuse ; la voix baisse, la respiration devient de plus en plus difficile, et G*** meurt, cinq heures après l'invasion des premiers symptômes.

Après la mort, le refroidissement cesse, la cyanose continue. On ne peut faire la nécropsie.

TREIZIÈME OBSERVATION.

Choléra-morbus asphyxique. — Sulfate de quinine à haute dose. — Mort prompte. — Autopsie.

Jean Cabus, fusilier au 26ᵐᵉ de ligne, s'était rendu de Cette à Montpellier pour servir de témoin, lorsque tout-à-coup, dans la matinée du 25 juillet, il éprouve de la diarrhée et des vomissements, et tombe en défaillance aux latrines. Apporté à l'hôpital Saint-Eloi vers onze heures du matin, il offre les symptômes du choléra le plus grave : *facies* cholérique, yeux très-excavés ; cyanose générale ; froid général, surtout à la face ; pouls presque insensible ; altération de la voix ; crampes très-violentes ; soif ardente ; selles composées d'un liquide jaune transparent, tenant en suspension une petite quantité de flocons blanchâtres. (Potion avec vingt-cinq grains sulfate de quinine, en cinq cuillerées de véhicule par demi-heure ; frictions.)

Observé plus tard, il accuse une douleur très-vive dans les deux hypochondres ; de temps à autre il est tranquille et comme sommeillant ; il ne sort de cet état que par la violence des crampes qui se réveillent aux avant-bras et aux mollets. *Il me semble*, dit-il, *qu'on les arrache.* Suspension de la sécrétion urinaire. (Deux sinapismes aux jambes, quatre ventouses sur l'épigastre.)

Les vomissements et les selles n'ont plus reparu depuis la demi-heure qui a suivi l'entrée du malade à l'hôpital ; mais à dater de deux heures de l'après-midi, il tombe dans un collapsus profond ; sa respiration est fréquente, laborieuse, se ralentit ensuite ; il succombe asphyxié, à quatre heures du soir, dans un de ces derniers efforts qui attestaient l'impuissance croissante des muscles respiratoires.

Autopsie le 26 juillet, cinq heures du matin (1).

Habitude extérieure. Belle conformation ; système musculaire prononcé ; injection noire de la face.

Tête. Une grande quantité de sang noirâtre s'est écoulé lors de l'incision des téguments crâniens ; les méninges sont remarquables par leur état de sécheresse ; les vaisseaux de la pie-mère sont manifestement congestionnés ; cependant il n'y a rien dans les membranes cérébrales qui puisse faire croire à un état phlegmasique ; le cerveau est mou ; à l'origine des nerfs cérébraux, ceux-ci sont environnés par des vaisseaux sanguins nombreux et distendus.

Poitrine. Poumons sains, crépitants ; les voies aériennes, ouvertes depuis le larynx jusqu'à l'extrémité des bronches, montrent la muqueuse conjectionnée, colorée d'un brun-noirâtre. La coloration est d'autant plus manifeste que l'on examine les vaisseaux aériens jusqu'à leur extrémité ; elle

(1) Rédaction de M. le professeur Dubrucil.

se maintient malgré les immersions et les frottements répétés : elle est celle qu'offre la muqueuse aérienne chez les cadavres d'individus qui ont succombé à une asphyxie.

Le cœur est mou, presque exsangue. Dans le ventricule droit existe une très-petite quantité de sang fluide, noirâtre, de consistance poisseuse, et mêlé de quelques bulles d'air. Le péricarde offre, à l'extérieur, de nombreuses arborisations capillaires.

La distribution des nerfs pneumo-gastriques a été suivie depuis leur origine jusqu'à leur terminaison sur l'estomac, et une investigation rigoureuse a donné la conviction qu'il n'existait aucune altération dans le névrilème et la pulpe nerveuse. Il en était ainsi des nerfs diaphragmatiques.

La face externe des cartilages costaux offre une injection rouge qui recouvre partout le cartilage, et tranche d'une manière évidente avec la partie osseuse de la côte, qui est de couleur grisâtre.

Abdomen. Volume considérable de l'estomac; l'extrémité splénique est distendue par cinq ou six onces d'un liquide légèrement coloré en jaune. La muqueuse de cet organe est saine; toutefois la portion en rapport avec le liquide est le siége d'une injection capilliforme, et dans cet endroit la muqueuse ramollie se détache par la plus légère pression.

L'intestin grêle est distendu, excepté vers l'iléon, qui, rétréci, est moins injecté à l'extérieur que le reste du tube digestif; le liquide qu'il contient est grisâtre, inodore, adhérent aux parois de l'intestin, et n'a point cette couleur blanchâtre qu'on rencontre ordinairement. Depuis le duodénum jusqu'à la fin du jéjunum, les valvules conniventes offrent une largeur insolite et sont comme boursoufflées. Les follicules de Brunner sont très-apparents, très-nombreux, surtout en se rapprochant de la valvule iléo-cœcale.

22

La muqueuse de l'intestin grêle a une injection rouge, très-marquée dans quelques endroits, mais le plus souvent simplement arborescente. Un ver lombric a été rencontré. La membrane interne de l'iléon, près de l'embouchure de cet intestin dans le cœcum, présente des cryptes agminés, environnés de vaisseaux capillaires nombreux.

Le gros intestin est vide dans toute son étendue, et partout la muqueuse est à l'état normal.

Les ganglions mésentériques sont gonflés, rougeâtres, mous, et surtout développés dans la portion du mésentère correspondant au jéjunum.

Le foie est sain, facile à déchirer par les doigts; sa coupe n'offre pas cet aspect granulé qui lui est ordinaire; la section présente une surface lisse et polie. Vésicule du fiel à moitié distendue par une bile verdâtre; vaisseaux biliaires dilatés, surtout l'hépatique. Le duodénum, dans la courbure correspondant au canal cholédoque, a une rougeur insolite.

La rate et le pancréas sont sains.

Les reins sont mous, flétris; la vessie est vide et contractée.

Les vaisseaux, tant artériels que veineux, sont dans un état presque complet de vacuité, et partout le sang est à l'état liquide; nulle part il n'a été trouvé un seul caillot ou masse fibrineuse.

QUATORZIÈME OBSERVATION (1).

Choléra-morbus asiatique. — Electricité galvanique. — Mort.

M***, militaire, fut apporté dans l'hôpital Saint-Eloi, atteint de choléra asiatique. Sa maladie avait déjà fait des

---

(1) Communiquée par M. Quissac, chirurgien-interne de l'hôpital Saint-Eloi, à Montpellier.

progrès effrayants; il était survenu en peu d'heures: collapsus, cyanose, refroidissement extrême des membres ;
le pouls était tout-à-fait nul, la respiration lente et difficile ; la mort semblait imminente. Deux fils, en rapport
avec une pile voltaïque, furent placés, l'un dans une
incision faite au cou sur le trajet du nerf pneumo-gastrique, l'autre dans une incision pratiquée sur l'épigastre.
Dès les premières décharges électriques, des contractions
énergiques se manifestèrent dans tous les muscles qui avoi-
sinaient les incisions, et bientôt on vit le malade sortir de
son état léthargique, se mettre sur son séant, et porter
ses regards sur les personnes qui l'environnaient ; mais
presque incontinent, il se replaça sur son coussin et retomba dans son premier état; les muscles seulement continuèrent à se contracter autour des petites plaies.

Les efforts de l'électricité allaient cependant en diminuant ; et demi-heure environ après qu'on eut commencé
à en faire usage, les secousses musculaires étaient consi-
dérablement affaiblies. On suspendit alors les décharges
électriques, on laissa la pile se charger d'une certaine
quantité de fluide, et on se remit à l'œuvre. Les mêmes
phénomènes que l'on avait observés se représentèrent :
d'abord, contractions musculaires ; puis, sorte de résur-
rection du malade, qui se mit de nouveau sur son séant,
ouvrit les yeux et retomba presque aussitôt sur son lit
dans un état de collapsus complet. Il mourut bientôt après,
sans avoir recouvré la parole un seul instant.

TABLEAU

des Communes du Départ^t des Bouches-du-Rhône

ravagées par le choléra-morbus asiatique

EN 1834 ET 1835.

COMMUNES.		ÉPOQUES DE L'INVASION.	DÉCÈS.	ÉPOQUES de la disparition.
Marseille.	1	11 déc.e 1834. (1re invas.)	788	10 avril 1835.
Saint-Chamas..	1	1er juin 1835.	96	4 septembre.
Grans.	1	8	15	28 août.
Aix...	1	2 juillet.	333	*id.*
Tarascon.	1	8	37	2 septembre.
Marignane.	1	10	24	12 août.
Marseille.	0	12 (2e invasion.)	2,419	23 octobre.
La Ciotat.	1	*id.*	8	10
Gardanne.	1	*id.*	13	25 août.
Cornillon.	1	*id.*	1	18 juillet.
Arles.	1	14	509	14 septembre.
Fos.	1	*id.*	8	8
Lambesc.	1	15	14	16 août.
Cuges.	1	17	6	5
Roquevaire.	1	*id.*	5	3
Trets.	1	*id.*	9	9
Orgon.	1	18	10	26
Aubagne.	1	21	39	17
Vitrolles.	1	*id.*	4	31 juillet.
Auriol.	1	22	6	3 août.
Martigues.	1	23	70	17
Berre.	1	27	5	28
Eyguières.	1	*id.*	21	11 septembre.
Salon.	1	29	5	8
Cassis.	1	30	9	23 août.
Ceyreste.	1	31	1	31 juillet.
Peynier.	1	*id.*	2	6 août.
Septèmes.	1	2 août.	2	2
Saint-Mitre.	1	3	9	12
Istres.	1	*id.*	9	27
Saint-Paul.	1	5	2	5
Pélissanne.	1	6	1	11
Maillanne.	1	*id.*	17	24
Saintes-Maries.	1	*id.*	9	10
Sénas.	1	*id.*	8	24
Lançon.	1	8	4	*id.*
Fontvieille.	1	9	4	10
Saint-Remy.	1	*id.*	3	14
A reporter. . . 37		*A reporter.* . . .	4,525	

Suite du tableau des Bouches-du-Rhône.

COMMUNES.		ÉPOQUES DE L'INVASION.	DÉCÈS.	ÉPOQUES de la disparition.
Report...	37	*Report...*	4,525	
Mouriès..........	I	9 août..........	1	10 août.
Miramas........	I	*id.*	8	4 septembre.
Les Pennes......	I	10	2	10 août.
Peipin..........	I	*id.*	3	15
Charleval.......	I	18	1	18
La Roque d'Anthéron.	I	21	8	26
Jouques.........	I	*id.*	13	3 septembre.
Cabannes.......	I	29	1	29 août.
Rognonas.......	I	31	1	31
Lepuy S ᵉ-Réparade.	I	1ᵉʳ septembre......	1	4 septembre.
Noves..........	I	3	7	25
Graveson.......	I	11	2	26
Château-Renard...	I	16	9	29
TOTAL...	50	TOTAL...	4,582	

TABLEAU
des Communes du Département de l'Hérault
ravagées par le choléra-morbus asiatique
EN 1834 ET 1835.

COMMUNES.		ÉPOQUES DE L'INVASION.	DÉCÈS.	ÉPOQUES de la disparition.
Cette.	I	13 décembre 1834.	154	16 sept.e 1835.
Bouzigues.	I	20 janvier 1835.	16	8 février.
Sérignan.	I	24 janvier. (1re invasion.)	45	20
Gigean.	I	1er avril.	7	9 avril.
Agde.	I	Derniers jours de mai.	179	13 septembre.
Vias.	I	17 juin.	15	8 août.
Bessan.	I	18	37	17
Sérignan.	0	20 (2e invasion.)	45	15 septembre.
Villeneuve-lez-Bézs.	I	id.	10	19 juillet.
Florensac.	I	25	66	15 août.
Pomérols.	I	28	50	30 juillet.
Béziers.	I	2 juillet.	99	5 septembre.
Montpellier.	I	8	96	6
Maureilhan.	I	9	35	31 août.
Marsillargues.	I	10	24	29
Pézenas.	I	15	13	id.
Frontignan.	I	id.	49	14
Saint-Thibéry.	I	16	68	16
Mèze.	I	22	34	23
Pinet.	I	25	8	id.
Sauvian.	I	id.	2	29
Puéchabon.	I	id.	21	19
Balestras.	I	id.	2	25 juillet.
Villeneuve-lez-Mag.	I	id.	16	8 août.
Lansargues.	I	5 août.	13	29
Lésignan-la-Cèbe.	I	11	1	11
Pignan.	I	12	30	20 septembre.
Poussan.	I	15	10	2
Lunel.	I	16	43	3 octobre.
Nébian.	I	23	4	5 septembre.
Nizas.	I	24	11	3
Saint-Chinian.	I	26	8	4
Lignan.	I	30	11	15
Murviel-lez-Béziers.	I	id.	3	5
S.-Bauzille-de-Putois.	I	2 septembre.	2	2
Saussan.	I	3	1	3
Valergues.	I	id.	11	17
Nézignan-l'Evêque.	I	10	11	id.
Laroque.	I	12	1	12
Cournonterral.	I	29	1	29
TOTAL.	39	TOTAL.	1,252	

TABLEAU

des Communes du Département du Var

ravagées par le choléra-morbus asiatique

EN 1835.

COMMUNES.		ÉPOQUES de l'invasion.	DECÈS.			ÉPOQUES de la disparition.
			hom.	fem.	totaux	
Toulon..........	I	20 juin 1835.	953	665	1,618	24 oct.re 1835
Besse...........	I	23	6	11	17	23 août.
Pignans.........	I	27	10	28	38	24
La Seyne........	I	id.	100	39	139	19 octobre.
Rougiers........	I	3 juillet.	10	7	17	12 août.
Solliès-Pont......	I	4	17	43	60	18 septembre
Bandol..........	I	5	9	4	13	5 août.
Ollioules........	I	id.	14	15	29	5 septembre.
Sixfours.........	I	id.	14	11	25	20 août.
Revest..........	I	id.	5	15	20	31
Sainte-Anastasie...	I	6	6	10	16	28 juillet.
Carnoules........	I	id.	7	8	15	25 août.
Castelet.........	I	id.	8	8	16	18
Saint-Nazaire.....	I	id.	3	4	7	19
Solliès-Farléde....	I	id.	4	2	6	7
Evenos..........	I	7	3	8	11	31 juillet.
Puget...........	I	id.	11	15	26	19 août.
Méounes.........	I	8	4	14	18	15
Luc............	I	id.	14	21	35	29
Villeneuve-Loubet..	I	id.	5	6	11	26 septembre.
Collobrières......	I	id.	4	4	8	14 août.
La Garde........	I	id.	9	0	9	23 juillet.
Roque-Brussane...	I	9	17	24	41	1er septemb.
Antibes.........	I	id.	51	41	92	29 août.
Hyères..........	I	id.	54	43	97	24 septembre.
Solliès-Toucas....	I	id.	4	2	6	31 juillet.
La Valette.......	I	id.	53	87	140	10 septembre.
Garéoult........	I	10	9	14	23	25 août.
Belgencier.......	I	id.	19	26	45	9
Cuers...........	I	id.	7	11	18	1er septemb.
Brignoles........	I	12	51	59	110	2
Solliès-Ville.....	I	id.	11	13	24	7
Draguignan......	I	13	37	24	61	5
Cotignac........	I	15	25	36	61	14
Le Val..........	I	16	11	13	24	30
Saint-Tropez.....	I	17	31	44	75	5
Barjols.........	I	18	10	20	30	20 août.
La Celle........	I	id.	6	8	14	30 septembre.
Rians..........	I	id.	12	21	33	4
A reporter... 39		*A reporter..*	1,624	1,424	3,048	

MARSEILLE DANS LE MOIS DE JUILLET 1835,

le cette ville pendant la même époque.

JUIL 18..	HAUTEUR du BAROMÈTRE à midi.		VENTS DOMINANTS.	ÉTAT DU CIEL.
	62^m	25	O.	Serein.
	64	80	O.	Brouillard épais sur la ville.
	63	85	O.	Nuages, brouillard épais.
	63	5	N. O.	Serein, à 5 h. brouillard épais.
	62	70	S.	Quelques légers nuages.
	65	75	S.	Nuageux.
	63	60	O.	Quelques légers nuages.
	62	15	O.	Serein.
	62	80	N. O.	Id.
	162	5	S. E.	Id.
	162	50	N. O.	Id.
	165	15	S.	Quelques légers nuages.
	162	5	O.	Quelques nuages.
	159	50	N. O. fort.	Serein.
	158	60	O.	Id.
	161	10	S.	Quelques nuages.
	171	70	O.	Id.
	180	50	N. O.	Très-nuageux, pluie et tonnerre.
	189	95	N. O.	Quelques éclairs, pluie, tonnerre.
	201	25	N. O.	Couvert.
	211	25	N. O.	Très-nuageux.
	222	25	N. O.	Serein.
	25		O.	Id.
	240	85	O.	Id.
	259	—	S. O.	Très-nuageux.
	260	—	S. E.	Nuageux.
	272	15	S.E.b.brise.	Id.
	283	65	S.E.b.brise.	Quelques nuages.
	293	—	O.	Serein.
	300	10	N. O.	Id.
	310	50	S.	Nuageux.
Total				

TABLEAU

PRÉSENTANT LE NOMBRE DES DÉCÈS ENREGISTRÉS JOUR PAR JOUR A MARSEILLE DANS LE MOIS DE JUILLET 1835,

et les Observations météorologiques recueillies à l'Observatoire de cette ville pendant la même époque.

JUILLET 1835.	DÉCÈS cholériques.	DÉCÈS ordinaires.	TOTAL	TEMPÉRATURE DE L'AIR.				HAUTEUR du BAROMÈTRE à midi.	VENTS DOMINANTS.	ÉTAT DU CIEL.
				6 h. du matin.	Midi.	3 h. du soir.	9 h. du soir.			
1	—	10	10	12° 8m	20° 4m	19° 5m	18° 5m	762m 25	O.	Serein.
2	—	18	18	15 8	18 5	19 4	15 5	764 80	O.	Brouillard épais sur la ville.
3	—	14	14	15 6	20 5	20 5	17 4	763 85	O.	Nuages, brouillard épais.
4	—	8	8	16 —	19 6	21 5	17 5	763 5	N. O.	Serein, à 5 h. brouillard épais.
5	—	10	10	17 7	25 6	26 4	21 4	762 70	S.	Quelques légers nuages.
6	1	9	10	19 6	27 7	25 9	21 5	763 75	S.	Nuageux.
7	1	10	11	14 4	25 4	26 7	21 4	763 60	O.	Quelques légers nuages.
8	1	13	14	18 8	26 5	27 4	23 6	762 15	O.	Serein.
9	3	5	8	17 9	23 4	23 4	20 19	762 80	N. O.	Id.
10	3	19	22	18 8	23 5	23 4	22 4	762 5	S. E.	Id.
11	12	10	22	20 6	25 4	24 4	21 9	762 50	N. O.	Id.
12	14	17	31	19 8	25 5	26 5	22 4	763 15	S.	Quelques légers nuages.
13	16	8	24	19 5	24 5	24 9	22 4	762 5	O.	Quelques nuages.
14	26	15	41	20 5	25 5	25 1	21 4	759 50	N. O. fort.	Serein.
15	19	10	29	18 7	22 6	23 3	20 4	758 60	O.	Id.
16	25	25	50	19 8	28 4	27 4	21 5	761 10	S.	Quelques nuages.
17	44	17	61	19 4	24 4	24 5	22 4	761 70	O.	Id.
18	38	13	51	20 5	22 4	22 3	22 6	760 50	N. O.	Très-nuageux, pluie et tonnerre.
19	39	13	52	18 8	25 6	21 1	19 9	759 95	N. O.	Quelques éclairs, pluie, tonnerre.
20	42	17	59	19 5	24 3	27 4	20 4	761 25	N. O.	Couvert.
21	44	18	62	20 7	25 7	25 9	19 9	761 25	N. O.	Très-nuageux.
22	58	21	79	18 7	24 4	25 3	21 9	762 25	N. O.	Serein.
23	81	13	94	19 —		27 1	22 4		O.	Id.
24	121	18	139	20 5	26 5	26 4	23 6	760 85	O.	Id.
25	205	29	234	20 7	28 7	30 6	24 2	759 —	S. O.	Très-nuageux.
26	173	24	197	21 6	29 1	28 4	24 4	760 —	S. E.	Nuageux.
27	125	20	145	23 5	29 7	29 6	24 7	762 15	S.E.b.brise.	
28	96	33	129	23 7	28 6	27 4	23 9	763 65	S.E.b.brise.	Quelques nuages.
29	125	29	154	21 5	26 5	26 4	23 4	763 —	O.	Serein.
30	88	28	116	20 9	28 6	31 3	24 4	760 10	N. O.	Id.
31	76	26	102	24 8	31 9	30 1	23 6	760 50	S.	Nuageux.
Totaux.	1,576	420	1,996							

TABLEAU

PRÉSENTANT LE NOMBRE DES DÉCÈS ENREGISTRÉS JOUR PAR JOUR A MARSEILLE DANS LE MOIS D'AOUT 1835, *et les Observations météorologiques recueillies à l'Observatoire de cette ville pendant la même époque.*

AOUT 1835.	DÉCÈS cholériques.	DÉCÈS ordinaires.	TOTAL.	TEMPÉRATURE DE L'AIR.								HAUTEUR du BAROMÈTRE à Midi.		VENTS DOMINANTS.	ÉTAT DU CIEL.
				6 h. du matin.		Midi.		3 h. du soir.		9 h. du soir.					
1	68	21	89	21°	8m	27°	6m	28°	4m	25°	3m	760m	55	S. E.	Très-nuageux, éclairs continuel
2	81	30	111	16	9	23	4	24	4	21	5	758	65	O.	Très-nuageux, pluie et tonnerr
3	64	30	94	19	2	23	7	23	7	22	5	759	—	N. O. gr. fr.	Nuageux.
4	60	19	79	19	2	23	4	24	4	21	6	760	55	O.	Quelques légers nuages.
5	62	17	79	19	2	25	5	25	5	23	5	761	55	O.	Serein.
6	36	21	57	19	4	26	7	27	4	22	9	763	55	N. O.	Id.
7	32	26	58	18	8	27	4	27	4	23	5	763	55	S. O.	Id.
8	23	15	38	18	9	25	4	27	4	24	1	760	50	N. O. fort.	Id.
9	37	18	55	18	8	27	5	26	4	22	5	761	50	N. O.	Id.
10	18	15	33	19	2	25	2	25	6	23	4	763	—	N. O.	Id.
11	23	16	39	19	8	26	6	24	4	22	4	764	75	N. O.	Quelques légers nuages.
12	20	19	39	18	9	29	4	28	4	23	4	764	70	S. O.	Quelques légers nuages.
13	15	13	28	20	6	26	4	28	5	24	4	763	15	S. E.	Serein.
14	9	20	29	20	8	22	4	29	5	23	5	763	5	S. E.	Très-nuageux, pluie et tonnerr
15	18	18	36	18	9	22	4	24	5	20	4	762	55	N. O.	Très-nuageux, un peu de pluie
16	7	12	19	18	8	25	4	22	9	19	7	760	95	N. O. fort.	Serein.
17	13	12	25	11	10	25	6	26	1	22	5	761	45	O.	Quelques nuages.
18	8	12	20	18	8	26	5	26	4	21	6	761	85	S. O.	Couvert.
19	12	4	16	18	8	26	1	25	1	21	4	761	10	S. O.	Très-nuageux, pluie et tonnerr
20	12	9	21	18	7	26	1	26	6	22	5	759	20	S. O.	Nuageux.
21	10	13	23	18	6	18	4	23	4	20	2	755	55	S. E.	Très-nuageux, pluie et tonnerr
22	13	11	24	21	2	26	3	26	4	20	9	755	25	S. E. fort.	Couvert, pluie et tonnerre.
23	17	5	22	10	7	21	4	21	7	20	5	761	10	N. O.	Quelques nuages.
24	18	13	31	16	7	25	9	25	5	16	6	757	65	S.E.b. brise.	Très-nuageux, pluie et tonnerr
25	30	16	46	15	7	19	0	21	4	17	9	752	65	N. O. fort.	Nuageux.
26	15	13	28	14	7	18	2	19	4	17	2	752	—	N. O. fort.	Serein.
27	9	14	23	13	8	19	1	20	3	17	4	755	5	N. O. gr. fr.	Quelques nuages.
28	9	13	22	13	8	19	4	20	1	17	4	758	15	O.	Nuageux.
Totaux.	739	445	1,184												

TABLEAU

PRÉSENTANT LE NOMBRE DES DÉCÈS SURVENUS JOUR PAR JOUR DANS LES HÔPITAUX DE TOULON AU MOIS DE JUIN 1835,

et les Observations météorologiques recueillies à l'Observatoire de cette ville pendant la même époque.

JUIN 1835.	DÉCÈS cholériques.	TEMPÉRATURE DE L'AIR.				HAUTEUR du BAROMÈTRE à Midi.	VENTS DOMINANTS.	ÉTAT DU CIEL.
		9 h. du matin.	Midi.	3 h. du soir.	9 h. du soir.			
1		15⁰ 6ᵐ	18⁰ 2ᵐ	18⁰ 1ᵐ	17⁰ 9ᵐ	28p 4 2	N. O.	Beau.
2		15 8	18 5	18 —	18 —	28 — 9	E.	Id.
3		15 5	16 4	18 —	18 —	28 — —	E. fort.	Couvert, à onze heures pluie mêlée de grêle.
4		18 —	19 —	20 2	20 —	28 — 7	S. E.	Id., pluie par intervalle.
5		18 7	19 5	20 8	20 8	28 2 6	O.	Nuageux, pluie vers onze heures du matin.
6		21 7	21 8	21 8	21 7	28 4 6	O.	Beau.
7		21 5	21 7	19 8	19 5	28 5 6	E. faible.	Nuageux, pluie par intervalle.
8		14 5	16 8	19 8	17 5	28 4 9	E.	Pluie.
9		21 5	22 5	22 7	18 —	28 5 —	S.	Beau.
10		22 —	23 5	24 5	18 5	28 5 7	S. O.	Id.
11		23 8	24 —	24 —	19 5	28 5 8	S. E.	Id.
12		23 5	25 8	25 4	19 7	28 5 4	E.	Id.
13		23 5	25 8	24 2	19 5	28 4 2	E.	Id.
14		20 —	24 2	24 —	20 —	28 5 5	S.	Id.
15		23 —	22 —	21 —	18 2	28 5 8	S.	Couvert, à neuf heures du matin pluie et tonnerre.
16		22 —	21 5	21 —	18 2	28 5 4	S.	Nuageux, à six heures du soir pluie et tonnerre.
17		18 2	22 —	22 5	18 —	28 5 8	S. O.	Beau, quelques nuages.
18		19 5	24 —	23 5	20 2	28 5 9	S. O.	Beau.
19		20 5	22 5	23 —	20 2	28 5 8	S. O.	Id.
20	1	19 —	19 5	20 —	21 —	28 2 8	S. O.	Id.
21	1	23 1	25 —	25 —	21 5	28 2 9	S.	Beau, le soir tonnerre, temps orageux.
22	5	24 8	25 5	25 5	21 5	28 5 7	S.	Beau.
23		22 5	25 —	25 —	21 5	28 5 4	O.	Id.
24	1	22 —	22 5	22 —	19 5	28 2 8	N. O. fort.	Beau, quelques nuages de onze heures à deux heures.
25	1	20 5	22 —	19 5	19 —	28 2 1	N. O.	Beau.
26	5	19 5	20 5	21 —	21 —	28 5 —	N. O.	Id.
27	5	21 8	22 9	22 5	17 5	28 5 5	N. O.	Id.
28	4	17 5	21 —	21 5	15 5	28 5 2	N. O.	Id.
29	9	18 5	20 5	21 —	16 2	28 5 4	N. O. faible.	Id.
30	10	19 5	21 —	21 5	16 8	28 5 7	O.	Id.
Total.	58							

TABLEAU

PRÉSENTANT LE NOMBRE DES DÉCÈS SURVENUS JOUR PAR JOUR DANS LES HÔPITAUX DE TOULON AU MOIS DE JUILLET 1835,

et les Observations météorologiques recueillies à l'Observatoire de cette ville pendant la même époque.

JUILLET 1835.	DÉCÈS cholériques.	TEMPÉRATURE DE L'AIR.				HAUTEUR du BAROMÈTRE à midi.	VENTS DOMINANTS.	ÉTAT DU CIEL.
		9 h. du matin.	Midi.	3 h. du soir.	9 h. du soir.			
1	18	19° —m	21° 5m	22° —m	19° 5m	28p 4 6	O. faible.	Beau.
2	7	20 —	20 5	21 —	20 5	28 4 8	O.	Id.
3	22	20 5	22 —	22 —	18 —	28 4 9	O.	Beau, brouillard épais à quatre heures du matin.
4	56	16 5	21 —	21 —	18 5	28 4 9	E. faible.	Brume à l'horizon qui s'étend jusqu'au soleil.
5	55	21 —	22 —	23 —	20 5	28 5 5	N.O. faible.	Brume à l'horizon.
6	62	21 5	23 5	24 3	21 8	28 5 4	S. E. faible.	Couvert.
7	64	23 —	24 2	23 —	22 —	28 5 4	S. faible.	Beau.
8	62	23 5	25 —	26 —	23 —	28 4 9	S. E. faible.	Id.
9	66	23 5	25 —	25 —	23 6	28 4 3	S. E.	Id.
10	80	24 —	24 5	25 —	25 6	28 5 —	S. faible.	Id.
11	95	24 3	26 —	26 2	24 —	28 4 6	O. fort.	Id., brume à l'horizon toute la journée.
12	87	24 3	25 5	25 —	22 5	28 5 1	S. E. faible.	Id.
13	72	23 —	26 5	26 8	23 5	28 4 6	O. faible.	Id.
14	68	23 —	26 5	28 —	25 5	28 5 1	N. O. fort.	Id.
15	74	24 2	25 2	25 5	25 5	28 5 —	S. O. faible.	Id.
16	57	24 —	24 8	25 5	23 5	28 4 3	S. O.	Couvert.
17	43	24 —	25 5	25 8	23 5	28 4 3	S. E. faible.	Beau, quelques éclairs dans la soirée.
18	36	24 5	26 —	26 5	24 3	28 5 10	S. E.	Beau, le soir tonnerre.
19	38	23 5	26 5	26 8	23 8	28 5 10	S. faible.	Couvert.
20	31	23 —	25 8	24 5	23 5	28 4 6	E. faible.	Beau, à midi et demi petite pluie et tonnerre.
21	10	24 5	26 —	26 5	24 —	28 4 6	S. faible.	Couvert.
22	14	25 —	26 5	27 —	22 3	28 4 3	O. faible.	Beau.
23	11	24 8	26 —	26 5	24 5	28 4 2	O.	Id.
24	13	26 5	27 5	28 5	25 5	28 5 5	S. O. faible.	Id.
25	19	26 2	27 5	28 5	26 —	28 5 2	S. E. faible.	Couvert, tonnerre et nuages vers cinq heures du soir.
26	22	26 5	28 —	28 5	25 2	28 5 7	S. E. faible.	Beau, le soir légèrement couvert.
27	16	26 5	28 —	28 4	25 2	28 4 8	S. E. fort.	Id., brume légère le matin.
28	10	25 5	27 5	28 —	24 6	28 5 —	E. fort.	Id., quelques légers nuages le matin.
29	10	25 5	27 —	27 5	25 4	28 4 8	O. faible.	Id., brume légère.
30	13	26 —	27 5	28 —	25 5	28 5 9	S. O. faible.	Id.
31	13	25 2	27 5	28 —	25 5	28 4 —	S. faible.	Id.
Total.	1,257							

TABLEAU

PRÉSENTANT LE NOMBRE DES DÉCÈS SURVENUS JOUR PAR JOUR DANS LES HÔPITAUX DE TOULON AU MOIS D'AOÛT 1835,

et les Observations météorologiques recueillies à l'Observatoire de cette ville pendant la même époque.

AOÛT 1835.	DÉCÈS cholériques.	TEMPÉRATURE DE L'AIR				HAUTEUR du BAROMÈTRE à midi.	VENTS DOMINANTS.	ÉTAT DU CIEL.
		9 h. du matin.	Midi.	3 h. du soir.	9 h. du soir.			
1	14	25° 8	26° 5	27° 5	25° 5	28p 4 2	S. E. faible.	Couvert, éclairs, tonnerre, violent orage.
2	9	25 5	24 8	24 5	25 —	28 2 9	S. O.	Id.
3	11	24 —	24 5	24 5	22 8	28 2 8	O.	Beau.
4	4	25 —	24 5	24 —	22 5	28 5 5	N. O.	Id.
5	2	24 —	28 8	25 5	25 —	28 4 —	N. O.	Id.
6	7	25 5	27 —	27 6	25 —	28 4 6	O.	Id.
7	6	25 5	25 5	25 5	25 —	28 5 —	S. O.	Id.
8	9	26 5	29 —	27 5	25 —	28 5 5	S. E.	Id.
9	6	24 7	26 —	27 5	24 5	28 4 1	S. E.	Id.
10	6	25 —	26 5	27 8	25 2	28 4 6	S.	Id.
11	4	25 2	27 5	26 8	25 —	28 5 —	S.	Id.
12	1	25 —	27 —	27 5	25 5	28 5 —	S. E.	Id.
13	4	25 5	27 —	27 5	25 5	28 5 —	S. E.	Id.
14	17	26 —	26 8	27 —	24 8	28 4 8	S. E.	Couvert.
15	8	25 5	26 —	27 —	24 5	28 5 6	O.	Beau, nuages blancs rares.
16	1	25 7	26 1	27 1	24 7	28 5 7	O.	Id. Id.
17	10	24 5	26 1	26 5	25 5	28 4 1	S. O.	Id.
18	6	25 —	24 5	24 8	21 —	28 4 5	S.	Id.
19	4	25 5	24 5	24 —	21 5	28 4 2	S. E.	Couvert, pluie et tonnerre de midi à deux heures.
20	5	25 —	24 5	25 —	19 5	28 5 4	S. E.	Beau, le soir éclairs fréquents, tonnerre lointain.
21	8	14 5	19 5	20 —	14 —	28 5 —	S. E.	Couvert, pluie et tonnerre.
22	5	25 5	24 —	24 2	19 —	28 1 5	S. E. fort.	Couvert, la pluie continue jusqu'au soir.
23	7	22 —	22 5	22 —	22 —	28 5 7	S. O. faible.	Beau.
24	2	25 5	24 5	24 5	18 —	28 5 5	S. O.	Couvert, dans la soirée tonnerre et éclairs.
Total.	156							

Nous n'avons pu rien obtenir de la mairie de Toulon. M. Auban nous procura les observations météorologiques, et nous devons à la complaisance de M. Reynaud le relevé des décès survenus jour par jour dans les hôpitaux. Nous pensons que ce dernier remplira tout aussi bien notre objet, la mortalité dans les hôpitaux ayant dû être toujours en rapport avec celle de la ville. On doit se souvenir, d'ailleurs, que le chiffre exact des décès qui ont eu lieu pendant l'épidémie à Marseille et à Toulon reste encore inconnu.

Suite du tableau du *Var*.

COMMUNES.	ÉPOQUES de l'invasion.	DÉCÈS.			ÉPOQUES de la disparition.
		Hom.	Fem.	totaux	
Report... 39	Report...	1,624	1,424	3,048	
Tourves........ 1	18 juillet...	11	11	22	4 septembre.
Varages........ 1	id.	2	6	8	10 août.
Figanières...... 1	id.	17	19	36	24
Lorgues........ 1	id.	78	132	210	12
Salernes........ 1	19	12	19	31	31
Gonfaron....... 1	21	10	17	27	3 septembre.
Camps......... 1	22	4	3	7	24 août.
Flassans....... 1	id.	2	9	11	31
Flayosc........ 1	25	9	9	18	22 septembre.
Fréjus 1	id.	13	15	28	29
Cagnes........ 1	26	25	21	46	14
Carcès........ 1	28	10	8	18	3
Entrecasteaux.... 1	id.	6	6	12	18
Montfort....... 1	id.	9	4	13	1er
Aups......... 1	id.	9	16	25	29 août.
Saint-Cézaire.... 1	id.	10	8	18	23 septembre.
Correns........ 1	29	4	8	12	19
Saint-Cyr 1	30	10	15	25	1er
La Verdière..... 1	1er août...	12	17	29	20
Roque-Esclapon.. 1	id.	10	6	16	1er
Trans......... 1	id.	4	3	7	22 août.
Taverne....... 1	3	0	2	2	6
Muy......... 1	id.	19	33	52	13 septembre.
Seillans........ 1	6	7	10	17	18
Fayence........ 1	8	31	42	73	9 septembre.
Grasse........ 1	11	20	22	42	15
Saint-Zacharie.... 1	12	0	1	1	19 août.
Ampus........ 1	id.	21	25	46	20 septembre.
Tourrettes...... 1	13	7	7	14	15
Coursegoules..... 1	id.	2	4	6	4 octobre.
Château-Vert.... 1	16	1	1	2	31 août.
Ginasservis...... 1	21	6	7	13	4 octobre.
Cabris......... 1	27	4	2	6	28 septembre.
TOTAL... 72	TOTAL...	2,009	1,932	3,941	

TABLEAU

des Communes du Département du Gard

ravagées par le choléra-morbus asiatique

EN 1835.

COMMUNES.		ÉPOQUES DE L'INVASION.	DÉCÈS.	ÉPOQUES de la disparition.
Villeneuve-lez-Avign.	1	6 juillet 1835	16	16 sept. 1835.
Saint-Gilles.	1	14	49	23 août.
Beaucaire.	1	19	130	27
Vallabrègues.	1	25	36	14 septembre.
Fourques.	1	26	24	13 août.
Bagnols.	1	28	11	7 septembre.
Aramon.	1	31	26	26 août.
Bellegarde.	1	1er août.	4	12
Générac.	1	id.	30	17 septembre.
S-Geniez de Malgloire	1	id.	45	15
Nimes.	1	Premiers jours d'août.	212	18
Alais.	1	id.	37	17
Bouillargues.	1	3	2	3 août.
Uzès.	1	id.	1	id.
Redessan.	1	4	15	24
Pont-Saint-Esprit. .	1	id.	5	10 septembre.
Sauve.	1	id.	75	1er
Saint-Hippolyte. . .	1	6	5	10
Marguerites.	1	7	2	19 août.
S.-Laurent d'Aigouse.	1	8	23	13 septembre.
Vers.	1	id.	2	12 août.
Jonquières.	1	9	1	13
Montfrin.	1	id.	12	30
Manduel.	1	id.	1	9
Comps.	1	10	7	31
Saint-Dionisy.	1	id.	1	10
Boissières.	1	15	1	15
Durfort.	1	15 au 20	71	18 septembre.
Vauvert.	1	16	2	18 août.
Lédignan.	1	id.	3	17 septembre.
La Cadière.	1	18	1	18 août.
Brignon.	1	20	2	4 septembre.
Laudun.	1	21	14	2
Sommières.	1	22	3	11
Milhaud.	1	23	0	15 août.
Fontanés.	1	id.	12	30
Anduze.	1	24	5	8 septembre.
A reporter. . . 37		*A reporter.* . .	886	

Suite du tableau du Gard.

COMMUNES.	ÉPOQUES DE L'INVASION.	DÉCÈS.	ÉPOQUES de la disparition.
Report... 37	*Report...*	886	
Rochefort...... 1	24 aout..........	9	6 septembre.
Théziers...... 1	29	4	10
Souvignargues.... 1	30	1	30 août.
St. Paulet de Caissons 1	1er septembre......	0	7 septembre.
St.-Jean de Serres.. 1	4	10	16
Tavel......... 1	7	25	18
Rousson........ 1	8	1	8
St.-Cézaire...... 1	9	2	9
Le Vigan....... 1	*id.*	1	*id.*
Ners......... 1	10	2	10
Aubais........ 1	12	1	12
La Rouvière..... 1	*id.*	1	*id.*
Le Caylar...... 1	15	1	15
TOTAL... 50	TOTAL...	944	

TABLEAU

des Communes du Département de Vaucluse

ravagées par le choléra-morbus asiatique

EN 1835,

COMMUNES.	ÉPOQUES DE L'INVASION.		DÉCÈS.	ÉPOQUES de la disparition.
Avignon............	I	19 juillet 1835......	190	23 sept.e 1835.
Apt..............	I	1er août..........	11	1er
La Tour-d'Aigues...	I	id.	11	7
Caderousse.......	I	5	29	12
Caumont........	I	7	18	19 octobre.|
Thor............	I	8	3	3 septembre.
Cadenet........	I	14	53	22
Puyméras........	I	19	1	
Vaison..........	I	id.	1	
Lourmarin......	I	id.	9	2
Faucon........	I	20	1	
Entraigues......	I	id.	3	25 août.
Pertuis.........	I	22	1	
Cavaillon.......	I	24	15	4 octobre.
Orange.........	I	25	9	17 septembre.
Violès..........	I	26	1	
Uchaux........	I	id.	1	28 août.
La Palud.......	I	id.	2	id.
Auribeau.......	I	id.	1	29
Cheval-Blanc...	I	27	10	17 septembre.
Cucuron........	I	id.	5	1er
Sarrians.......	I	id.	1	
Vaugines.......	I	29	1	
Mondragon.....	I	30	35	14 octobre.
Carpentras.....	I	2 septembre.......	10	5 septembre.
Saint-Saturnin....	I	6	2	
Villelaure......	I	id.	7	11
Jonquières.....	I	8	1	
Courtéson......	I	10	11	13
TOTAL....	29	TOTAL...	443	

TABLEAU

des Communes du Département de l'Aude

ravagées par le choléra-morbus asiatique

EN 1835.

COMMUNES.	ÉPOQUES DE L'INVASION.	DÉCÈS.	ÉPOQUES de la disparition.
Gruissan. . . . . . . ɪ	27 juillet 1835.	92	18 août 1835.
Ferrals. . . . . ɪ	*id.*		
Fleury. . . . . ɪ	*id.*	6	*id.*
Sales-d'Aude. . . . . ɪ			
Narbonne. . . . . . . ɪ	31	12	14 septembre.
Castelnaudary. . . . ɪ	3 août.	127	*id.*
Mas-Sainte-Puelle. . ɪ	*id.*	10	*id.*
Mayreville. . . . . . ɪ	*id.*	5	*id.*
Payra . . . . ɪ	*id.*	1	*id.*
Pexiora. . . . . ɪ	*id.*	6	*id.*
St-Martin-la-Lande. ɪ	*id.*	14	*id.*
Carcassonne. . . . . ɪ	9	20	10
Pépieux. . . . . . . ɪ	*id.*	3	*id.*
Limoux. . . . . ɪ	17	3	1er
TOTAL. . . . 14	TOTAL. . . .	299	

TABLEAU GÉNÉRAL

de la marche et des ravages du choléra-morbus asiatique

EN 1835,

dans le midi de la France.

COMMUNES.	DÉPARTEMENTS.	ÉPOQUES de l'invasion.	DÉCÈS.	ÉPOQUES de la disparition.
Marseille........	Bouc.-du-Rhône.	11 décem. 1834	788	10 avril 1835.
Cette...........	Hérault......	13	154	16 septembre.
Bouzigues.......	id.	20 janvier 1835	16	8 février.
Sérignan........	id.	24	»	20
Gigean.........	id.	1er avril.	7	9 avril.
Agde..........	id.	Fin mai.	179	6 septembre.
Saint-Chamas....	Bouc.-du-Rhône.	1er juin.	96	4
Grans.........	id.	8	15	28 août.
Vias..........	Hérault......	17	15	8
Bessan........	id.	18	37	17
Toulon........	Var.......	20	1,618	24 octobre.
Sérignan.......	Hérault......	id.	45	15 septembre.
Villeneuve-lez-Bézs.	id.	id.	10	19 juillet.
Besse.........	Var.......	23	17	23
Florensac.......	Hérault......	25	66	15 août.
Pignans........	Var.......	27	38	24
La Seyne.......	id.	id.	139	19 octobre.
Pomérols.......	Hérault......	28	50	30 juillet.
Pinet.........	id.	juillet.	8	juillet.
Aix..........	Bouc.-du-Rhône.	2	333	28 août.
Béziers........	Hérault......	id.	99	5 septembre.
Rougiers.......	Var.......	3	17	12 août.
Solliès-Pont....	id.	4	60	18 septembre.
Sixfours.......	id.	5	25	20 août.
Revest........	id.	id.	20	31
Ollioules.......	id.	id.	29	5 septembre.
Bandol........	id.	id.	13	5 août.
Sainte-Anastasie..	id.	6	16	28 juillet.
Carnoules......	id.	id.	15	25 août.
Castelet.......	id.	id.	16	18
Villeneuve-lez-Avig.	Gard.......	id.	16	16 septembre.
Saint-Nazaire ...	Var.......	id.	7	19 août.
Solliès-Farlède...	id.	id.	6	7
Evenos........	id.	7	11	31 juillet.
Puget.........	id.	id.	26	19 août.
Méounes.......	id.	8	18	15
Luc..........	id.	id.	35	19
Villeneuve-Loubet.	id.	id.	11	26 septembre.
Coilobrières....	id.	id.	8	14 août.
Lagarde	id	id.	9	23 juillet.
Tarascon.......	Bouc.-du-Rhône.	id.	37	2 septembre.
Montpellier.....	Hérault......	id.	96	6
Maureilhan.....	id.	9	35	31 août.
Solliès-Thomas..	Var.......	id.	6	31 juillet.
La Valette.....	id.	id.	140	10 septembre.
Hières........	id.	id.	97	24
		A reporter...	4,499	

Suite du tableau général.

COMMUNES.	DÉPARTEMENTS.	ÉPOQUES de l'invasion.	DÉCÈS.	ÉPOQUES de la disparition.
		Report...	4,499	
Antibes.	Var.	9 juillet 1835.	92	29 août.
Roquebrussane.	id.	id.	41	1er sept.1835.
Marignane.	Bouc.-du-Rhône.	10	24	12 août.
Marsillargues.	Hérault.	id.	35	31
Cuers.	Var.	id.	18	1er septemb.
Belgentier.	id.	id.	45	9 août.
Garéoult.	id.	id.	23	25
Marseille.	Bouc.-du-Rhône.	11	2,419	23 octobre.
Brignoles.	Var.	12	110	2 septembre.
Solliès-Ville.	id.	id.	24	7
La Ciotat.	Bouc.-du-Rhône.	id.	8	10 octobre.
Gardanne.	id.	id.	13	25 août.
Cornillon.	id.	id.	1	18 juillet.
Draguignan.	Var.	13	61	5 septembre.
Arles.	Bouc.-du-Rhône.	14	509	14
Fos.	id.	id.	8	8
Saint-Gilles.	Gard.	id.	49	23 août.
Frontignan.	Hérault.	15	49	14
Pézenas.	id.	id.	13	29
Lambesc.	Bouc.-du-Rhône.	id.	14	16
Cotignac.	Var.	id.	61	14 septembre.
Le Val.	id.	16	24	30
Saint-Thibéry.	Hérault.	id.	68	16 août.
Cuges.	Bouc.-du-Rhône.	17	6	5
Roquevaire.	id.	id.	5	3
Tretz.	id.	id.	9	9
Saint-Tropez.	Var.	id.	75	5 septembre.
Barjols.	id.	18	30	20 août.
La Celle.	id.	id.	14	30 septembre.
Rioms.	id.	id.	33	4
Tourves.	id.	id.	22	id.
Varages.	id.	id.	8	10 août.
Figanières.	id.	id.	36	24
Lorgues.	id.	id.	210	12
Orgon.	Bouc.-du-Rhône.	id.	10	26
Avignon.	Vaucluse.	19	190	23 septembre.
Beaucaire.	Gard.	id.	130	27 août.
Salernes.	Var.	id.	31	31
Aubagne.	Bouc.-du-Rhône.	21	39	17
Vitrolles.	id.	id.	4	31 juillet.
Gonfaron.	Var.	id.	27	3 septembre.
Camps.	id.	22	7	24 août.
Flassans.	id.	id.	11	31
Auriol.	Bouc.-du-Rhône.	id.	6	3
Mèze.	Hérault.	id.	34	23
Martigues.	Bouc.-du-Rhône.	23	70	17
Flayosc.	Var.	25	18	22 septembre.
Fréjus.	id.	id.	28	29
Vallabrègues.	Gard.	id.	36	14
Puéchabon.	Hérault.	id.	21	19 août.
Sauvian.	id.	id.	2	29 juillet.
Balestras.	id.	id.	2	25
		A reporter..	9,322	

Suite du tableau général.

COMMUNES.	DÉPARTEMENTS.	ÉPOQUES de l'invasion.	DÉCÈS.	ÉPOQUES de la disparition.
		Report...	9,322	
Villeneuve-lez-Mag.	Hérault.	25 juillet.	16	8 août.
Fourques.	Gard.	26	24	13
Cagnes.	Var.	*id.*	46	14 septembre.
Berre.	Bouc.-du-Rhône.	27	5	28 août.
Eyguières.	*id.*	*id.*	21	11 septembre.
Ferrals.				
Fleury.	Aude.	*id.*	6	18 août.
Salles-d'Aude. . . .				
Gruissan.	Aude.	27 juillet.	92	*id.*
Bagnols.	Gard.	28	11	9 septembre.
St.-Césaire.	Var.	*id.*	18	23
Aups.	*id.*	*id.*	25	29 août.
Montfort.	*id.*	*id.*	13	1er septembr.
Entrecasteaux. . . .	*id.*	*id.*	12	18
Carcès.	*id.*	*id.*	18	3
Correns.	*id.*	29	12	19
Salon.	Bouc.-du-Rhône.	*id.*	5	8
Cassis.	*id.*	30	9	23 août.
St.-Cyr.	Var.	*id.*	25	1er septembr.
Narbonne.	Aude.	31	12	14
Aramon.	Gard.	*id.*	26	26 août.
Ceyreste.	Bouc.-du-Rhône.	*id.*	1	31 juillet.
Peynier.	*id.*	*id.*	2	6 août.
Trans.	Var.	1er août.	7	22
Roque-Esclapon. . .	*id.*	*id.*	16	1er septembr.
La Verdière. . . .	*id.*	*id.*	29	20
Alais.	Gard.	*id.*	37	17
Nîmes.	*id.*	*id.*	212	18
Bellegarde.	*id.*	*id.*	4	12 août.
Génerac.	*id.*	*id.*	30	17 septembre.
S. Geniés de Malglre	*id.*	*id.*	45	15
Apt.	Vaucluse.	*id.*	11	1er
Latour-d'Aigues. . .	*id.*	*id.*	11	7
Septèmes.	Bouc.-du-Rhône.	2	2	2 août.
Bouillargues. . . .	Gard.	3	2	3
Uzès.	*id.*	*id.*	1	*id.*
St.-Mitre.	Bouc.-du-Rhône.	*id.*	9	12
Istres.	*id.*	*id.*	9	27
Castelnaudary. . . .	Aude.	*id.*	127	4 septembre.
Mas Sainte-Puelle. .	*id.*	*id.*	10	14
Mayreville.	*id.*	*id.*	5	*id.*
Payra.	*id.*	*id.*	1	*id.*
Pexiora.	*id.*	*id.*	6	*id.*
St-Martin-la-Lande.	*id.*	*id.*	14	*id.*
Muy.	Var.	*id.*	52	13
Taverne.	*id.*	*id.*	2	6 août.
Redessan.	Gard.	4	15	24
Pont-St.-Esprit. .	*id.*	*id.*	5	10 septembre.
Sauve.	*id.*	*id.*	75	1er
Saint-Paul.	Bouc.-du-Rhône.	5	2	5 août.
Lansargues.	Hérault.	*id.*	13	29
Caderousse.	Vaucluse.	*id.*	29	12 septembre.
		A reporter.	10,502	

Suite du tableau général.

COMMUNES.	DÉPARTEMENTS.	ÉPOQUES de l'invasion.	DÉCÈS.	ÉPOQUES de la bisparition.
		Report...	10,502	
Seillans.	Var.	6 août 1835. .	17	18 sept.e 1835.
Saint-Hippolyte. . .	Gard.	id.	5	10
Pélissane.	Bouc.-du-Rhône.	id.	1	24 août.
Maillane.	id.	id.	17	10
Saintes-Maries. . . .	id.	id.	9	24
Sénas.	id.	id.	8	id.
Marguerites.	Gard.	7	2	19
Caumont.	Vaucluse.	id.	18	19 octobre.
Fayence.	Var.	8	73	9 septembre.
Lançon.	Bouc.-du-Rhône.	id.	4	24 août.
Thor.	Vaucluse.	id.	3	3 septembre.
S.Laurent d'Aigouse	Gard.	id.	23	13
Vers.	id.	id.	2	12 août.
Jonquières.	id.	9	1	13
Montfrin.	id.	id.	12	30
Manduel.	id.	id.	1	9
Fontvieille.	Bouc.-du-Rhône.	id.	4	10
Saint-Remi. . . .	id.	id.	3	14
Mouriès.	id.	id.	1	10
Miramas.	id.	id.	8	4 septembre.
Carcassonne.	Aude.	id.	20	10
Pépieux.	id.	id.	3	id.
Les Pennes.	Bouc.-du-Rhône.	10	2	10 août.
Peipin	id.	id.	3	15
Comps.	Gard.	id.	7	31
Saint-Dionisy. . . .	id.	id.	1	10
Lésignan-la-Cèbe. .	Hérault.	11	1	11
Grasse.	Var.	id.	42	15 septembre.
Pignan.	Hérault.	12	30	20
Saint-Zacharic. . . .	Var.	id.	1	19 août.
Ampus.	id.	id.	46	26 septembre.
Tourettes.	id.	13	14	15
Coursegoules.	id.	id.	6	4 octobre.
Cadenet.	Vaucluse. . . .	14	53	22 septembre.
Poussan.	Hérault.	15	10	2
Boissière.	Gard.	id.	1	15 août.
Durfort.	id.	id.	71	18 septembre.
Châteauvert.	Var.	16	2	31 août.
Vauvert.	Gard.	id.	2	18
Lédignan.	id.	id.	3	17 septembre.
Lunel.	Hérault.	id.	43	3 octobre.
Limoux.	Aude.	17	3	1er septemb.
La Cadière. . . .	Gard.	18	1	18 août.
Charleval.	Bouc.-du-Rhône.	id.	1	id.
Puyméras.	Vaucluse. . . .	19	1	19
Vaison.	id.	id.	1	id.
Lourmarin.	id.	id.	9	2 septembre.
Brignon.	Gard.	20	2	4
Entraigues	Vaucluse.	id.	3	25 août.
Faucon.	id.	id.	1	20
Ginasservis	Var.	21	13	4 octobre.
Laudun.	Gard.	id.	14	2 septembre.
		A reporter..	11,124	

Suite du tableau général.

COMMUNES.	DÉPARTEMENTS.	ÉPOQUES de l'invasion.	DÉCÈS.	ÉPOQUES de la disparition.
		Report...	11,124	
Roque-d'Anthéron.	Bouc.-du-Rhône.	21 août 1835.	8	26 août 1835.
Jouques.	id.	id.	13	3 septembre.
Sommières.	Gard.	22	3	11
Pertuis.	Vaucluse.	id.	1	22 août.
Nébian.	Hérault.	23	4	5 septembre.
Fontanés.	Gard.	id.	12	30 août.
Anduze.	id.	24	5	8 septembre.
Rochefort.	id.	id.	9	6
Nizas	Hérault.	id.	11	3
Cavaillon.	Vaucluse.	id.	15	4 octobre.
Orange.	id.	25	9	17 septembre.
Saint-Chinian.	Hérault.	26	8	4
La Palud.	Vaucluse.	id.	2	28 août.
Violès.	id.	id.	1	26
Uchaud.	id.	id.	1	28
Auribeau.	id.	id.	1	29
Sarrians.	id.	27	1	27
Cucuron.	id.	id.	5	1er septembr.
Cheval-Blanc.	id.	id.	10	17
Cabris.	Var.	id.	6	28
Vaugines.	Vaucluse.	29	1	29 août.
Théziers.	Gard.	id.	4	10 septembre.
Cabanes.	Bouc.-du-Rhône.	id.	1	29 août.
Lignan.	Hérault.	30	11	15 septembre.
Murviel-lez-Béziers.	id.	id.	3	5
Souvignargues.	Gard.	id.	1	30 août.
Mondragon.	Vaucluse.	id.	35	14 octobre.
Rognonas.	Bouc.-du-Rhône.	31	1	31 août.
Le Puy-Se-Réparade	id.	1er septembr.	1	4 septembre.
St.-Bauz.-de-Putois.	Hérault.	2	2	2
Carpentras.	Vaucluse.	id	10	5
Noves.	Bouc.-du-Rhône.	3	7	25
Saussan.	Hérault.	id.	1	3
Valergues.	id.	id.	11	17
St.-Jean-de-Serres.	Gard.	4	10	16
Saint-Saturnin.	Vaucluse.	6	2	6
Villelaure.	id.	id.	7	11
Tavel.	Gard.	7	25	18
Rousson.	id.	8	1	8
Jonquières.	Vaucluse.	id.	1	id.
Saint-Cézaire.	Gard.	9	2	9
Vigan.	id.	id.	1	id.
Ners.	id.	10	2	10
Courthéson.	Vaucluse.	id.	11	13
Nésignan-l'Evêque.	Hérault.	id.	11	17
Graveson.	Bouc.-du-Rhône.	11	2	26
Aubais.	Gard.	12	1	12
La Rouvière.	id.	id.	1	id.
La Roque.	Hérault.	id.	1	id.
Le Caylar.	Gard.	15	1	15
Château-Renard.	Bouc.-du-Rhône.	16	9	29
Cournonterral.	Hérault.	29	1	id.
		TOTAL...	11,427	

CONSIDÉRATIONS DERNIÈRES.

Ces tableaux faisant connaître les noms des communes envahies par le choléra asiatique dans les six départements du midi qu'il a maltraités, les époques auxquelles il y a éclaté, celles auxquelles il en a disparu, et les décès qu'il y a occasionés, il sera facile à chacun, en les examinant avec quelque attention, d'arriver à des idées positives sur la marche, sur la durée de l'épidémie dont nous avons tracé l'histoire, et sur le nombre des victimes qui lui appartiennent réellement. Nous croyons cependant devoir nous-mêmes déduire de ces tableaux les principales conséquences, pour les faire mieux ressortir.

MARCHE DE L'ÉPIDÉMIE.

1° Le choléra asiatique a commencé, dans le midi de la France, au mois de décembre 1834. Il a éclaté presque au même jour dans les deux villes dont les ports dans la Méditerranée sont le plus fréquentés par la marine marchande de toutes les nations. Le premier décès bien constaté qu'il a causé, a eu lieu à Marseille le 11 ; le second, également bien constaté, a été reconnu à Cette le 13 ; d'autres ont suivi immédiatement dans l'une et dans l'autre de ces villes (1).

2° Le choléra asiatique s'est renfermé dans Marseille pendant tout l'hiver. Il en a même disparu le 18 avril 1835, avant qu'aucune autre commune des Bouches-du-Rhône ait été atteinte ; et cinquante jours après seulement, le 1ᵉʳ juin, Saint-Chamas a été frappé, Grans l'a été une semaine plus tard.

Il n'a cessé entièrement à Cette qu'au mois de septembre 1835 ; jusqu'alors il y a toujours amené quelques décès, à des époques assez rapprochées. Il s'est de là bientôt propagé dans l'Hérault : Bouzigues, petit village séparé de Cette par un étang vaste, en a souffert beaucoup dès le mois de janvier ; Sérignan, très-rapproché de la mer, mais éloigné de Cette de sept à huit lieues, a été frappé à la même époque ; quelques cas ont apparu à Gigean, situé dans les terres à une lieue de Bouzigues, dans le mois d'avril ; et Agde, ville commerçante, placée près de l'embouchure de l'Hérault, a été envahie dès le mois de mai.

3° Le choléra asiatique n'a pénétré dans le Var

(1) Nous adopterons en ce moment les dates indiquées dans les tableaux, quoiqu'elles diffèrent assez souvent de celles que nous avons données dans notre Rapport, quelques légères différences ne changeant rien aux résultats généraux.

que le 20 juin, quand six grands mois s'étaient écoulés depuis qu'il avait paru à Marseille et à Cette. Le premier cas a été constaté à Toulon, où la maladie a acquis en peu de jours une grande violence, et d'où elle s'est propagée rapidement dans tout le département et dans les Bouches-du-Rhône : c'est de là qu'elle a été rapportée à Marseille le 5 juillet.

A la même époque, on l'a vue se répandre d'Agde dans un grand nombre de communes de l'arrondissement de Béziers, dont quelques-unes ont été fort maltraitées ; et de Cette, dans plusieurs de l'arrondissement de Montpellier, où elle a exercé peu de ravages.

4° Le choléra asiatique parti de Toulon ne s'est pas arrêté à Marseille, à Aix, à Arles où il a fait de nombreuses victimes ; il a envahi encore le Gard et Vaucluse. On a reconnu sa présence le 14 juillet à Beaucaire et le 19 à Avignon.

Vers la fin du même mois, l'Aude, limitrophe de l'arrondissement de Béziers, a été atteint à son tour : l'épidémie a éclaté le 27 à Gruissan, petite presqu'île baignée par la Méditerranée.

5° De ces six départements, cinq sont situés sur le littoral de la Méditerranée ; Vaucluse seul en est séparé par les Bouches-du-Rhône, encore s'y joint-il par ce fleuve que remontent sans cesse des navires chargés de marchandises de toutes sortes.

6° L'épidémie s'est rarement avancée dans les terres à une distance de plus de huit à dix milles ; elle s'est tenue continuellement sur le littoral de la Méditerranée , en partant d'abord de Marseille et de Cétte , et plus tard d'Agde et de Toulon.

DURÉE DE L'ÉPIDÉMIE.

Le choléra asiatique a régné dans le midi de la France , depuis le 11 décembre 1834 jusqu'aux derniers jours d'octobre 1835. Pendant tout ce temps , il n'a pas cessé de faire des victimes dans l'Hérault , excepté dans le dernier mois ; il n'a suspendu ses coups dans les Bouches-du-Rhône que pendant cinquante jours , et n'y a exercé de grands ravages que quand le Var a été envahi ; il s'est appesanti dans ce dernier département jusqu'à la fin ; il n'a duré dans Vaucluse que du mois de juillet à celui d'octobre , et dans le Gard ainsi que dans l'Aude , du même mois de juillet jusqu'à celui de septembre. En résultat , il a régné sans interruption pendant dix mois.

DÉCÈS PAR L'ÉPIDÉMIE.

La plus forte mortalité a été supportée par les Bouches-du-Rhône ; il y a eu 4,582 décès sur 319,614 habitants. L'épidémie a pesé spécialement sur Marseille, Aix, Arles et quelques petites communes.

Le Var a beaucoup souffert aussi ; il a compté 3,941 décès sur une population de 305,096 habitants. Cette grande mortalité a été due, non-seulement à l'intensité de l'épidémie dans Toulon, mais encore à ce qu'un grand nombre de communes ont été frappées.

L'Hérault vient fort loin après pour la mortalité ; il n'a eu que 1,252 victimes sur 324,200 habitants, quoique le choléra asiatique y ait régné bien plus long-temps. Il en a été ainsi, parce que Agde est la seule ville qui ait réellement souffert, et qu'il n'y a eu ensuite que de petites localités maltraitées.

Le Gard n'a perdu que 944 personnes sur 334,164 habitants. Aussi a-t-il été envahi un des derniers, son littoral est-il resserré, et le choléra asiatique n'y a-t-il sévi dans aucune grande ville.

Vaucluse n'a compté que 443 décès sur 224,431 habitants. On peut expliquer cette faible mortalité par l'éloignement de ce département de la mer. Avignon, arrosé par le Rhône, a fourni, à lui seul, presque la moitié des décès ; Cadenet, très-voisin de la Durance, en a donné 53 ; Carpentras, 35 ; et dans aucune autre commune le nombre des victimes ne s'est élevé jusqu'à 30.

Enfin, l'Aude n'a perdu que 299 habitants sur

un total de 263,000. Ce département, frappé le dernier par l'épidémie, en a été délivré le premier; elle ne s'est introduite que dans quatorze communes, et n'a acquis de l'intensité qu'à Castelnaudary et à Gruissan.

Le total de la mortalité, dans les six départements, est porté à 11,416 (1); ce qui est beaucoup trop sans doute, spécialement pour les localités sur lesquelles le fléau s'est appesanti, mais ce qui donne à peine pour une population de 1,770,505 habitants 1 décès sur 155. Encore, pour arriver à cette proportion, faut-il regarder comme cholériques tous les décès inscrits comme tels, et supposer que l'épidémie n'a pas enlevé d'avance à la mort un assez grand nombre de victimes qui lui seraient revenues quelques jours plus tard. En comptant les ravages de cette épidémie, ainsi que nous avons montré qu'il convient de le faire

---

(1) Deux erreurs se sont glissées dans les tableaux : l'une dans celui de l'Hérault, où Sérignan est porté comme ayant perdu deux fois 45 cholériques, tandis que ce chiffre est le total de la perte des deux invasions; l'autre dans le tableau général, où l'on a mis pour Marsillargues 35 décès, au lieu de 24 indiqués avec raison dans le tableau de l'Hérault. Que l'on enlève donc 45 de 11,461 que donneraient les totaux réunis des six tableaux particuliers; 11 de 11,427, total du tableau général, et il restera, dans l'un comme dans l'autre cas, 11,416, qui est le chiffre vrai de la mortalité que nous avons voulu faire connaître.

en général, on diminuerait certainement cette proportion ; et nous sommes persuadés que l'on n'en trouverait pas une plus élevée, même en joignant à la mortalité donnée ci-dessus les 200 à 250 décès non enregistrés à Marseille et à Toulon.

Nous ajouterons, pour compléter le tableau de l'épidémie qui vient de nous occuper, que le choléra asiatique a pénétré dans cinq autres départements que ceux qui ont fixé spécialement notre attention, savoir : dans ceux des Hautes-Alpes, des Basses-Alpes, du Tarn, de la Haute-Garonne et des Pyrénées-Orientales. Nous n'avons pas des renseignements positifs sur le nombre des communes envahies, ni sur les ravages qu'il y a exercés ; mais nous pouvons affirmer que ce nombre est très-petit ; que si dans quelques-unes il est survenu plusieurs décès, on n'en a vu dans la plupart que d'isolés, et que, par conséquent, en les ajoutant tous au chiffre total de la mortalité, on ne l'augmenterait guère.

Nous dirons enfin que, le choléra asiatique s'étant introduit dans les Pyrénées-Orientales, tout notre littoral de la Méditerranée s'est trouvé envahi, et qu'alors l'épidémie a formé une chaîne non interrompue, de la Catalogne où elle régnait pendant l'automne de 1834, jusqu'au

Piémont où elle a sévi à la fin de l'été 1835. Mais nous ferons observer que, ici comme partout, sa marche a été fort irrégulière : les Bouches-du-Rhône et l'Hérault, situés vers le centre de notre littoral, ont été atteints les premiers ; après eux est venu le Var, placé à l'extrémité opposée à la Catalogne, c'est-à-dire au point le plus éloigné de celui d'où le fléau était parti ; le Gard, renfermé entre les Bouches-du-Rhône et l'Hérault, n'a été frappé que postérieurement ; l'Aude, plus rapproché de la Catalogne, l'a été fort tard ; et les Pyrénées-Orientales, qui en sont tout-à-fait limitrophes, ne l'ont été qu'en dernier lieu.

Nous terminerons notre travail par les propositions suivantes, conséquences de la théorie que nous avons développée et de quelques faits que nous avons indiqués.

Le choléra-morbus asiatique a été importé à Marseille et à Cette de l'Afrique ou de la Catalogne, où il avait sévi et où il régnait encore au commencement de l'hiver 1834.

Les froids de cette saison l'ont empêché de se développer d'abord, mais n'ont pu l'éteindre ; les chaleurs de l'été en ont au contraire favorisé la propagation et l'intensité.

Le choléra asiatique ayant entièrement cessé depuis plus de quatre mois, il est probable que les sémina qu'il engendre ont perdu la propriété d'être fécondés, par suite celle de le reproduire ; et dès-lors on n'en doit guère craindre le retour, qu'autant qu'il y aurait une nouvelle importation, ce que rien ne fait présumer.

Si l'été arrive sans que le choléra asiatique ait reparu, ce qui n'est que probable deviendra certain.

La confiance que l'on doit avoir dans l'avenir n'est pas si entière, que l'on puisse se dispenser, au printemps et durant l'été de 1836, d'avoir recours dans tout le midi de la France à l'observation la plus rigoureuse de toutes les règles de l'hygiène.

— FIN. —

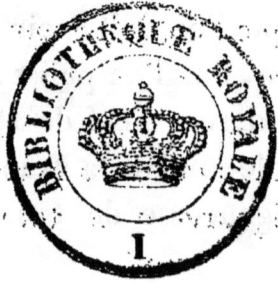

TABLE DES MATIÈRES.

FIN DE LA TABLE.

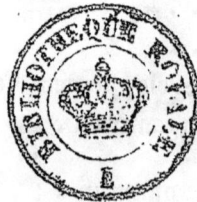

www.ingramcontent.com/pod-product-compliance
Lightning Source LLC
Chambersburg PA
CBHW061106220326
41599CB00024B/3930